骨科静脉治疗手册

主编　侯晓玲　刘晓艳

科学出版社
北　京

内容简介

本书共 11 章，分为上、下两篇。上篇主要介绍静脉输液基本规范、静脉输液常见并发症及处理流程、常见溶媒的合理选择及应用、静脉治疗不良事件应急预案及静脉输液技术新进展；下篇着重讲解加速康复下骨科静脉输液的改变与相关管理要求，内容涵盖骨科患者术中输液部位与手术体式、骨科常用静脉药物相关知识、骨科患者围术期常用静脉药物的选择、骨科患者围术期血液管理、骨科加速康复下围术期饮食与液体管理及骨科静脉治疗护理质量控制与安全管理等，结合最新临床实际进行撰写。

本书内容丰富，具针对性，顺应加速康复发展潮流，贴近临床，实用性强，可供骨科临床一线护理人员阅读使用。

图书在版编目（CIP）数据

骨科静脉治疗手册 / 侯晓玲，刘晓艳主编. —北京：科学出版社，2019.6

ISBN 978-7-03-061653-1

Ⅰ. ①骨…　Ⅱ. ①侯…　②刘…　Ⅲ. ①骨疾病－静脉内注射－输液疗法－手册　Ⅳ. ①R681.05-62

中国版本图书馆 CIP 数据核字（2019）第 116806 号

责任编辑：杨卫华　戚东桂 / 责任校对：杨　赛

责任印制：赵　博 / 封面设计：龙　岩

科学出版社 出版

北京东黄城根北街 16 号

邮政编码：100717

http://www.sciencep.com

新科印刷有限公司 印刷

科学出版社发行　各地新华书店经销

*

2019 年 6 月第　一　版　开本：787×960　1/32

2019 年 6 月第一次印刷　印张：10 5/8

字数：260 000

定价：48.00 元

（如有印装质量问题，我社负责调换）

《骨科静脉治疗手册》
编 写 人 员

名誉主编　宁　宁　罗艳丽

主　　编　侯晓玲　刘晓艳

副 主 编　李玲利　李　晔　刘　莉

编　　委　（按姓氏汉语拼音排序）

陈美茹　四川大学华西医院

陈善玉　四川大学华西医院

段闪闪　四川大学华西医院

冯　丹　四川大学华西医院

付勤琴　四川大学华西医院

侯晓玲　四川大学华西医院

李　沭　四川大学华西医院

李　晔　四川大学华西医院

李成燕　四川大学华西医院

李玲利　四川大学华西医院

廖　霞　四川大学华西医院

刘　莉　四川大学华西医院

刘晓艳　四川大学华西医院

娄　倩　四川大学华西医院

罗艳丽　四川大学华西医院
马　俊　四川大学华西医院
宁　宁　四川大学华西医院
宋学文　四川大学华西医院
文守琴　四川大学华西医院
向茂英　四川大学华西医院
杨　璐　四川大学华西医院
姚　满　四川大学华西医院
余　琴　四川大学华西医院
詹瑜佳　四川大学华西医院
张红霞　克拉玛依市人民医院
郑　珊　四川大学华西医院
钟尚洁　四川大学华西医院
朱红彦　四川大学华西医院
秘　书　段闪闪

序

近年来，随着加速康复外科在我国的蓬勃开展，全国各地骨科医生通过提高手术操作技术和优化围术期管理，使得骨科手术安全性和治疗效果得到进一步提高，骨科加速康复也取得了显著成效。护士作为医疗环境中不可或缺的成员，在骨科加速康复的实施中也起着至关重要的作用，静脉输液是临床护士常见的基本操作之一，也贯穿在骨科加速康复下围术期管理的始终。而加速康复提倡限制性输液，优化围术期管理，因此，骨科各病种的静脉治疗措施也有了相应的改变。但目前尚无加速康复下骨科静脉治疗方面的书籍，因此，编写加速康复下骨科静脉治疗方面的专业书籍以指导临床护理工作迫在眉睫！

本书由四川大学华西医院骨科护理专家担任主编，组织了骨科专业临床一线的医护人员，参阅大量国内外文献，结合临床实际情况进行编撰。本书内容丰富全面，注重临床实际和应用，写作简明扼要，条理清晰，是一本实用性很强的加速康复下骨科静脉治疗实用手册，相信本书的出版一定能很好地推动加速康复下骨科护理的发展，能够帮助全国各地护理同仁更顺利地开展加速康复下的静脉治疗工作，更好地为骨科临床护理和患者服务。

宁宁 罗艳丽

2019 年 1 月

前　言

静脉输液治疗始于 17 世纪，至此已走过了漫长曲折的历程，在第二次世界大战的背景下于 20 世纪形成一套完整的体系。静脉输液治疗是一项侵入性操作，其并发症或药物不良反应客观存在，又由于静脉输液操作流程中涉及人多、物多、环节多、持续时间长、应用范围广等诸多因素，安全隐患始终伴随左右。

加速康复理念早在 2001 年由丹麦医生 Henrik Kehlet 率先提出，之后在欧美等国家迅速发展，我国在加速康复外科领域的起步较晚，但如今随着外科医生们对加速康复理念理解的不断加深，相关学科的加速康复治疗也在逐渐开展。在骨科围术期加速康复过程中，护士参与并扮演着重要角色，其中围术期的静脉输液治疗至关重要。

前期，四川大学华西医院骨科护理团队在宁宁教授的带领和指导下已经成功出版了《实用骨科康复护理手册》和《骨科护理手册》。本次为了更好地配合加速康复理念的推广与实践，为临床护理人员提供参考，为患者提供安全有效的静脉输液治疗，四川大学华西医院骨科静脉输液治疗小组的护理成员们在名誉主编宁宁教授和罗艳丽教授的指导下，通过参考国内外最新指南和前沿进展，积极查阅文献，编写了本书。

本书分为上、下两篇，上篇为静脉输液相关知识（如静脉输液规范、操作流程、并发症及处理、常见溶媒的合理选择及应用等），适用于所有科室的护士；重点在下篇，下篇具有很强的针对性，只针对骨科护理人员，关键点在于加速康复理念下静脉输液相关的围术期管理，如骨科患者输液部位与手术体式、骨科常用静脉药物相关知识、骨科患者围术期血液管理、骨科加速康复下围术期饮食与液体管理等方面的护理配合，涵盖了关节外科、脊柱、创伤、运动医学、骨肿瘤等骨外科学，内容系统全面，顺应加速康复发展潮流，贴近临床，实用性强，具有较强的参考价值。本书可作为口袋书，便于临床护理人员随身携带和随时查阅。

由于编者水平有限，加上时间仓促，书中难免存在不足之处，望广大护理专家及同仁给予斧正！

侯晓玲

2019 年 1 月

目　录

上　篇

下 篇

上　　篇

第一章　静脉输液基本规范

第一节　血管解剖及生理与静脉输液治疗的关系

一、概　　述

心血管系统由心脏和血管组成。心脏是一个中空的肌性器官，也是血液循环的动力器官。它有节律地搏动，推动血液循环。血管包括动脉、静脉及毛细血管，如图 1-1 所示。其中动脉是引导血液离心的管道，从心脏延伸出来的有两根动脉，一根是通向肺部的肺动脉，一根是向全身输送血液的主动脉，动脉在行程中反复分支，越分越细，直至形成毛细血管；静脉是引导血液回心的管道，始于毛细血管，在回心的途中不断接受属支，越合越粗，最终形成输送上半身血液至心脏的上腔静脉及输送下半身血液至心脏的下腔静脉。毛细血管介于小动脉和小静脉之间，互联成网，管壁薄、管腔小，血液流速慢，是血液与组织、细胞进行物质交换的场所。

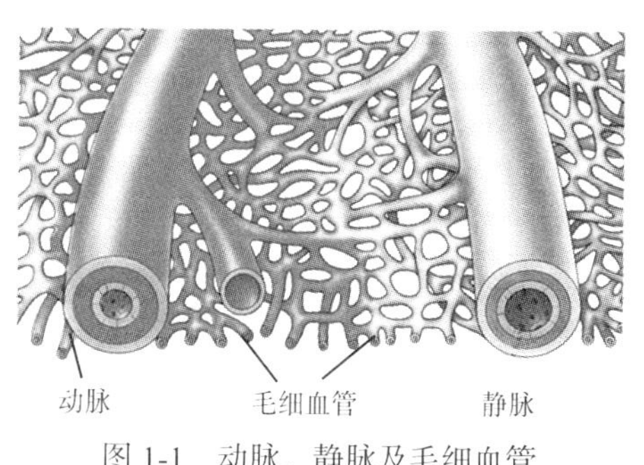

图 1-1　动脉、静脉及毛细血管

二、血管壁的组织结构

（一）动脉管壁的组织结构

动脉管壁较厚，平滑肌较发达，弹性纤维较多，管腔断面呈圆形，具有舒缩性和一定的弹性，可随心脏的收缩、血压的高低而明显搏动。动脉管壁的功能：心室射血时，管壁扩张，心室舒张时，管壁回缩，促使血液继续向前流动。根据动脉管壁的大小，可将动脉分为大、中、小三类，但它们之间没有明显的界线，一般与心脏直接相连的主动脉、肺动脉、颈总动脉及头臂干等称为大动脉，其他凡在解剖学上有名称的动脉属于中动脉，管径在 1mm 以下的动脉为小动脉。所有的动脉管壁都由内膜、中膜、外膜三层构成，其中以中动脉管壁的结构最典型，故以中动脉管壁（图 1-2）为例描述。

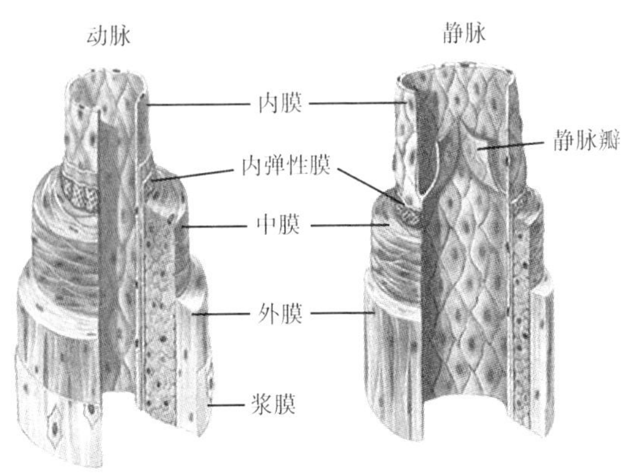

图 1-2 血管壁结构

1. 中动脉内膜 是管壁的最内层，为三层膜中最薄的一层，其内表面为一层内皮，内皮外为薄层结缔组织，称为内皮下层，内膜与中膜交界处为一层由弹性蛋白构成的薄膜，称为内弹性膜。

2. 中动脉中膜　是三层膜中最厚的一层，由10～40层环形排列的平滑肌组成，肌间有一些弹性纤维和胶原纤维。

3. 中动脉外膜　厚度与中膜相近，主要由疏松结缔组织构成，其中含有弹性纤维、胶原纤维、小血管、淋巴管和神经。多数中动脉的中膜和外膜交界处有明显的外弹性膜。一般情况下不使用动脉血管进行输液治疗，原因：动脉血管的压力太高，血液会倒流到输液管内；动脉一般都在身体的深处，在体表很难找到，不方便输液；动脉的管壁比同级的静脉厚，口径却比同级静脉小很多，不容易穿刺成功；动脉的数量比同级静脉的数量少。

（二）静脉管壁的组织结构

静脉也有内、中、外三层膜，如图1-2所示，但三层分界不明显，与伴行动脉比较，管壁薄，管腔大而不规则。

1. 静脉内膜　由内皮、内皮下层和内弹性膜组成，一般较薄，在有些部位内膜折叠成静脉瓣。内膜主要功能：①屏障功能，对于血浆大分子物质具有屏障作用，另外能选择性地调节小分子至超大分子物质通过血管壁；②抗凝与促凝作用，内皮细胞具有抗血栓形成特性，从而能保持血液流动，与此同时它还有许多促凝因素，使血管在损伤时通过凝血和血栓形成以维护血管壁的完整性；③与白细胞的相互作用，主要是指白细胞从血液中通过血管内皮迁移到组织中，在急性炎症的情况下，中性粒细胞黏附到内皮细胞上，白细胞先迁移后渗出，然后向血管外迁移；④参与血管运动的调节作用，血管内皮细胞能产生舒血管因子如前列环素（PGI_2），也可产生缩血管因子如内皮素（ET），其使血管平滑肌张力增加、血管收缩等，从而参与血液流速的调节等。一旦内膜受到损伤，则必然破坏其功能。一方面血管壁通透屏障破坏，血液成分渗入周围组织，同时引起细胞释放炎性介质（如 5-羟色胺、组胺等）进一步增加局部血管通透性，促进了白细胞的趋化作用，发生局部炎症反应；另一方面内膜损伤后内源性凝血系统被激活，从而形成血栓。

2. 静脉中膜 较动脉的中膜薄，是静脉的主要组成部分，由弹性蛋白、胶原蛋白、平滑肌纤维组成。中膜主要功能：维持血管壁的张力，有收缩和舒张的作用。

3. 静脉外膜 是血管壁的最外层，由疏松结缔组织及弹性纤维构成，内含营养管壁的小血管和神经。外膜主要功能：支持和保护血管，提供血管自身营养，保持血管舒缩和紧张性。而老年人组织松弛，弹性纤维磨损，血管弹性降低，导致血管的脆性增加，弹性及韧性减弱，血管硬化，易滑动。

（三）毛细血管的组织结构

毛细血管是连接小动脉和小静脉之间的微细导管，体内分布最广，管壁最薄，管径一般为 6～9μm。毛细血管管壁主要由一层内皮细胞构成，在内皮外面有一薄层结缔组织。另外还常可见到一种扁而有突起的细胞贴在毛细血管的管壁外面，称为周细胞。周细胞对毛细血管有支持作用，由于毛细血管壁薄，且有较高通透性，可使血液中的氧气和营养物质通过管壁进入组织，组织中的二氧化碳和代谢产物也能通过管壁进入血液，从而完成血液与组织间的气体交换和物质交换。

三、主要静脉血管解剖特点与静脉输液治疗的关系

（一）头颈部主要静脉

头颈部的静脉主要有 3 条静脉主干，即颈内静脉、颈外静脉和锁骨下静脉，如图 1-3 所示。

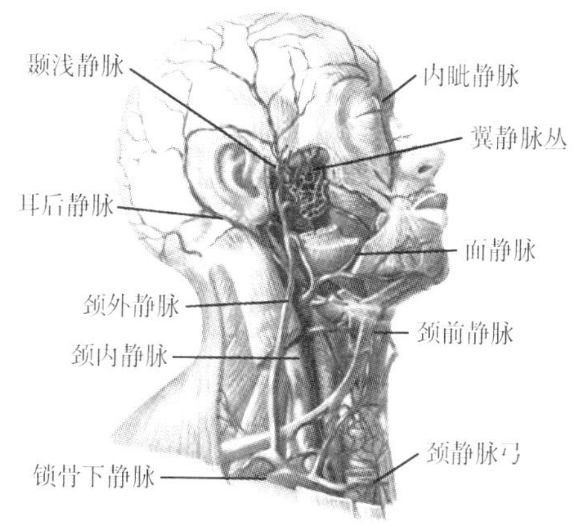

图 1-3　头颈部的主要静脉

1. 颈内静脉　在颅底颈静脉孔处与乙状窦相续，伴颈内动脉、颈总动脉外侧下行，至胸锁关节的后方与锁骨下静脉合成头臂静脉。颈内静脉属支主要收集脑、脑膜、颅骨、视器和位听器等处的静脉血，在颅外收集相当于颈外动脉分布区域的静脉血，颈内静脉可置入中心静脉导管，中心静脉置管是从颈内静脉将静脉导管插入，插至上腔静脉近右心房处。一般置管长度为 14～18cm，它是目前采取最多的中心静脉通路之一。但一般不选择左侧颈内静脉，因为胸导管在左侧颈内静脉和锁骨下静脉交汇的夹角注入静脉，胸导管主要引流下肢、盆部、腹部、左上肢、左胸部和左头颈部的淋巴，是收集淋巴液进入淋巴循环的重要器官，如图 1-4 所示。若在左侧颈内静脉和锁骨下静脉穿刺则可能损伤胸导管，造成乳糜胸或乳糜漏。

2. 颈外静脉　属颈部最大的浅静脉，起始于胸锁乳突肌前缘，平对下颌角，由下颌后静脉和耳后静脉汇合形成，在下颌角后方垂直下降，越过胸锁乳突肌后缘，于锁骨上方穿过深筋膜，最后汇入锁骨下静脉，颈外静脉行经表浅且位置恒定，隔着皮肤可见，易于穿刺，故长期输液而周

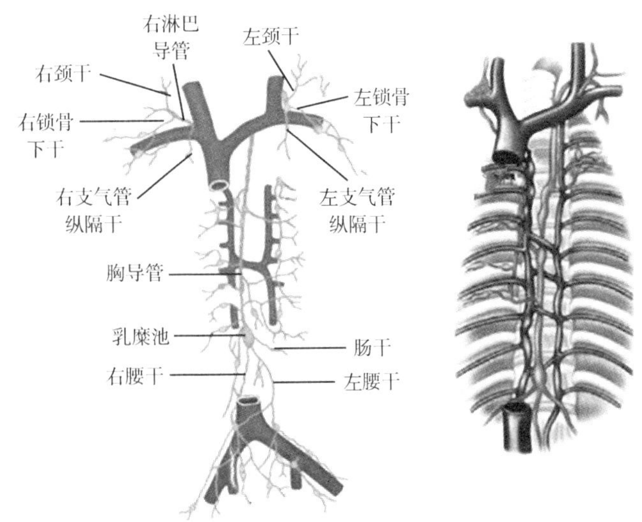

图 1-4 胸导管

围静脉不易穿刺者，可经此静脉进行输液，但不作为常规静脉穿刺的血管，也可采血和注射药物等。穿刺方法：协助患者取头低位或去枕平卧位，头偏向一侧，使颈外静脉充分暴露，常规消毒，可让患者深吸气后屏住，或让助手用手指按压锁骨中点上方颈外静脉入胸处（即锁骨上凹颈静脉流入处），以阻止血流，使颈外静脉充盈（注意不能用力过大）。待颈外静脉上段充盈后以其中点为穿刺点，穿刺针与皮肤成 15°～20°进针，见回血后平行进针稍许，即可采血或输液。需注意颈外静脉属颈部最大的浅静脉，因其离腔静脉近，在穿刺或输液过程中均应严防空气栓塞。

3. 锁骨下静脉 前上方有锁骨与锁骨下肌，后方则为锁骨下动脉，动静脉之间由厚约 5mm 的前斜角肌隔开，下方为第 1 肋，内后方为胸膜顶。锁骨下静脉下后壁与胸膜仅相距 5mm，该静脉的管壁与颈部固有筋膜、第 1 肋骨膜、前斜角肌及锁骨下筋膜鞘等结构相连，因而位置固定，不易发生移位，有利于穿刺，是临床深静脉穿刺的首选。穿刺以右侧锁骨下静脉为宜，因左侧锁骨下静脉有胸导管通过，且左胸膜圆顶位置较高，易被误伤，同时左锁骨下静脉与上腔静脉夹角呈锐角而容易发生置管困难、导管移位和穿破血管等并发症，故多选用右侧锁骨下静脉进行穿刺。

（二）上肢主要静脉

上肢主要静脉可分为深、浅两组，深静脉位于肌肉之间，与同名动脉伴行，肘关节以下一条动脉有两条静脉伴行。浅静脉位于浅筋膜内，上肢浅静脉主要有头静脉、贵要静脉、肘正中静脉三条主干，如图 1-5 所示。

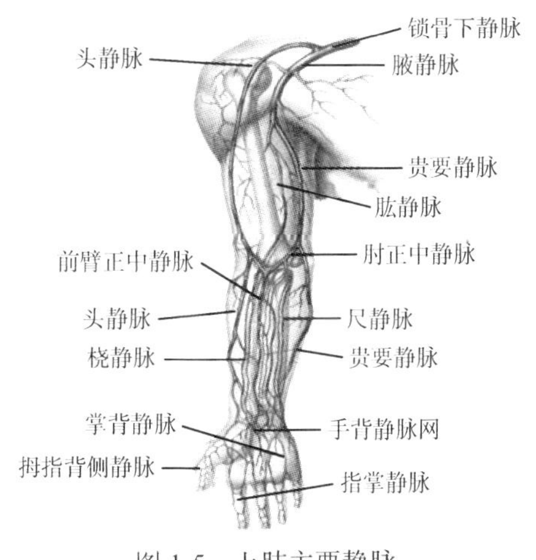

图 1-5　上肢主要静脉

1. 头静脉　起于手背静脉网的桡侧，沿前臂桡侧上行，至肘窝处通过肘正中静脉与贵要静脉相通，再沿肱二头肌外侧缘上行，经三角肌和胸大肌间沟，穿深筋膜注入腋静脉或锁骨下静脉。前臂头静脉是静脉留置针置管首选，其位置表浅，置管后易于固定，但在穿刺时静脉易滚动，故在穿刺过程中应固定好穿刺静脉。经外周中心静脉置管时头静脉不作为首选静脉，头静脉因为管径前粗后细，进入腋静脉处有较大的角度，且有分支，静脉瓣相对较多，所以仅作为经外周中心静脉置管的备用血管。

2. 贵要静脉 起于手背静脉网的尺侧，沿前臂前面尺侧上行，在肘窝处接收肘正中静脉后，沿肱二头肌内侧上行至臂中部，穿深筋膜注入肱静脉或与肱静脉伴行注入腋静脉。由于血管位置较隐蔽，在使用留置针静脉输液时若发生液体外渗不易被察觉，因此其仅作为留置针输液时的备用血管。但贵要静脉直、粗、静脉瓣较少，当手臂与躯干垂直时其为最直和最直接的途径，经腋静脉、锁骨下静脉、无名静脉到达上腔静脉，故其是经外周中心静脉置管的首选血管，近 90%的经外周中心静脉置管患者于此置管。

3. 肘正中静脉 粗而短，位于肘窝前面，变异甚多，通常连于头静脉和贵要静脉之间，多注入贵要静脉。肘正中静脉多用于静脉采血、短期静脉输液，因输液过程手臂移动易导致液体渗出，且在渗出早期不易被察觉，所以其不作为留置针输液时的常用血管。肘正中静脉可作为经外周中心静脉置管的备选静脉血管，但个体差异较大，静脉瓣较多，理想情况下，肘正中静脉汇入贵要静脉，最终达上腔静脉。

4. 前臂正中静脉 起于手掌静脉网，沿前臂前面上行，注入肘正中静脉，偶有分叉，分别注入头静脉和贵要静脉网，因而有的人无肘正中静脉。因皮神经分布广泛，故静脉穿刺非常痛，其只能作为静脉穿刺的备选血管。

5. 手背静脉网 手背浅静脉非常丰富，相互吻合成手背静脉网，收纳手背浅部、深部的静脉血。手背静脉网的桡侧与拇指的静脉汇集形成头静脉，尺侧与小指的静脉汇集形成贵要静脉，因手背静脉血流量较小，所以其仅可输入无刺激性药物。有研究表明，穿刺腕部静脉时发生桡神经损伤率高，所以禁止使用腕部桡静脉作为穿刺血管。如必须进行桡静脉穿刺则应尽量靠上，避开关节部位。

（三）下肢主要静脉

下肢主要静脉分为浅静脉和深静脉两类，下肢深静脉与同名动脉伴行，膝关节以下一条动脉有两条伴行静脉，收集同名的动脉分布区的静脉血。下肢肌肉收缩是促使静脉血液向心脏流动的重要条件。收缩时静脉瓣开放，穿通支静脉瓣关闭，推动血液向心脏流动；当肌肉松弛时，静脉瓣出现相反现象，浅静脉血液向深静脉流动。所以，肌肉收缩是血液回流的动力，而正常瓣膜是血液回流的条件。所以，下肢静脉又被称为“第二心脏”。下肢浅静脉主要有大隐静脉和小隐静脉，如图 1-6 所示。

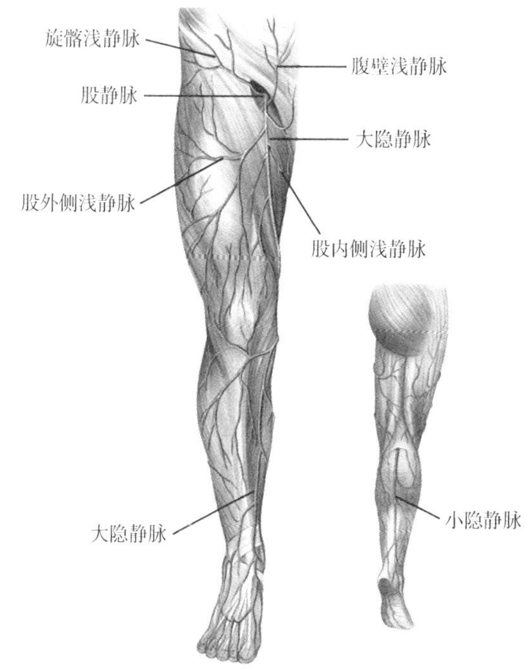

图 1-6　下肢主要静脉

1. 大隐静脉　起自足背静脉弓的内侧，经内踝前方，沿小腿及大腿内侧上行，在耻骨结节外下方 3～4cm 处穿隐静脉裂孔注入股静脉。在注入股静脉之前大隐静脉有 5 条重要属支，即股内侧浅静脉、股外侧浅静脉、腹壁浅静脉、旋髂浅静脉、阴部外静脉。大隐静脉有 9 对或 10 对瓣膜，可防止血液逆流。近侧端有两对静脉瓣，一对位于穿阔筋膜之前，另一对位于注入股静脉处。这两对瓣膜的作用较为重要，若关闭不全可致此静脉曲张。大隐静脉经内踝前方时位置表浅且恒定，可进行静脉穿刺，但由于管腔内有较多的静脉瓣，血液循环差，将延长药物停留时间，输注刺激性药物时易增加发生静脉炎和血栓的风险，故非特殊要求，如手术患者静脉通道建立等，应尽量避免成年患者经下肢浅静脉进行输液。

2. 小隐静脉 起于足背静脉弓的外侧，经外踝后方、小腿后面正中上行，在腘窝下方穿深筋膜注入腘静脉。小隐静脉内有 7 对或 8 对静脉瓣，它与大隐静脉之间除有许多交通支以外，还有穿静脉与深静脉相通。婴幼儿小隐静脉位置表浅，必要时可在此处进行静脉穿刺。

3. 股静脉 伴行于股动脉，位于股动脉内侧。胫前静脉和胫后静脉汇合成腘静脉后，穿收缩肌裂孔移行为股静脉。股静脉可适用于婴幼儿、急危重患者的静脉采血，穿刺位置在髂前上棘与耻骨结节连线的中内 1/3 段交界点下方 2～3cm 处，股动脉搏动内侧 0.5～1.0cm 处。股静脉置管，用于外周浅静脉穿刺困难的患者、不能经上腔静脉系统输液治疗者，但应警惕血栓性静脉炎的发生，同时要预防导管相关性感染发生，因其邻近会阴部且局部温湿度适宜细菌生长，易发生感染，因此经股静脉置管患者更应加强导管的维护。

四、血管生理基础知识

（一）各类血管的功能特点

血管系统是由动脉、毛细血管、静脉构成的网络，是一个封闭的回路。不论体循环或肺循环，由心室射出的血液都流经由动脉、毛细血管和静脉相互串联构成的血管系统，再返回心房。在体循环，供应各器官的血管相互间又呈并联关系。从生理功能上可将血管分为以下几类。

1. 弹性贮器血管　指主动脉、肺动脉主干及其发出的最大的分支，这些血管的管壁厚，富含弹性纤维，有明显的可扩张性和弹性。左心室射血时，主动脉压升高，一方面推动动脉内的血液向前流动，另一方面使主动脉扩张，容积增大。因此，左心室射出的血液在射血期内只有一部分进入外周，另一部分则被储存在大动脉内。主动脉瓣关闭后，被扩张的大动脉管壁发生弹性回缩，将在射血期多容纳的那部分血液继续向外周方向推动。大动脉的这种功能称为弹性贮器作用，它可使心脏内间断的射血变成血管系统内连续的血流，并能起到像中动脉血压的作用。

2. 分配血管　从弹性贮器血管以后到分支为小动脉前的动脉管道，其功能是将血液输送至各器官组织，故称为分配血管。

3. 毛细血管前阻力血管　小动脉和微动脉的管径小，对血流的阻力大，称为毛细血管前阻力血管。微动脉的管壁富含平滑肌，后者的舒缩活动可使血管口径发生明显变化，从而改变对血流的阻力和所在器官、组织的血流量。

4. 交换血管　指真毛细血管，其管壁仅由单层内皮细胞构成，外面有一薄层基膜，故通透性很高，为血管内血液和血管外组织液进行物质交换的场所。

5. 毛细血管后阻力血管　指微静脉，微静脉因管径小，对血流也产生一定的阻力。它们的舒缩可影响毛细血管前阻力和毛细血管后阻力的比值，从而改变毛细血管压和体液在血管内和组织间隙内的分配情况。

6. 容量血管　静脉和相应的动脉比较，数量较多，口径较粗，管壁较薄，故其容量较大，而且可扩张性较大，即较小的压力变化就可使容积发生较大的变化。在安静状态下，循环血量的 60%～70%容纳在静脉中。静脉的口径发生较小变化时，静脉内容纳的血量就可发生很大的变化，而压力的变化较小。因此，静脉在血管系统中起着血液储存库的作用，在生理学中将静脉称为容量血管。

7. 短路血管 指一些血管床中小动脉和小静脉之间的直接联系血管。它们可使小动脉内的血液不经过毛细血管而直接流入小静脉。在手指、足趾、耳郭等处的皮肤中有许多短路血管存在，它们在功能上与体温调节有关。

（二）血流动力学

血流动力学是指血液在心血管系统中流动的力学，主要研究血流量、血流阻力、血压及它们之间的相互关系。血液是一种流体，因此血流动力学基本原理与一般流体力学的原理相同。但因为血管系统是比较复杂的弹性管道系统，血液是含有血细胞和胶体物质等多种成分的液体而不是理想液体，所示血流动力学既具有一般流体力学的共性，又有其自身的特点。

1. 血流量和血流速度 血流量（blood flow）指在单位时间内流经血管某一截面的血量，也称为容积速度，通常表示为“ml/min”或“L/min”。血流速度（blood velocity）指血液中一个质点在管内移动的线速度。当血液在血管内流动时，血流速度与血流量成正比，而与血管的横截面积成反比。

2. 血流阻力（blood resistance） 指血液在血管内流动时所遇到的阻力。其产生的原因是血液流动时发生摩擦。摩擦消耗的能量一般表现为热能，这部分热能不能再转换成血液的势能或动能。因此血液流动时的能量逐渐消耗，促使血液流动的压力逐渐降低。在湍流的情况下，血液在血管中的流动方向不一致，阻力更大，故消耗的能量更多。

3. 静脉血压 根据测量的部位，将静脉血压分为中心静脉压和外周静脉压。

（1）中心静脉压（central venous pressure，CVP）：是指胸腔内大静脉或右心房的压力。正常成人中心静脉压为5～12cmH_2O。中心静脉压的高低取决于如下两个因素。

1）心脏泵血功能：如果心脏泵血功能良好，能及时将回流入心脏的血液射入动脉，则中心静脉压较低。反之，如果心脏泵血功能减退（如心力衰竭、心肌损害），则中心静脉压将会升高。

2）静脉回流速度：如果静脉回流速度加快（如输血、输液过多或超过心脏负担），则中心静脉压升高；反之，如果静脉回流速度减慢（如血量不足或静脉回流障碍），则中心静脉压降低。可见，中心静脉压反映心脏的功能状态和静脉回心血量的多少。临床上治疗休克时除了观察动脉血压，中心静脉压可作为控制补液速度和补液量的指标。

（2）外周静脉压：是指各器官的静脉血压。正常人静脉压约为 13cmH_2O；颈外静脉和肘前静脉压约为 10cmH_2O；足背静脉压约为 19cmH_2O。当心脏泵血功能减退时，中心静脉压升高，同样也影响外周静脉回流，导致外周静脉压升高。另外，在受周围组织压迫时，如妊娠、腹腔大肿瘤、大量腹水，外周静脉压可升高。

五、静脉血管的生理与静脉输液治疗的关系

（一）血管生理与输液工具

1. 输液导管的选择　静脉穿刺时，在满足治疗需要的情况下，应选择直径最小、长度最短的导管，因导管直径越大越容易与穿刺血管内膜发生摩擦，导管长度越长越容易导致导管尖端紧贴血管内膜。当血管内膜受到刺激时，血管的通透性会因炎性介质的释放而增加，促进白细胞趋化，发生局部炎症反应；另外，内膜损伤会使内源性凝血系统被激活形成血栓，导致静脉炎的发生。因此应尽量使导管进入血管后成漂浮状态，减少导管对血管内膜造成影响。

2. 止血带的使用　在静脉输液时止血带距离穿刺点的距离最佳为 5～10cm。因短于 3cm 时，小静脉腔内血流量少，使其压力小，不易回血，而止血带距离穿刺点的距离长于 20cm 时，血管不易充盈，造成穿刺成功率低，所以 5～10cm 最佳。同时，扎止血带时间不宜过长，一般不超过 120s，

过长易造成局部组织缺血缺氧，皮肤发绀，血管走行不明显而不利于穿刺成功。止血带结扎扣应在穿刺点的血管旁1～2cm处，如结扎扣在血管上方可引起血管充盈慢，不能阻止静脉回流，回血不好，造成穿刺失败。如止血带松紧适宜，则能阻止静脉回流，但不阻断动脉回流。

（二）静脉直径及血流速度与静脉输液治疗的关系

在输注刺激性强的药物时，应选择管径粗、血流量大的血管，药物能更快地进入血液循环，减少药物停留时间，继而减少药物对血管壁的刺激，避免血管内皮细胞的破坏。静脉直径及血流速度参见表1-1。

表1-1 静脉直径及血液流速

静脉名称	静脉直径（mm）	血液流速（ml/min）
头静脉	6	40～90
贵要静脉	8	90～150
腋静脉	16	150～350
锁骨下静脉	19	350～800
无名静脉	19	800～1500
上腔静脉	20	2000～2500

（三）中心静脉压与静脉输液治疗的关系

表1-2列出了中心静脉压的临床意义及处理原则，具体如下。

表1-2 中心静脉压的临床意义及处理原则

中心静脉压	血压	可能原因	处理原则
低	低	血容量不足	补液
低	正常	血容量相对不足	适当补液
高	正常	容量血管过度收缩	扩血管
高	低	心功能不全	强心、利尿、扩血管
正常	低	心功能不全，容量过多或不足	补液试验

（1）血压低、中心静脉压低于 0.49kPa（$5cmH_2O$）提示有效血容量不足，需快速补液或补血浆，直至中心静脉压升至 0.59～1.18kPa（$6\sim12cmH_2O$）。

（2）血压低、中心静脉压高于 0.98kPa（$10cmH_2O$）应考虑有心功能不全的可能，需采用增加心肌收缩力的药物如毛花苷丙或多巴酚丁胺并严格控制入量。

（3）中心静脉压高于 1.47～1.96kPa（$15\sim20cmH_2O$）提示有明显的心力衰竭，且有发生肺水肿可能，需快速采用利尿剂与洋地黄制剂。

（4）中心静脉压低也可见于败血症、高热所致的血管扩张。

必须指出，评价中心静脉压高低的意义，应当从血容量、心功能及血管状态三方面考虑。当血容量不足而心功能不全时，中心静脉压可正常，故需结合临床综合判断。

（廖　霞　朱红彦　宁　宁）

第二节　药物性质与静脉输液治疗的关系

一、概　　述

静脉输液是临床护理工作中最常用的治疗方法，它是利用大气压和液体静压原理将无菌液体、电解质、药物等由静脉输入体内。静脉输液的作用：补充水及电解质，纠正水和电解质失衡；补充血容量，改善微循环；输入药物，治疗疾病等。理论上，药物是指凡能影响机体器官生理功能及细胞代谢活动的化学物质。而护士作为静脉给药的直接执行者，为确保给药的安全性和有效性，必须掌握药物的药理学相关知识，从而确保临床用药安全。

二、药理学相关知识

（一）药物与机体的相互作用

药物与机体间的相互作用包括两方面的研究内容：一方面探讨药物如何影响机体细胞功能的变化；另一方面研究机体如何对药物进行处理，即药物在体内的吸收、分布、代谢和排泄过程及药物效应与血药浓度随时间消长规律的科学。前者在药理学上属于药效学的范围，后者属于药代动力学的范围。

1. 药物对机体的影响

（1）药物效应的基本表现：药物作用主要是对机体生理、生化功能的兴奋或抑制。凡能使机体生理、生化功能加强的药物作用称为兴奋。引起兴奋的药物称为兴奋药，如咖啡因能提高中枢神经系统的功能活动。引起功能活动减弱的药物作用称为抑制，如镇静催眠药苯二氮䓬类或巴比妥类对中枢神经系统有广泛的抑制作用，此类药物称为抑制药。在人体内，同一药物对不同的器官可以产生不同的作用，如肾上腺素对心脏呈兴奋作用，而对支气管平滑肌呈抑制作用，使其松弛。由于药物剂量的增减，兴奋和抑制也可以相互转换。

（2）药物作用方式：药物应用于机体时，根据药物作用部位不同，药物作用可分为局部作用和全身作用。无须药物吸收而在用药部位发挥的直接作用，称为局部作用。局部麻醉药注射于神经末梢或神经干周围，可阻断神经冲动的传导起局部麻醉作用。全身作用是指药物吸收入血循环后分布到机体各组织器官而发挥的作用，又称为吸收作用或系统作用。

（3）药物作用的选择性：一种药物对机体各器官组织的作用并不是一样的，往往是对某一个或几个器官组织的某些功能影响特别明显，而对其他器官组织的影响并不突出，这就是药物的选择作用。其原因是机体的各组织器官对药物的敏感性不一样。

药物作用的选择性是药物分类的依据，如治疗量的洋地黄对心脏有较高的选择性，中毒量能影响中枢神经系统。选择性高是由于药物与组织的亲和力大，且组织细胞对药物的反应性高。但选择性是相对的，而不是绝对的。在临床应用的所有药物中，几乎没有一个能产生唯一的药物选择性。选择性高的药物，大多数药理活性也较高，使用时针对性强；选择性低的药物，作用范围广，应用时针对性不强，不良作用常较多。临床用药应尽可能应用选择性高的药物，但在有多种病因或诊断未明时，有时应用选择性低的药物，反而显得有利。例如，一些广谱抗生素或广谱抗寄生虫药，虽然选择性较低，但抗菌谱广或抗虫谱广是其优点。

（4）药物作用的两重性：药物的作用都是一分为二的，用药之后既可产生防治疾病的有益作用，也会产生与防治疾病无关，甚至对机体有毒性的作用，前者称为治疗作用，后者则称为不良反应。不良反应又分为副作用和毒性反应，副作用是指应用药物治疗量出现的与治疗无关的不适反应，副作用一般都较轻微，是可逆性的功能变化。由于副作用是应用治疗量时出现的，因此通常难以避免。这可于用药前向患者解释清楚，以免患者误认为病情加重。用药剂量过大或用药时间过长而引起的不良反应，称为毒性反应。毒性反应一般在超过极量时才会发生。毒性反应对患者的危害性较大，在性质和程度上也与副作用不同。毒性反应的表现主要是对中枢神经系统、消化系统、血液系统及循环系统，以及肝功能、肾功能等方面造成功能性或器质性的损害甚至危及生命，临床用药时，应注意掌握用药的剂量和间隔时间，必要时应停药或改用其他药物。

2. 药物的体内过程及药代动力学　药物在体内的过程即吸收（absorption）、分布（distribution）、代谢（metabolism）和排泄（excretion）的过程，又称为 ADME 系统。上述 4

个过程，也就是药物的转运和转化。药物的转运又分为被动转运（passive transport）和主动转运（active transport）。被动转运是指物质分子或离子顺着浓度梯度或电化学梯度进行的跨膜转运，不需要消耗能量。主动转运是药物借助细胞膜上的特异性载体，由低浓度侧向高浓度侧的转运过程，需要消耗能量。具体如下。

（1）药物的吸收：药物从给药部位进入血液循环的过程称为吸收。吸收速度主要影响药物起效的快慢；吸收程度主要影响药物作用的强弱。影响吸收速度和程度的因素包括药物理化性质、剂型、剂量。给药途径起效快慢：静脉注射＞吸入＞肌内注射＞皮下注射＞口服＞直肠＞皮肤吸收。

（2）药物的分布：是药物从血液向组织器官转运的过程，大多数药物在体内的分布是不均匀的。影响药物分布的因素：①与血浆蛋白的结合，为可逆性疏松结合，结合型药物分子量增大，不能跨膜转运、代谢和排泄，并暂时失去药理活性。结合具有饱和性与可逆性，有竞争置换现象：两个药物能竞争与同一蛋白结合而发生置换现象，使游离型药浓度增加，导致中毒；血浆蛋白过少或变质时药物血浆蛋白结合率下降，易发生毒性反应。②局部器官血流量，血流量大可迅速达到高浓度。③组织亲和力，碘集中在甲状腺，钙沉积在骨组织。④体液 pH 和药物理化性质。弱酸性药在酸性环境中非解离型多，脂溶性大，吸收多；弱碱性药在碱性环境中非解离型多，脂溶性大，吸收多。⑤生理屏障。血脑屏障，分子量小、脂溶性高的药物易通过血脑屏障，但脑脊液中药物浓度低于血浆浓度；胎盘屏障，通透性无明显差别。

（3）药物代谢：是指药物在体内发生的化学结构变化。体内代谢药物的主要器官是肝脏。肝功能不良时药物代谢必然受到影响，容易引起中毒。因此对肝病患者用药须特别注意选择药物并掌握适当剂量。

（4）药物排泄：是药物的原形或代谢产物排出体外的

过程，是药物作用彻底清除的过程，大多数以被动转运方式排泄。肾脏是大多数药物排泄的重要器官，胆汁排泄也较重要。某些药物还可从肺、乳腺、唾液、汗腺排出。①肾排泄：肾排泄药物主要取决于肾小球滤过、肾小管重吸收与肾小管分泌。②胆汁排泄：某些经胆汁排泄入十二指肠的药物的代谢产物在肠内受细菌、酶的水解转化成原形药物，可被重吸收而再进入体循环，形成肝肠循环。肝肠循环可使药物消除缓慢，作用维持时间持久。③乳汁排泄：药物可经脂溶扩散进入乳汁。乳汁偏酸性，弱碱性药物易经乳汁排泄，哺乳期用药应注意。④其他排泄途径：肠液、唾液、泪液、汗液等。

（二）药物的相互作用

药物的相互作用是指两种或两种以上药物在同时或前后序贯用药时，在体内产生作用的干扰或在体外容器内就发生药物性质的改变，结果使药物疗效从量变到质变。其包括药效增强或减弱，作用发生加快或减慢，作用维持时间延长或缩短，甚至产生新的药理作用或不良反应。

1. 体外相互作用　是指两种或多种药物在给药前或给药中在体外混合发生浑浊、沉淀，产生气体及变色等外观异常，或外观正常而药物作用发生改变，又称药物配伍禁忌，如外科手术时将肌松药琥珀酰胆碱与麻醉药硫喷妥钠混合，前者在碱性溶液中水解失效。

2. 药代动力学方面的相互作用　是指一种药物能使另一种药物的吸收、分布、代谢和排泄等环节发生变化，从而影响另一种药物的血浆浓度，进一步改变其作用强度（或毒性）。具体过程如下。

（1）吸收过程中的相互作用：吸收既取决于药物本身的理化性质，如脂溶性、解离度、吸附与络合等，又取决于机体的生理生化因素，如消化液pH、胃肠蠕动、血液循环、空腹与饱食等。例如，普鲁卡因常与肾上腺素合用，后者使皮肤黏膜血管收缩，从而延长前者的局部麻醉作用维持时间。

（2）分布过程中的相互作用：竞争结合血浆蛋白，药物与血浆蛋白结合是决定药物作用强度及作用维持时间的重要因素。两种或多种药物合用时，可能发生竞争血浆蛋白结合部位，结合率高的药物可将结合率低的药物置换出来，其血浆的游离浓度相应增加，药理活性也增强。

（3）代谢过程中的相互作用：肝药酶诱导药和肝药酶抑制药可影响药物在肝脏的生物转化。

（4）排泄过程中的相互作用：是指消化道（胆汁）、肺、皮肤、体液或排泄液 pH 改变可使药物的脂溶性和离子成分的比例改变而影响药物的被动跨膜转运，如碱化尿液可加快酸性药物自肾脏排泄。

3. 药效学的相互作用 药物作用的发挥可视为其和机体的效应器官、特定的组织、细胞受体或某种生理活性物质（如酶等）相互作用的结果，如不同性质的药物对“受体”可起激动（兴奋）或阻滞（拮抗、抑制）作用。两种药物作用于同一“受体”或同一生化过程中就可发生相互作用，产生效应的变化。一般来说，作用性质相同药物的联合应用，可产生效应增强（相加、协同）；作用性质相反药物的联合，其结果是药效减弱（拮抗）。因此，可将药效学相互作用分成“相加”“协同”和“拮抗”3 种情况。

（1）相加：是指两种性质相同的药物联合应用所产生的效应相等或接近两药分别应用所产生的效应之和。其可用下式来表示（设 A 药和 B 药的效应各为 1）：A（1）+B（1）=2。

（2）协同：又称增效，即两药联合应用所显示的效应明显超过两者之和，可表示为：A（1）+B（1）>2。

（3）拮抗：即降效，两药联合应用所产生的效应小于单独应用一种药物的效应，可表示为：A（1）+B（1）<1。

（三）药物的性质

1. 物理性质 指不发生化学变化就能表现出来的固有

的性质，如溶解度、吸附性、渗透压等。

（1）溶解度：通常是指在规定温度和压力下溶质在一定体积溶剂中溶解的量。很多情况下，药物的浓度低于所需的药物浓度，造成药物无效。

（2）吸附性：物质表面吸收周围介质中其他物质的分子（如各种无机离子、有机极性分子等）的性能。某些输液工具对药物有吸附作用，从而使有效药物浓度降低。

（3）渗透压：对于两侧水溶液浓度不同的半透膜，为了阻止水从低浓度一侧渗透到高浓度一侧，而在高浓度一侧施加的最小额外压强称为渗透压。渗透压与溶液中不能通过半透膜的微粒数目和环境温度有关。

2. 化学性质　指药品受到外因和内因影响发生化学变化所表现出的一切性质，包括酸碱度、氧化性、光化性等。

（1）酸碱度：描述的是水溶液的酸碱性强弱程度，用pH来表示。热力学标准状况时，pH＝7的水溶液呈中性，pH＜7者显酸性，pH＞7者显碱性。

（2）氧化性：一般是在空气中氧的作用下自动缓慢进行的自氧化反应，又称自由基反应及氧化反应。氧化过程通常比较复杂，受热、光、微量金属离子等影响较大。容易被氧化的药物通常包括酚类、芳胺类、烯醇类、噻嗪类、吡唑酮类等。药物氧化后可产生颜色变化或沉淀，同时使效价降低。

（3）光化性：是指在光的作用下化合物发生的降解反应。硝苯地平类、喹诺酮类等许多药物对光均不稳定，严重影响药物的有效性及安全性。

三、药物性质对静脉输液治疗的影响

（一）药物配伍禁忌与输液治疗

药物配伍禁忌是指两种或多种药物在给药前或给药中在体外混合发生浑浊、沉淀，产生气体及变色等外观异常，或外观正常而药物作用发生改变，又称体外药物相互作用。

1. 药物配伍禁忌的原因

（1）沉淀：①注射液溶媒组成改变。某些注射剂内含非水溶剂，目的是使药物溶解或制剂稳定，若把这类药物加入水溶液中，由于溶媒性质改变而析出药物产生沉淀，如氯霉素注射液（含乙醇、甘油等）加入5%葡萄糖注射液中析出氯霉素沉淀。②电解质的盐析作用。主要是对亲水胶体或蛋白质药物自液体中被脱水或因电解质的影响而凝集析出。氟罗沙星、培氯沙星、依诺沙星等遇强电解质如氯化钠、氯化钾会发生同离子效应析出沉淀，因而其禁与含氯离子的溶液配伍。③pH改变。注射液pH是一个重要因素，在不适当的pH下，有些药物会产生沉淀或加速分解，如5%硫喷妥钠10ml加入5%葡萄糖溶液500ml中，由于pH下降产生沉淀。青霉素稳定的pH为6.0～6.5，葡萄糖pH为3.2～5.5，不可配伍。

（2）变色：是由于化学作用产生新的有色产物。酚类化合物或含酚基的药物被氧化都能产生有色物质，如异烟肼或维生素C与氨茶碱、多巴胺和苯妥英钠等合用可发生颜色改变。

（3）效价下降：配伍制剂之间产生离子作用或配伍后pH改变，导致药物效价下降。乳酸根离子可加速氨苄西林的水解，混合4h后其可损失20%。

2. 如何预防药物配伍禁忌

（1）在新药使用前，应认真阅读使用说明书以全面了解新药的特性，避免盲目配伍。

（2）在不了解其他药液对某药的影响时，可将该药单独使用。

（3）先加高浓度，后加低浓度，以减少发生反应的速度。一次只加一种药，待混匀后液体外观无异常变化时再加另一种药物。

（4）有色药液应最后加入输液瓶中，避免瓶中有细小沉淀而不易被发现。

（5）严格执行注射器单用制度，避免残留药液与所配制药物之间产生配伍反应。

（6）根据药物性质选择溶媒，避免发生理化反应。

（7）合理安排输液顺序，存在配伍禁忌的两组药液，应间隔给药；如需序贯给药，则在两组药液之间，以葡萄糖溶液或生理盐水冲管过渡。

（8）更换补液时如发现输液管内出现配伍反应时，应立即夹管，重新更换输液器，再次检查输液瓶及输液管内有无异常，在输入液体时勤加巡视，观察患者有无不适表现。

（二）药物 pH 对穿刺血管的影响

在生理情况下，人体血浆 pH 为 7.35～7.45，pH ＜4.1 为强酸性，pH＞9.0 为强碱性，过酸或过碱均可干扰血管内膜的正常代谢和功能，影响上皮细胞吸收水分，增加血管通透性，出现局部红肿，血液循环障碍，组织缺血缺氧，并诱发血小板聚集和继发血栓性静脉炎。2011 年《输液护理实践标准》建议：输注过酸或过碱的药物（pH＜5 或 pH＞9），应采用中心静脉给药，让药物由上腔静脉直接进入心脏，加快血液稀释，缩短药物在静脉管腔内停留的时间，直接进行血液循环，减少药物对外周静脉血管的刺激。

（三）药物渗透压对穿刺血管的影响

在生理情况下，人体血浆渗透压正常范围为 280～310mOsm/L，在静脉输注液体时其渗透压应与人体血浆渗透压相等或稍偏高。在静脉输注高渗液体时，血浆渗透压升高，血管内皮细胞脱水、萎缩、坏死，进而局部血小板聚集，并释放前列腺素 E_1、前列腺素 E_2，使静脉壁通透性增加，静脉中膜出现白细胞浸润的炎性改变，从而静脉收缩变硬。在静脉输注低渗溶液（＜240mOsm/L）时，水分子向细胞内移动，细胞膨胀，最终破裂。渗透压＞

600mOsm/L 高度危险，400～600mOsm/L 中度危险，<400mOsm/L 低度危险。研究证明，渗透压>600mOsm/L时药物可在 24h 内造成化学性静脉炎。2011 年《输液护理实践标准》建议：渗透压>600mOsm/L，应选用中心静脉置管。

（四）药物性质与输液器的选择

随着医疗技术的飞速发展，目前输液工具已由单一的普通输液器发展到精密过滤输液器、非聚氯乙烯（PVC）材质输液器、微剂量可调输液器、高效避光输液器等多种产品共存。

1. 避光输液器与药物　由于药物性质不同，使其在使用过程中存在着不同的要求。避光输液主要是针对一些对光敏感的药物，防止其在光照下发生变性或降解，以致影响药效而采取的一种护理保护措施。例如，硝普钠在输注的过程中如果不避光，10min 内分解 13.5%，而且药物会变色；其他需要使用避光输液器的药物有氟罗沙星、甲磺酸培氟沙星、顺铂、奥沙利铂等。

2. 非 PVC 输液器与药物　目前，国产一次性输液器的主要原料是 PVC，为了保证输液器的柔软性和回弹性，需要在PVC树脂中加入30%～40%的增塑剂[如邻苯二甲酸二（2-乙基己）酯（DEHP）]，同时为了改善 PVC 树脂加工过程中的热稳定性，需要在 PVC 树脂中加入一定量的热稳定剂。由于增塑剂和热稳定剂在一定条件下会迁移出来进入药物溶液中，这势必给患者的身体健康带来潜在的危害，同时 PVC 输液管可对一些药物产生吸附作用，导致输液中的药物含量下降或药品质量发生变化，从而影响治疗效果。普通输液器在输注亲脂性药物，如紫杉醇、胺碘酮等时，增塑剂容易析出；在输注醇溶性药物、脂溶性药物、抗肿瘤药物，如硝酸甘油、胰岛素、卡莫司丁等时吸附性比较大。现在已经研制出超低密度聚乙烯输液器[1,1,2,2-四苯乙烯（TPE）输液器]，此材质为非 PVC，不含增塑剂、热稳定剂，对药物无吸附作用，适合输注亲脂性药物、循环系统药物、抗肿瘤药物时使用。

3. 精密过滤输液器与药物　精密过滤输液器和普通输液器的区别在于输液器过滤膜的材质与孔径大小不同。普通输液器使用纤维过滤膜，滤膜孔径为15μm。纤维过滤膜遇到强酸、强碱性药物后会脱落且孔径会变大，导致大部分微粒进入患者体内，从而引起血管堵塞、静脉炎、过敏反应和输液不良反应。目前我国已研制出一次性精密过滤输液器，其使用核孔膜或聚醚砜膜，孔径分别为5μm、3μm等不同规格。核孔膜或聚醚砜膜具有过滤精度高、不引起异物脱落等优点，可以对微粒有效过滤，减少局部刺激，防止疼痛、静脉炎的发生，所以临床上使用强酸、强碱性药物，输注脂肪乳剂、化疗药物及中药制剂时宜使用精密过滤输液器，其能滤除药液中 95%以上的细小微粒，使药液更为纯净，提高输液安全。

（廖　霞　李成燕）

第三节　输液治疗工具的合理选择及基本规范

一、穿刺工具的合理选择

随着社会的不断发展，护理人员对静脉治疗质量的要求不断提高，怎样针对不同的患者选择合理的静脉穿刺工具显得尤为重要。2013 年 11 月，国家卫生和计划生育委员会首次发布了《静脉治疗护理操作规范》，并于 2014 年 5 月 1 日正式实施。《静脉治疗护理操作规范》中明确要求：在静脉治疗操作前，应评估患者的年龄、病情、过敏史、静脉治疗方案、药物性质等，根据患者情况选择合适的输液途径和静脉穿刺工具，达到穿刺次数最少、留置时间最长、对患者伤害和风险最小化。

常见的输液穿刺工具（图 1-7）包括外周静脉穿刺工具

（一次性使用钢针、外周静脉留置针）、中心静脉置管工具（颈外静脉穿刺置管、颈内静脉穿刺置管、锁骨下静脉穿刺置管、股静脉穿刺置管）、PICC 工具、输液港。

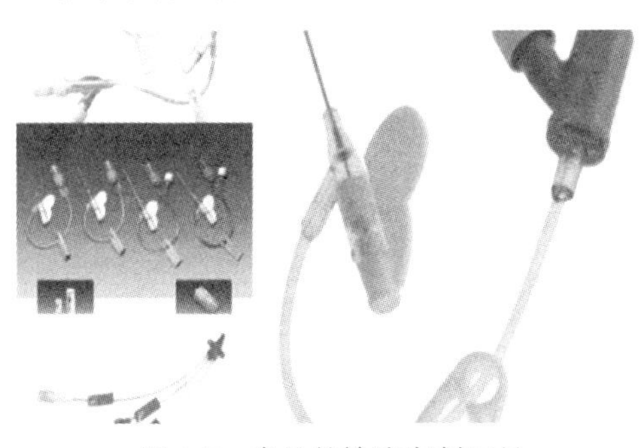

图 1-7 常见的输液穿刺工具

骨科常规输液工具的选择

在满足输液治疗的情况下尽量选择管径较小的留置针，如 24G、22G 留置针。使留置针在血管中呈悬浮状态，减少其与静脉管壁的摩擦，减少静脉炎的发生。循证医学表明，一般情况下成人使用 24G 和 22G 的留置针，既能满足输液治疗的需要，而且能最大限度地减少各种并发症的发生。常见留置针型号如图 1-8、图 1-9 所示。

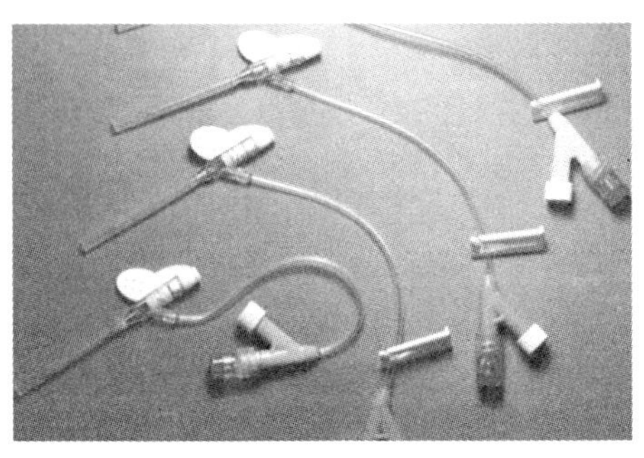

图 1-8 常见的不同型号留置针

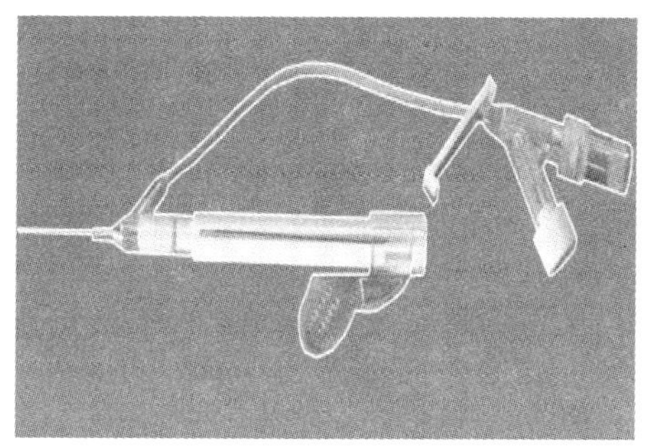

图 1-9　常见的安全型留置针

1. 输血患者选择 22G 以上的留置针。
2. 手术患者选择 18G 留置针。
3. 特殊检查患者选择 20G 或 18G 留置针。

二、钢针管理规范

（一）钢针适用范围

1. 只需一次或短暂输液的患者。
2. 静脉采血。

常见钢针如图 1-10、图 1-11 所示。

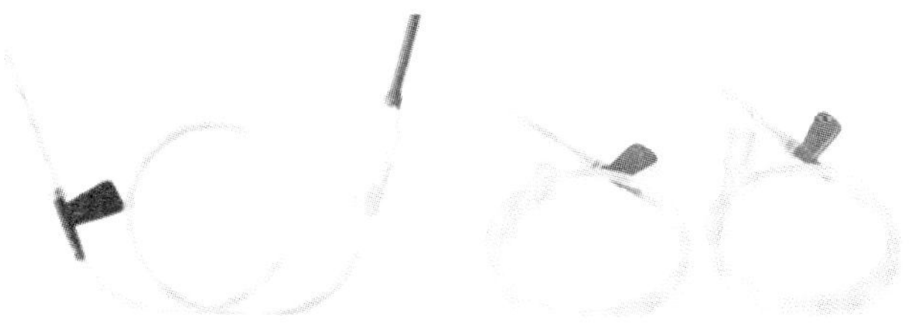

图 1-10　采血针　　　　图 1-11　头皮针

（二）操作前评估

评估患者病情，判断其是否能有效配合，保持穿刺部位不活动。评估患者输液的目的、疗程及使用的药物，如果长时间、大量补液或输入化疗药物等刺激性药物，则不建议使用钢针。

1. 从远端静脉开始，避免在下肢静脉穿刺，预防下肢静脉血栓发生。

2. 评估穿刺部位的皮肤有无红肿、硬结、瘢痕、破损。

3. 选择粗直的血管。

4. 避开关节、静脉瓣、活动或已损伤的部位。

5. 避开手指、足背、腕、踝关节等皮下组织少的部位。

（三）钢针穿刺前准备

1. 用物准备 治疗车、输液器、输液胶带、无菌棉签、止血带、治疗巾、条码扫描器、弯盘、速干洗手液、输液架或输液挂钩、锐器盒、垃圾桶、手套，必要时备网兜，按医嘱备药液。

2. 操作者准备 消毒洗手、戴口罩、准备用物。

3. 患者准备 排空大小便，选择合适的体位和输液的肢体。

4. 环境准备 环境整洁、空气清洁、光线充足。

5. 药物准备 根据患者的治疗需要，遵医嘱准备药物，并认真检查患者与药物的信息是否准确，检查药物的有效期、浓度、剂量，药物的外包装有无破损及药物有无浑浊、沉淀。

（四）钢针穿刺操作步骤

1. 携用物至患者床旁，核对患者信息，向患者解释操作目的以取得合作，并嘱患者排空尿液，取舒适体位。

2. 扫描患者的腕带，询问患者姓名、登记号，核对医嘱、药物。

3. 评估血管及穿刺部位情况，并在穿刺部位下垫治疗巾，解释操作目的及作用。

4. 检查准备物品质量及有效期（棉签、消毒液、药液等），准备输液胶带。

5. 第一次消毒软袋插头、穿刺部位（以进针点为中心螺旋由内而外擦拭，直径＞5cm）。

6. 第二次查对患者信息及药物信息。

7. 第二次消毒软袋插头、穿刺部位；检查输液器，将输液器针头插入软袋。

8. 在穿刺点上方10cm处扎止血带。

9. 挂液体于输液架、排气。

10. 固定皮肤，穿刺，松止血带，打开输液器开关。

11. 用胶布固定，第一根胶布固定针柄，第二根胶布的小敷贴处覆盖针眼，第三根胶布固定头皮针的延长线。

12. 根据药物使用要求及患者情况调节适当的滴速。

13. 进行第三次查对，扫描腕带信息、液体标签，并执行医嘱。

14. 整理用物及床单位。

（五）钢针穿刺后的注意事项

1. 限制运动　输液肢体应该限制活动，避免受压，注意穿刺部位及全身反应，如有不适则及时告知医护人员。

2. 加强巡视　在输液过程中，加强对患者的巡视，观察患者有无输液反应，穿刺部位有无红、肿、胀、痛等不适，及时发现有无药物渗漏。

3. 及时正确地拔针　拔针时，先关闭输液器开关，固定针柄，撕开固定胶布，用棉签顺血管的方向轻轻按压穿刺点，并迅速拔针，局部压迫到不流血为止，禁止按摩、热敷。

三、留置针管理规范

（一）适用范围

1. 需长时间输液治疗、输液量多的患者。

2. 手术患者。

3. 输入无刺激性、无腐蚀性、pH<5或>9的液体。

4. 渗透压<600mOsm/L。

5. 需进行输血治疗或输入血液制品的患者。

6. 需要进行特殊检查的患者；老人、儿童、躁动不安的患者。

（二）操作前评估

1. 根据骨科输液治疗的特殊要求，选择合适的穿刺肢体。

2. 选择有弹性、粗、直的静脉，所选择的静脉必须能够容纳导管的长度与粗细，并满足输液治疗的需要。

3. 穿刺部位应从远端静脉开始，从远心端向近心端进行穿刺，避免在上一穿刺点下方进行穿刺。

4. 首选前臂头静脉、前臂静脉或关节上下2～3cm，避免在关节、手背、足背等皮下脂肪较少的静脉穿刺，因为这些部位有关节、神经及细小的肌腱韧带。

5. 不宜选择曾做过放射治疗的肢体、乳腺癌术后患侧肢体、淋巴水肿等部位。

6. 尽量避免在前臂掌侧进行穿刺，因该部位疼痛明显，并且有损伤桡神经的可能。

（三）留置针操作前准备

1. 用物准备 治疗车、静脉留置针、输液器、无菌透明敷贴、预充注射器、输液胶带、无菌棉签、止血带、治疗巾、条码扫描器、弯盘、速干洗手液、输液架或输液挂钩、锐器盒、垃圾桶，必要时备网兜，按医嘱备药液。

2. 操作者准备 消毒、洗手、戴口罩、准备用物。

3. 患者准备 排空大小便，选择合适的体位和输液的肢体，毛发多的患者需要剔除局部毛发。

4. 环境准备 环境整洁、空气清洁、光线充足。

5. 药物准备 根据患者的治疗需要，遵医嘱准备药物，并认真检查患者与药物的信息是否准确，药物的有效期、浓度、剂量及用法，检查药物的外包装有无破损及药物有无浑浊、沉淀或絮状物等。注意药物之间的配伍禁忌。

（四）留置针穿刺的操作步骤

1. 携用物至患者床旁，核对患者信息，向患者解释操作目的以取得合作，并嘱患者排空尿液，取舒适体位。

2. 核对患者姓名、登记号，核对医嘱。

3. 评估血管及穿刺部位情况，并在穿刺部位下垫治疗巾，准备输液架到合适位置。

4. 检查准备物品质量及有效期（棉签、消毒液、药液等）。

5. 第一次消毒软袋插头、穿刺部位（以进针点为中心螺旋由内而外擦拭，直径＞8cm）。

6. 第二次消毒软袋插头，检查输液器，将输液器针头插入软袋。

7. 第二次核对医嘱及患者信息，将药物挂于液体架，一次排气成功。

8. 准备留置针、敷贴，标明日期和时间、穿刺者信息（姓名拼音的第一个字母大写），准备胶布。

9. 在穿刺点上方 10cm 处扎止血带，嘱握拳，第二次消毒皮肤。

10. 打开留置针，并将输液器末端连接肝素帽（针头插入少许），排气，取下针尖保护套，左右旋转松动针芯，确定针尖斜面向上。

11. 绷紧皮肤，右手拇指、示指固定针翼，与皮肤成15°～30°进针，直刺静脉。

12. 进针速度宜慢，见回血后降低角度（5°～15°），顺静脉走向进针 0.2cm。

13. 右手固定针翼，左手持 Y 形三通缓慢将软管全部送入静脉。

14. 嘱患者松拳，松开止血带，打开输液调节器，确定穿刺成功。

15. 穿刺成功后，左手固定 Y 形三通，右手将针芯完全撤回安全保护件内，向右旋动，将其卸下，放入锐器盒内（送管手法根据护士习惯完成，注意操作细节）。

16. 贴敷贴：以穿刺点为中心，敷贴无张力固定，并完全覆盖白色隔离塞。

17. 固定：胶布固定延长管及头皮针，延长管成 U 形固定；肝素帽高于导管尖端。

18. 依据患者病情、年龄、药物调节滴速。

19. 第三次核对患者的姓名、住院号等信息，核对医嘱、药液，签字。

20. 告知患者输液及使用留置针的注意事项。

21. 撤去用物，整理床单位。

22. 输液完毕后，向患者解释冲封管的目的，检查预冲式注射器的包装及时间。

23. 打开预充式冲管注射器包装，上推芯杆释放压力，去掉保护帽，排气，关闭输液器调节开关，预充式冲管注射器连接输液器，将针尖留少许在肝素帽内，采用脉冲式手法进行冲管；当剩余 1ml 时，边退边拔，带液拔针的正压封管手法，尽量靠前夹紧小夹子，并不可挤压前端导管。

24. 整理用物，交代注意事项，协助患者取舒适卧位，洗手。

25. 清理用物。

（五）留置针置管健康宣教

1. 输液前：介绍输液目的以取得患者合作，向患者介绍输液目的、药物名称、用药方法及不良反应，以取得患者合作。以经前路胸椎手术暂禁食，需静脉输入脂肪乳氨基酸（17）葡萄糖（11%）注射液（卡文）者为例介绍如下。

×××，您好！我是您的责任护士，我叫××，您今天的治疗将由我为您完成，由于您手术后暂时不能进食，我现在遵医嘱要为您静脉输入卡文，其主要作用是增加您身体能量，供给营养。由于它是一种浓度比较高的大分子液体，所以输注的过程中有几点是您需要注意的：首先我已按要求调整好滴速，如输注过快可导致发热、面红、心悸、呕吐、胸闷等不适，请您及您的家属不要随意调整滴速，我将调节器推高一点，以免放在床上您及您的家属不小心碰到。我们也会随时巡视，请您放心。

2. 输液过程中：加强巡视，告知患者在输液过程中如有任何不适，或者留置针穿刺点处皮肤有红肿热痛、渗血、渗液等，应关闭调节器并及时通知护士处理。

3. 输液完成后：告知患者及其家属请及时关闭调节器开关，并立即通知护士来处理。

4. 日常生活指导：告知患者留置留置针的位置不能浸泡在水中；留置针所在肢体不宜提取重物及用力活动，避免长时间下垂，以免引起留置针回血堵塞导管。保持局部皮肤清洁干燥，穿刺部位不能被打湿，不要擅自撕下贴膜，贴膜有卷曲、松动及贴膜下有汗液时，及时告诉护士更换，以免造成感染。

5. 在巡视患者或下次输液时，应检查留置针及敷贴的情况，一般情况下留置针的留置时间为 72～96h，超期时应及时更换留置针，敷贴有卷边、松动时也应及时更换。

四、中心静脉置管管理规范

（一）使用范围

1. 需要快速建立静脉通道进行补液、输血等抢救治疗的患者。

2. 输液时间为 4～6 周的患者。

3. 监测中心静脉压。

4. 输入静脉高营养的患者。

5. 输入化疗药物、刺激性药物的患者。

（二）操作前评估

1. 评估患者的病情、年龄、输液治疗的方案、血管的条件，选择合适的导管型号。

2. 评估患者的相关实验室检查结果，如血常规、凝血常规、D-二聚体。

3. 评估患者穿刺部位的皮肤，如有无红肿、破损，有无感染等。

4. 查看是否签署侵入性治疗知情同意书。

（三）血管选择及体位

1. 锁骨下静脉 患者取去枕头低足高位（15°～30°）或平卧位，必要时肩背部垫软枕，头偏向穿刺部位的对侧。

2. 颈内静脉 患者取去枕平卧位，头偏向穿刺部位对侧。

（四）穿刺

由医生进行中心静脉置管穿刺，护理方面重要的是做好中心静脉导管（CVC）的维护。

（五）中心静脉导管维护的操作前准备

1. 用物准备

（1）无菌物品：CVC换药包1个、10ml空针2副、肝素帽或正压接头1个、三通接头若干。

（2）封管液：生理盐水、肝素液（肝素液浓度：成人50～100U/ml，小儿1～10U/ml）。

（3）消毒剂：安尔碘、酒精、葡萄糖酸氯己定各1瓶，消毒棉棒或纱布等。

（4）其他用物：治疗车、治疗巾1张、棉签、弯盘、速干洗手液1瓶、污物桶1个、锐器盒1个。

2. 操作者准备 消毒、洗手、戴口罩、准备用物。

3. 患者准备 排空大小便，选择合适的体位。

4. 环境准备 环境整洁、空气清洁、光线充足。

（六）中心静脉导管维护的操作流程

1. 洗手、戴口罩，携用物至床旁，向患者解释操作目的，取得配合。

2. 用 10ml 或 20ml 空针抽取 10ml 生理盐水预冲正压接头，抽取 5ml 肝素液放于治疗盘。

3. 更换三通接头、正压接头或肝素帽

（1）打开固定三通、正压接头的胶布。

（2）取下旧三通、正压接头，导管接头下垫无菌纱布。

（3）用安尔碘棉签（或酒精棉签）消毒导管接头外壁，将消毒后导管接头置于无菌纱布内侧面。

（4）新三通、正压接头排气。

（5）连接新接头或肝素帽。

（6）标注正压接头或肝素帽更换日期和时间。

注意事项：①消毒导管接头时应注意使用含酒精消毒液、用力摩擦导管接头、消毒时间＞15s；②肝素帽每周更换 1 次，肝素帽内有血液残留、完整性受损时或取下肝素帽后，肝素帽需更换。

4. 冲封管

（1）确认导管通畅，用 10ml 生理盐水脉冲式冲洗导管。

（2）用肝素稀释液 5ml 正压封管，最后 2ml 时边推边退，夹闭导管上的夹子。

注意事项：禁止使用＜10ml 的注射器给予冲封管；脉冲式冲管防止药液残留管壁；正压封管防止血液反流入导管。

5. 更换透明敷贴

（1）去除透明敷贴外的胶布，用拇指轻压穿刺点，沿四周平拉透明敷贴，由远心端向近心端去除原有的敷贴。

（2）观察穿刺点周围有无红肿、渗液等异常；并进行手卫生。

（3）打开 CVC 换药包。

（4）消毒导管：左手提起导管，右手持酒精棉签，避开穿刺点，去除血迹、污渍，去脂、消毒。取安尔碘或葡萄糖酸氯己定棉签以穿刺点为中心消毒皮肤及导管；第一根顺时针，第二根逆时针消毒，同时左手翻转导管，第三根再次顺时针消毒皮肤。每次均应在穿刺点及固定缝线针眼处停留。消毒范围为以穿刺点为中心，直径在 15cm 以上。

（5）充分待干后固定导管

1）传统方法：消毒液充分待干后，戴无菌手套。调整导管位置，将穿刺点置于敷贴中心位置，无张力贴合透明敷贴，用手轻轻按压透明敷贴四周，使其贴紧皮肤；再沿导管方向对敷贴进行塑形；将第一条免缝胶布固定导管连接器或固定翼（胶布与导管方向垂直）；将第二条免缝胶布蝶形交叉贴于导管连接器或固定翼处；必要时贴第三条胶布；并在记录胶布上注明 CVC 置管的日期和时间、更换的日期和时间、操作者姓名，贴于敷贴边缘。

2）思乐扣固定导管：涂抹皮肤保护膜，面积应大于敷贴面积且小于消毒面积；思乐扣固定导管固定翼处透明敷贴无张力粘贴，透明敷贴应完全覆盖思乐扣，排尽贴膜下空气；用第一根胶布横向固定透明敷贴的下缘，第二根胶布蝶形交叉固定延长管，第三根胶布较加强固定延长管；并在记录胶布上注明 CVC 置管的日期和时间、更换的日期和时间、操作者姓名，贴于敷贴边缘。

6. 整理用物，脱手套，整理床单位，向患者进行健康教育。

7. 进行手卫生消毒，填写 CVC 维护本。

（七）中心静脉导管置管后的健康宣教

1. 患者自我管理

（1）局部观察：教会患者观察穿刺点有无渗血、渗液，穿刺点周围皮肤有无发红、肿胀、疼痛，有无脓性分泌物等异常情况。

（2）体温观察：告知患者定时监测体温，如有不明原因发热，体温＞38.5℃，及时向医务人员汇报。

（3）观察有无胸闷、气促等不适。

2. 生命体征的监测 密切观察患者生命体征的变化，包括体温、心率、血压、血氧饱和度。

3. 置管后的观察

（1）置管后第一个24h，应观察有无动脉损伤的表现，密切观察穿刺点周围有无红肿、血肿、疼痛、脓性分泌物等。

（2）观察有无空气栓塞的表现。

（3）置管后72h以内主要观察有无机械性损伤的表现：血肿、动静脉瘘、气胸、血胸、胸导管损伤（仅见于左锁骨下静脉或左颈内静脉穿刺）。

（4）建立CVC置管维护本；每日观察导管有无脱出；检查导管固定缝线有无松动、脱落。

（5）进行班班交接，如果发生以上情况，应立即进行处理，必要时拔除导管。

4. 导管维护

（1）静脉治疗期：每次输液治疗前应用无菌生理盐水冲洗导管，如果遇到阻力或抽吸无回血，则应进一步确认导管的通畅性，不应强行冲管。

（2）静脉治疗间歇期：每周至少冲洗导管1次。

（3）更换肝素帽时机：至少每周更换1次，遇到肝素帽损坏或肝素帽内有血液残留时或取下肝素帽后及时更换。

（4）更换敷贴时机：导管置入后第一个24h应更换敷贴；以后每周更换1次或2次，出现异常随时更换。

（5）在进行长期输液时，应每隔24h更换1次输液器。

（6）在每次输液完成后，应先用生理盐水进行冲管，再用肝素钠稀释液进行有效的脉冲式冲管并进行正压封管。

5. 特别注意事项

（1）输液期间进餐、如厕时保持输液通畅，避免回血引起导管堵塞。

（2）足量饮水，每日饮水 2000ml 以上，以免血液黏稠度增高，血流速度缓慢。

五、经外周静脉置管管理规范

（一）适用范围

1. 需要长期、大量补液的患者；外周静脉留置针置管困难者。

2. 需要输入化疗药物、刺激性药物的患者。

3. 需要进行肠外高营养的患者。

4. 需要检测中心静脉压的患者；需要高压注射的患者。

（二）操作前评估

1. 充分评估患者的病情，输液的目的、方案、时间，药物的性质。

2. 评估患者的相关实验室检查结果，如血常规、凝血常规、D-二聚体。

3. 评估患者穿刺部位的皮肤，如有无红肿、破损，有无感染等。

4. 评估血管的能见度、弹性、直径、长短，有无静脉窦等。

5. 查看是否签署侵入性治疗知情同意书。

（三）血管的选择

1. 贵要静脉 经外周静脉置管穿刺时的首选静脉，特点是血管粗且直、静脉瓣少，当手臂与躯干垂直时，外周中心静脉导管（PICC）经腋静脉、锁骨下静脉、无名静脉汇入上腔静脉，其是最短的血管途径。

2. 肘正中静脉 经外周静脉置管穿刺时的次选静脉，特点是血管粗且直、静脉瓣较多，个体差异较大，理想状态下肘正中静脉汇入贵要静脉，但也有些汇入头静脉。

3. 头静脉　经外周静脉置管穿刺时的第三选择静脉，特点是血管前粗后细、高低起伏不定，在锁骨下方汇入腋静脉，进入腋静脉处有较大的角度，可能有分支与颈静脉和锁骨下静脉相连，容易送管困难或导管反折进入腋静脉或颈静脉。

（四）经外周静脉置管的常见并发症及处理

1. 穿刺点渗血

（1）进行穿刺前，查看患者的凝血功能及血常规结果。有出血倾向的患者应压迫穿刺点至少 10min 以上，且保持穿刺部位制动。如果已经发生渗血、血肿，应及时更换敷料，压迫止血。24h 内进行局部冷敷，促进血管收缩，使血流减慢，促进凝血，48h 后进行局部热敷，促进血肿吸收，缓解疼痛。

（2）熟练正确掌握穿刺技巧，熟悉静脉的解剖特点及与之相行的动脉之间的解剖关系，根据解剖特点进行穿刺。

（3）根据患者血管的情况选择合适的穿刺针和导管。

（4）穿刺成功后，穿刺点予以无菌敷料覆盖，再贴上透明敷贴；也可使用弹性绷带预防出血。

（5）穿刺部位渗血、血肿一般出现在置管后 2h 内，所以在穿刺成功后 24h 内避免肢体的剧烈运动。

2. 穿刺点感染

（1）在进行经外周静脉置管和 PICC 维护时应严格无菌操作及手卫生。

（2）置管后应密切关注穿刺点周围的情况，定期更换敷料，保持穿刺点周围皮肤清洁干燥。如果穿刺点周围出现红、肿、热、痛，则应及时通知医生，积极进行处理。

（3）发生感染后，应增加更换敷料的频率；严重时，应遵医嘱拔除 PICC，进行细菌培养，合理使用抗生素。

3. 静脉炎

（1）在进行经外周静脉置管和 PICC 维护时应严格无菌

操作及手卫生。

（2）在进行经外周静脉置管时，动作要轻柔，避免反复穿刺导致机械性静脉炎。

（3）置管后听取患者主诉，对穿刺点进行密切观察，观察沿 PICC 方向血管有无疼痛及条索状的改变。

（4）如果发生静脉炎，局部可以涂抹多磺酸多糖乳膏，每日 3 次；或使用 25%～50%的硫酸镁湿热敷，每日 2 次或 3 次，每次 20～30min；或局部使用六合丹中药外敷，每日 1 次。若经过 2～3d 的积极处理症状仍然没有减轻，可考虑拔管。

（5）如果怀疑细菌性静脉炎，则取穿刺点分泌物进行细菌培养，同时给予地塞米松 10mg＋庆大霉素 16 万 U 浸湿纱布，湿敷穿刺点及局部，每日 2 次或 3 次，同时检测患者体温的变化。

（6）如果怀疑血栓性静脉炎，则应通知医生，通过血管彩超确认，一旦确认血栓形成，应立即进行相关处理。

4. 导管堵塞 包括血栓性堵管、非血栓性堵管。

（1）血栓性堵管

1）在输液过程中密切巡视患者，及时更换液体，防止液体输空后，血液回流入管腔内引起堵塞。

2）避免在输液侧肢体进行静脉抽血、测血压等操作。

3）在输液过程中，摆放患者为良好的体位，避免输液侧肢体长时间下垂或受压引起血液回流缓慢，增加发生血栓的风险。

4）正确有效地进行冲封管，将导管内的血液或药物彻底冲洗干净，同时使导管内形成正压，防止血液回流。

5）在输液过程中，患者进食、如厕或下床活动时，应注意输液袋的高度高于穿刺点 80～100cm 为宜。

6）在进行经外周静脉置管后，应对患者进行饮食指导，每日饮水量＞2000ml，进食低脂、低糖、多维生素、清淡饮食，如多吃蔬菜、水果及含纤维素、维生素多的食物；控制饮食中脂肪的摄入量，增加运动量，降低血脂、血糖、血压和血液黏稠度。

（2）非血栓性堵管

1）正确选择合适的血管和导管，在进行穿刺时提高一次性穿刺成功率，尽量减少反复穿刺时对静脉内膜的损伤，以减少或避免纤维蛋白鞘形成而堵塞导管。

2）正确选择穿刺部位，妥善固定导管，防止导管打折、扭曲，保持输液通畅。

3）保持管道通畅，在输液期间每次输液前和输液完毕后进行有效的冲封管；治疗间歇应每周进行1次导管维护，冲封管1次。

4）合理应用药物，减少药物联合输注，注意各种药物之间的配伍禁忌，避免药物发生沉淀引起导管堵塞；可在两组药物之间输注生理盐水进行冲管。

5）输液不通畅时，不可强行推注生理盐水冲洗导管，以免导管破裂，或将形成的血凝块推入血管内造成栓塞，应先回抽，尝试将导管内的血凝块抽出，切忌暴力冲管。

6）导管堵塞后，应认真分析导管堵塞的原因，遵医嘱进行处理并记录。

5. 导管脱出/移位

（1）正确、妥善地固定导管，如使用固定翼或思乐扣加强固定，使用透明敷贴时，必须保证导管完全固定在敷贴内，敷贴发生卷边、松脱时需及时更换。

（2）在更换透明敷贴时，应动作轻柔，使用正确的手法，沿导管走行自下而上缓慢揭去敷贴，防止导管被带出。

（3）每日观察导管的情况，如果发现固定不牢、松脱，应及时进行更换，检查导管外露刻度并进行记录。

（4）指导患者正确穿脱衣服，先穿置管侧肢体再穿健侧肢体；脱衣服时先脱健侧再脱患侧。

（5）穿刺侧的肢体应避免剧烈活动、提重物等，切忌做打羽毛球、举重、游泳等剧烈体育运动。

（五）外周中心静脉导管的维护

1. PICC 维护的目的 维护导管功能，预防导管相关并发症，增加患者的舒适度。

2. PICC 维护要求

（1）应由具有一定资质的专业护士执行。

（2）在治疗间歇期应至少每周维护 1 次。

（3）每日测量上臂周长（肘关节上方 10cm 处周长）。

3. PICC 维护前准备

（1）用物准备

1）无菌物品：PICC 换药包 1 个、10ml 或 20ml 注射器 2 副、肝素帽或正压接头 1 个。

2）封管液：生理盐水、肝素液（肝素液浓度：成人 50～100U/ml，小儿 1～10U/ml）。

3）消毒剂：安尔碘、酒精、葡萄糖酸氯己定 1 瓶；消毒棉棒或纱布等。

4）其他：治疗巾 1 张、棉签、弯盘、卷尺、速干洗手液 1 瓶、污物桶 1 个、锐器盒 1 个。

（2）操作者准备：衣帽整洁、戴口罩、消毒洗手。

（3）患者准备：排空大小便，选择合适的体位和输液的肢体。

（4）环境准备：环境整洁、空气清洁、光线充足。

4. PICC 维护操作步骤 如表 1-3 所示。

表 1-3 PICC 维护操作步骤

序号	步骤	注意事项
1	洗手、戴口罩、核对患者，向患者解释操作目的以取得合作	建立无菌区，准确测量穿刺手臂臂围，了解手臂有无肿胀
2	评估患者（包括局部皮肤及穿刺点情况、导管外体部分、输液接头、敷贴），在穿刺肢体下铺治疗巾，用皮尺测量肘窝上 10cm 处臂围	

续表

序号	步骤	注意事项
3	更换正压接头或肝素帽 （1）揭开固定正压接头的胶布，必要时去除胶痕 （2）卸下旧接头 （3）手卫生、戴手套 （4）打开酒精棉片包，用酒精棉片用力擦拭导管接头横截面及侧面>15s，并用安尔碘棉签消毒导管接头下皮肤 （5）连接新肝素帽或正压接头	肝素帽每周更换1次
4	冲洗导管 （1）抽回血，确认导管通畅性，用10～20ml生理盐水脉冲式冲洗导管 （2）用肝素稀释液正压封管 （3）脱手套、手卫生	（1）禁止使用小于10ml的注射器给予冲封管 （2）婴幼儿应用PICC输注脂肪乳等营养液时要求每6小时1次冲封管
5	更换透明敷贴 （1）去除透明敷贴外胶布，用拇指轻压穿刺点，沿四周平拉透明敷贴，自下而上180°去除旧敷贴 （2）评估穿刺点有无异常，手卫生 （3）打开换药包，戴手套；有思乐扣的应以2D-脱离、卸除方式拆除旧思乐扣 （4）消毒导管：左手提起导管，避开穿刺点直径1cm处，取消毒棉签，以穿刺点为中心消毒皮肤导管，第二根逆时针消毒，同时翻转导管，第三根再顺时针消毒至圆盘，消毒范围以穿刺点为中心直径20cm以上 （5）固定导管	观察穿刺部位有无红肿、渗液及导管外露长度；建立最大的无菌屏障，严格无菌操作，固定圆盘后，嘱患者活动手臂，避免屈肘时导管与圆盘形成反折死角，导致导管断裂；放置导管呈C形或U形；体外导管须完全覆盖于敷贴下，避免发生感染胶布直接接触导管

续表

序号	步骤	注意事项
5	1）传统方法：调整导管位置，第一条胶布固定圆盘，胶布下缘对齐圆盘下缘，无张力放置透明敷贴，透明敷贴下缘对齐胶布下缘，用手按压导管边缘及敷贴四周，贴紧皮肤，将第二条胶布打两折，蝶形交叉固定圆盘与透明敷贴，第三条胶布贴于敷贴下缘，用6cm×7cm无纺布敷料粘贴覆盖固定 2）思乐扣固定导管：调整导管位置，皮肤保护剂擦拭思乐扣固定部位的皮肤，按思乐扣上箭头所示（箭头应指向穿刺点）摆放思乐扣，将延长管的缝合孔安装在支柱上锁死锁扣，将思乐扣贴于皮肤，透明敷贴完全覆盖思乐扣，胶布交叉横向固定延长管 （6）记录导管植入时间与更换敷料时间，贴于透明敷贴上	
6	整理用物，脱无菌手套	
7	整理床单位，向患者及其家属交代注意事项	保持床单位整齐，职业防护，规范执行PICC维护
8	洗手，在医嘱单上签名及记录时间，填写PICC维护记录单	

（六）经外周静脉置管后患者的健康宣教

1. 患者自我管理

（1）局部观察：教会患者观察穿刺点有无渗血、渗液，穿刺点周围皮肤有无发红、肿胀、疼痛，有无脓性分泌物等异常情况。

（2）体温观察：告知患者定时监测体温，如有不明原因发热，体温＞38.5℃，及时向医务人员汇报。

（3）臂围观察：教会患者及其家属观察置管侧肢体有无肿胀的方法，如出现臂围增加 2cm 以上，皮肤颜色及温度异常等情况，及时向医务人员汇报。

2. 导管维护

（1）静脉治疗期：每次输液治疗前应用无菌生理盐水冲洗导管，如遇到阻力或抽吸无回血，应进一步确认导管的通畅性，不应强行冲管。

（2）静脉治疗间歇期：每周至少冲洗导管 1 次。

（3）更换肝素帽时机：每周至少更换 1 次，肝素帽损坏、肝素帽内有血液残留时或肝素帽取下后及时更换。

（4）更换敷贴时机：导管置入后第一个 24h 应更换敷贴；以后每周更换 1 次或 2 次，出现异常随时更换。

（5）置管 3d 后：嘱患者沿着穿刺血管方向热敷手臂 3 次/日，每次 20～30min，连续 1 周；置管 1 周后，嘱患者使用握力器，做握拳活动，3 次/日，每次 10～20min，宜长期坚持，促进血液循环。

3. 日常生活指导

（1）可以做一切家务：如煮饭、洗碗、扫地、拖地等。

（2）可以做一般活动：带管的手臂可以弯曲、伸展，但避免过度频繁弯曲、伸展；避免过度用力提重物（不能超过 3.6kg）；避免做大范围手臂旋转活动，如游泳、打球、托举哑铃等。

（3）可以淋浴：用保鲜膜在穿刺导管的肘部缠绕 2～3 圈，再用胶布固定保鲜膜上下边缘，将手臂放在墙角呈 90°角；淋浴后应检查敷贴是否进水或松动，如果有应及时更换。

4. 特别注意事项

（1）输液期间进餐、如厕时保持输液通畅，避免导管回血引起堵塞（保持穿刺局部与心脏在一水平线，液体高度距离穿刺点至少 100cm 以上）。

（2）足量饮水，每天饮水 2000ml 以上，以免血液黏稠度增高，血流速度缓慢。

（李成燕　廖　霞　朱红彦）

参考文献

柏树令，应大君. 2011. 系统解剖学. 北京：人民卫生出版社：235-240.

丁炎明. 2015. 静脉治疗护士手册. 北京：人民卫生出版社：61-65.

郭丽娟，王立，任少林，等. 2003. 预防 PICC 置管并发症的护理方法. 实用护理杂志，19（7）：5-6.

何从军. 2005. 正常人体结构. 郑州：河南科学技术出版社：68-73.

卢苇，陈丽丽. 2013. 静脉输液专科护士实践手册. 北京：化学工业出版社：134-148.

陆彬. 2008. 有关药物溶解度的研究现状与进展（下）. 中国药师，11（5）：526-529.

罗艳丽，杨小玲. 2014. 静脉治疗穿刺工具的合理选择与应用. 中国护理管理，14（6）：574-576.

罗艳丽. 2015. 静脉输液治疗手册. 北京：科学出版社：143-145.

眭玉霞，王少明，庄捷，等. 2011. 静脉输液添加药物的调查分析. 海峡药学，23（11）：213-214.

王建荣，徐波，张晓静. 2018. 安全输液操作流程. 北京：科学出版社：139-150.

王明金. 2007. 静脉输液用药配伍分析. 黑龙江医药，20（6）：634-636.

王顺年，吴新荣，蒋琳兰. 2009. 临床医护用药必备. 北京：人民军医出版社：20-29.

徐春祥. 2008. 无机化学（药学类及医学检验专业用）（第 2 版）. 北京：高等教育出版社：16-23.

张龙. 2011. 外周静脉输液与血管解剖. 中华护理学会全国静脉输液治疗护理学术交流会议论文汇编，29.

钟华荪，李柳英. 2014. 静脉输液治疗护理学. 北京：人民军医出版社：184-190.

坂井建雄，桥本尚词. 2013. 3D 人体解剖图. 沈阳：辽宁科学技术出版社：7-12.

第二章　静脉输液常见并发症及处理流程

据近年来的统计，需要静脉输液治疗的住院患者达90%～95%及以上，静脉输液已然成为临床工作中运用药物开展疾病治疗处置工作的主要给药方式，同时也成为重要的护理工作之一。因其具有疗效快、刺激小、给药迅速等优势，在患者的治疗中静脉输液发挥着越来越积极的作用。

第一节　循环负荷过重

、概　　述

输入液体速度过快、短时间内输入大量液体或患者心功能不良，可引起循环血量急剧增加，超过心脏负荷能力，导致心力衰竭或肺水肿，重则导致患者死亡。

二、临 床 症 状

患者突然出现心悸气促、呼吸困难、烦躁不安，大汗淋漓、口唇发绀、咳泡沫痰或粉红色泡沫痰，严重时稀痰液可从口鼻涌出，被迫取端坐位。听诊：肺部出现湿啰音，心率快且节律不齐。

三、预 防 措 施

1. 输液前，检查输液器调节开关的灵敏性；输液中，加强巡视输液患者，避免患者因体位改变而使滴速发生改变，输液器调节开关位置不应过低，避免患者在床上自行调节，可将输液开关调节在输液滴管10cm以下。

2. 严格按照医嘱执行，按医嘱规定或常规输液标准速度进行液体输入。

3. 询问详细病史，评估患者的心肺功能，密切观察患者情况，制订正确的输液方案，液体类型、液体量、输液速度等均应结合病情，尤其是老年人及婴幼儿更应该注意控制输入速度及输液量，适当时采用半卧位以减轻心脏负荷。

四、处理措施

1. 出现症状时，应立即减慢或停止输液，保留静脉通道，立即通知医生，进行紧急处理。

2. 使患者取端坐位、双腿下垂，以减少静脉血回流，减轻心脏负荷，同时安抚患者以减轻其紧张情绪。

3. 安置心电监护，持续高流量给氧（6～8L/min），使肺泡内压力增高，减少肺泡内毛细血管渗出液的产生。同时湿化瓶内加入35%～50%的乙醇湿化给氧。因乙醇能减轻肺泡内泡沫的表面张力，使泡沫破裂，从而改善通气，减轻缺氧症状。

4. 密切监测生命体征变化，按医嘱给予镇静、平喘、扩血管、强心、利尿等药物，以舒张周围血管，加速液体排出，减少回心血量，减轻心脏负担。必要时遵医嘱给予氨茶碱缓慢静脉滴注或呋塞米缓慢推注，甚至可用毛花苷丙等强心治疗、甘露醇治疗脑水肿等。

5. 必要时进行四肢轮扎，用橡胶止血带缚扎在肢体近心端，切勿缚扎远心端，以阻断静脉血流，减少心脏负荷，但动脉血仍可流动，每5～10min轮流放松一个肢体的止血带，可有效减少静脉回心血量；症状缓解后，逐渐解除止血带，但肢体的缚扎不宜超过45min，以免肢体长时间受压而导致静脉血栓形成。

6. 无贫血的患者可静脉放血 200～300ml，以减少回心血量，但应慎用。

五、健康宣教

1. 告知患者及其家属观察其发病症状，加强巡视，及时发现、及时进行紧急处理。

2. 告知患者及其家属所用药物，切忌自行调节输液滴数，特别是心肺功能低下者、老年人及婴幼儿。

（娄　倩　刘晓艳）

第二节　空气栓塞

一、概　　述

在输液过程中及人为因素下空气可进入机体内的静脉，随血流经右心房到右心室。空气量少时，其被右心室压入到肺动脉并分散到肺小动脉，最后被吸收；一旦空气量大，可引起空气栓塞，这时空气阻塞右心室肺动脉，妨碍血流进入肺内，造成严重缺氧，可危及生命。

二、临床症状

患者感到胸部异常不适或胸骨后疼痛，随即出现呼吸困难和严重的发绀、眩晕、皮肤苍白、心动过速伴濒死感。听诊：心前区可闻及响亮、持续的水泡声。心电图呈现心肌缺血和急性肺源性心脏病的改变。

三、预防措施

1. 输液前检查输液器密封情况，各输液管道必须紧密连接，观察有无松动；穿刺前排尽输液管道及针头内的空气。

2. 增强医务人员的责任心，输液过程中加强巡视，及时更换液体，输液完毕后及时拔针。

3. 临床工作中，如需加压输血或输液，一定要有专人陪护。

4. 拔除静脉置管时，由于长期置管血管壁较为僵硬，必须立即严密封闭穿刺点。

5. 使用微量泵输液时，严格检查输液器，保证输液器具状态完好和输液通道的密闭性；避免过度依赖报警系统，输液过程中多观察，输液早期和重新更换液体后应多观察几分钟，待整个输液系统正常工作后再离开。

四、处理措施

1. 输液过程中，护士要及时巡视、密切观察，及时更换液体，以免造成空气进入静脉形成栓塞。

2. 一旦发现气体进入静脉，立即夹闭输液管道，防止空气继续进入，并立刻报告医生，做好抢救准备。

3. 迅速让患者采取头低足高左侧卧位，同时抬高输液肢体，并压迫该静脉的近心端，头低足高位可增加胸腔内压力，使右心室内一部分空气上升至心房与腔静脉，一部分空气自右心室进入小循环，以减少空气进入静脉，左侧卧位可使肺动脉的位置低于右心室，气泡则向上漂移到右心室，使气体浮向右心室尖部，避免阻塞肺动脉入口，随着心脏的收缩把气体混成泡沫分次小量进入肺动脉，小量气体在血管内可以被吸收；同时配合医生做好应急处理。

4. 给予高流量氧气吸入，以提高患者的血氧浓度，纠正缺氧状态。

5. 严密观察患者的病情变化，如有异常及时对症处理，有条件时可使用中心静脉导管抽出空气。

6. 患者病情稳定后，详细真实记录空气进入原因、空气量及处理流程，直至患者完全脱离危险为止。

五、健康宣教

1. 告知患者及其家属发生空气栓塞的危险性，不能擅自调节液体输注速度。

2. 告知患者及其家属发生空气栓塞的临床症状，以便其及时发现并告知护士做紧急处理。

3. 告知患者及其家属发生空气栓塞的紧急处理，避免患者及其家属的精神过度紧张，缓解紧张和焦虑情绪。

（娄　倩　刘晓艳）

第三节　发热反应

一、概　述

发热反应指在输液过程中含有致热原、非代谢微粒的液体或药物进入人体，或输入浓度过高、温度过低的药物及输液速度过快等因素，引起病理性体温升高，并出现一系列全身反应。

二、临床症状

患者表现为发冷、寒战、面部和四肢发绀，继而发热，轻者体温在 38℃左右，停止输液后数小时内可自行恢复正常；重者可高达 41～42℃，可伴有恶心、呕吐、头痛、头晕、烦躁不安、谵妄等，严重者可有昏迷、血压下降，出现休克和呼吸衰竭等症状而导致死亡。发热反应多发生于输液后数分钟至 1h。发热反应发生的早晚视致热原进入机体内的量、性质及患者的个体耐受性而异。

三、预 防 措 施

1. 配药前严格执行查对制度，输液前应注意检查药物。

2. 尽量减少多种药物联合输注，注意配伍禁忌，药物应现配现用。

3. 遵医嘱控制输液速度、药液温度。

4. 输液操作者严格执行无菌操作，必须衣帽整洁，戴好口罩，有条件者应设配液室和净化装置。

四、处 理 措 施

1. 一旦发生发热反应，轻者应立即更换液体及输液器，减慢输液速度或停止输液，注意保暖，并及时通知医生；发热反应严重者，应立即停止输液，并保留剩余溶液和输液器，必要时送检验科进行细菌培养，以查找发热反应的原因，并及时通知医生。

2. 对高热患者，应严密观察生命体征的变化，不同患者做不同处理。

（1）畏寒或寒战者，宜加棉被保暖，并给予热水袋及热水，使用热水袋时应注意避免烫伤。

（2）高热者，给予冷毛巾、冰袋、温水或乙醇物理降温，也可酌情根据医嘱应用解热镇痛药。

（3）发绀者给予吸氧，烦躁不安者给予镇静药，对症处理。

3. 给予异丙嗪 25mg 肌内注射或地塞米松 5mg 静脉推注，严重时可给予地塞米松 10mg 或氢化可的松 100～200mg 加入 5%葡萄糖液 200ml 中静脉滴注。

五、健 康 宣 教

1. 告知患者及其家属如何识别发热反应的临床表现，

以便及时发现并告知护士，及时处理。

2. 告知患者及其家属输液的注意事项，不能擅自调节输液速度，禁止自行添加其他任何杂质或药物，避免发生输液反应。

（娄　倩　刘晓艳）

第四节　过敏反应

一、概　　述

药物过敏反应是异常的免疫反应，仅发生于少数人，也与人的过敏体质有关。其是由于过敏原与特异性抗体相结合而发生作用，从而导致肥大细胞破裂释放组胺、缓激肽、5-羟色胺等血管活性物质，引起平滑肌收缩，毛细血管扩张、通透性增强，血浆渗出等病理生理变化而导致血管神经性水肿。静脉输液药物过敏反应是指静脉输入含有过敏原的液体或药物，引起发热、皮疹、血管神经性水肿、血清病综合征等，严重者可发生过敏性休克而危及生命。

二、临床症状

药物过敏反应主要表现为皮肤瘙痒、荨麻疹、呼吸困难、胸闷、气短、哮喘、面色苍白、冷汗、发绀、头晕、眼花、烦躁不安、抽搐、血压下降、意识丧失、大小便失禁等，重者出现喉头水肿，呈濒死状。血清病型反应主要表现为发热、关节疼痛、全身淋巴结肿大、皮肤瘙痒、荨麻疹、腹痛、腹泻等。

三、预防措施

1. 给药前一定要先询问过敏史，对有过敏史者禁用过敏类药物。

2. 遵医嘱做过敏试验，过敏试验的药液配置要准确无误，定时观察皮试结果，准确判断阳性指征，以防过敏反应发生。

3. 配药前严格检查液体或药物的有效期、透明度，瓶盖有无松动。

4. 输液过程中密切观察患者有无过敏反应的先兆。

四、处 理 措 施

1. 一旦出现过敏反应，立即停药，安慰患者，更换输液器，或停止或减慢输液速度，抽取输液器内的液体和患者对侧肢体的血液做培养。

2. 一旦出现过敏性休克，立即采取以下抢救措施。

（1）立即停药，协助患者取平卧位，通知医生，立即抢救。

（2）皮下注射 0.1%盐酸肾上腺素 1ml，小儿剂量酌减。症状如不缓解，可每隔半小时皮下或静脉注射该药 0.5ml 直至脱离危险。

（3）给予氧气吸入，改善缺氧情况；呼吸受抑制时，应立即行口对口人工呼吸，并肌内注射尼可刹米或洛贝林等呼吸兴奋剂；喉头水肿影响呼吸时，应立即准备气管内插管或配合进行气管切开术。

（4）根据医嘱用药：地塞米松 5～10mg 静脉推注或氢化可的松 200mg 加入 5%～10%葡萄糖液 500ml 静脉滴注。此外，根据病情给予升压药，如多巴胺、间羟胺等，以及纠正酸中毒和抗组胺类药物。

（5）心搏骤停的处理：发生心搏骤停时，立即行心脏胸外按压，同时施行人工呼吸。

（6）观察与护理：密切观察病情，做好病情动态的护理记录。若患者未脱离危险期，不宜搬动。

五、健康宣教

1. 向患者及其家属宣教，使其如实告诉医护人员过敏史及过敏药物。

2. 告知患者及其家属输液过程中发生过敏反应的临床症状等异常或不适，一定要及时告知医护人员，以便及时处理。

（娄　倩　刘晓艳）

第五节　静　脉　炎

一、概　　述

静脉炎是由于长期输入浓度较高、刺激性较强的药液，或静脉长时间留置导管，而引起血管壁的炎症表现，或在输液过程中，无菌操作不严格或同一静脉反复多次穿刺造成局部静脉感染。

二、静脉炎的分级

按照美国静脉输液护士协会（Intravenous Nurses Society，INS）的标准，静脉炎分为5级，如表2-1所示。

表2-1　静脉炎分级

等级	临床表现
0级	没有症状
1级	输液部位发红，伴或不伴疼痛
2级	输液部位疼痛，伴发红和（或）水肿
3级	输液部位疼痛，伴发红和（或）水肿，条索状物形成，可触摸到条索状的静脉

续表

等级	临床表现
4 级	输液部位疼痛，伴发红和（或）水肿，条索状物形成，可触及静脉条索状物长度＞25cm，有脓液渗出

三、临床症状

本病沿静脉走向出现条索状红线，局部组织红、肿、灼热、疼痛，沿着注射部位的血管会产生条索状的红线，触诊时有发热、发硬的感觉，有时伴畏寒、发热等全身症状。根据静脉炎的临床表现，其分为四型，如表 2-2 所示。

表 2-2 静脉炎分型

分型	临床表现
红肿型	沿静脉走行皮肤红肿、疼痛、触痛
硬结型	沿给药静脉局部疼痛、触痛、静脉变硬，触之有条索感
坏死型	沿血管周围有较大范围肿胀形成瘀斑至皮肤肌层
闭锁型	静脉不通，逐步形成机化

四、预防措施

1. 输液过程中，严格执行无菌操作，避免操作中局部消毒不严格、消毒范围不够或针头被污染，并严防输液微粒进入血管；熟悉各种药物性质，注意配伍禁忌。

2. 输注刺激性药物时浓度要适宜，对血管壁有刺激的药物应充分稀释后再应用，注意药液 pH，以 pH 接近 7.4 为宜，输注氨基酸类或其他高渗药液时，应使其与其他液体混合后缓慢输入，达到充分稀释。药物浓度过高或输液速度过快都易刺激血管引起静脉炎。

3. 对于长期输液患者，要有计划地更换输液部位，避免进行多次同部位血管穿刺，或使用留置深静脉导管，防止静脉炎的发生。

4. 操作过程中，选择合适的穿刺部位，一般情况下，最好选用上肢静脉输液，严禁在瘫痪肢体行静脉穿刺和补液，根据情况尽量避免选择下肢静脉穿刺输液，因下肢静脉血流缓慢而易产生血栓和炎症，如特殊情况或病情需要在下肢静脉穿刺输液时可抬高下肢 20°～30°，加快血液回流，缩短药物和液体在下肢静脉的滞留时间，减轻血管刺激。

5. 在输液过程中，加强巡视，对穿刺部位进行观察，敷料出现潮湿、松动或污染时及时更换，针眼周围皮肤用碘伏、酒精消毒后盖以无菌、透明、透气的敷料。用 75% 乙醇消毒时应避开穿刺点，以免引起化学性静脉炎。连续输液患者应每日更换输液器 1 次。

6. 提高穿刺技术，掌握正确的进针、拔针方法；制订合理的输液计划，输液时间不宜过长；专业人员进行导管维护，正确冲封管，肝素帽定时更换。

7. 评估血管，合理选择血管及导管型号，任何情况下应尽量避开手背侧、肘窝及施行过广泛性切除手术的肢体末端，选择柔软材料的留置导管，注意导管材质。

五、处理措施

1. 一旦发生静脉炎，应拔除静脉导管，停止在患肢静脉输液并将患肢抬高，高于心脏平面，患肢制动，并进行局部处理。

（1）局部应用抗生素药膏或湿热敷。

（2）50%硫酸镁湿热敷。

（3）云南白药外敷。

（4）六合丹外敷。

（5）仙人掌捣碎外敷。

（6）喜疗妥软膏涂抹：避开穿刺点，于发红或硬结部位均匀涂抹至皮肤吸收。

（7）使用水胶体敷料覆盖发红、硬结部位等。

2. 进行输液操作时，多与患者交流沟通，缓解患者的紧张心理，减少血管收缩。

3. 静脉炎发生 24h 内冷敷，24h 后湿热敷。

4. 操作时严格执行手卫生，彻底消毒穿刺部位；禁止一根导管多次使用。

5. 加强病房巡视，发现输液部位异常及时处理；静脉炎一经发现，记录导管类型、穿刺部位、留置时间、静脉炎类型、临床表现及级别等，干预措施及临床转归也需一并记录。

6. 如有脓性分泌物，则取分泌物进行细菌培养。

7. 如合并全身感染，应用抗生素治疗。

六、健 康 宣 教

1. 向患者及其家属进行针对性宣教，消除其紧张和恐惧感，使患者放松，配合操作。

2. 告知患者及其家属，发炎血管需等到症状完全复原，恢复弹性方可使用。

3. 告知患者，需提高自身抵抗力，预防感冒。

（娄　倩　刘晓艳）

第六节　液体渗出或外渗

一、概　　述

液体渗出或外渗是指静脉输液过程中，输入的液体/药液渗漏到静脉管腔以外的周围组织，轻则引起局部组织肿胀、疼痛，重则导致局部组织起疱、坏死，可能造成皮肤、脂肪甚至肌肉坏死，以至于需要手术清创或植皮。液体渗出指非腐蚀性的药液进入静脉管腔以外的周围组织；液体外渗指腐蚀性药液进入静脉管腔以外的周围组织。

二、临床症状

静脉输液时出现液体不滴、回抽无回血或回血不好，患者表现为局部肢体肿胀，出现中度或重度疼痛，通常为胀痛或烧灼样疼痛、刺痛，重者皮肤呈暗紫色、局部变硬，甚至引起组织坏死。

根据渗漏的严重程度，按照美国静脉输液护士协会指南的标准，将外渗分为 5 级（表 2-3）。

表 2-3 液体渗出或外渗分级

级别	临床标准
0 级	没有症状
1 级	皮肤发白，水肿的最大处直径＜2.5cm，皮肤发凉，伴有或不伴有疼痛
2 级	皮肤发白，水肿的最大处直径为 2.5～15cm，皮肤发凉，伴有或不伴有疼痛
3 级	皮肤发白，半透明状，水肿范围的最小处直径＞15cm，皮肤发凉，轻到中度程度的疼痛，可能有麻木感
4 级	皮肤发白，半透明状，皮肤紧绷，有渗出，可有凹陷性水肿，皮肤变色，有瘀斑、肿胀，水肿范围的最小处直径＞15cm，循环障碍，中度到重度程度疼痛。一般为任何容量的血制品，刺激性、腐蚀性、细胞毒性液体的渗出或浸润

三、预防措施

预防静脉输液药物外渗，可以有效减轻患者的痛苦，减少费用，减少护理纠纷的发生，提高医院及患者的满意度，使患者顺利地完成静脉输液治疗。

1. 了解患者的基本信息，如年龄、过敏史、疾病及既往史等。

2. 正确评估药物的性质、治疗时间及各种药物间的配伍禁忌。

3. 评估患者穿刺部位的皮肤情况及静脉情况，选择正确合适的静脉输液穿刺工具。

4. 进行输液前应告知患者及其家属注意事项，尤其是输入腐蚀性、刺激性强的药物。

5. 穿刺成功后，妥善固定穿刺部位，避免针头移动，必要时可以使用固定器或夹板，尤其是老年人、婴幼儿、危重患者及出汗多的患者。

6. 静脉输液或静脉注射前，确定导管是否在血管内，在静脉输液过程中，护士应该加强巡视，观察穿刺点有无肿胀、渗出、疼痛及局部皮肤颜色的改变。

7. 根据不同药物性质的静脉输入情况，悬挂不同的醒目的标示牌。

8. 严格执行交接班制度，共同查看管道是否通畅，穿刺部位有无红肿、滴速减慢等现象，特别是危重症患者及哭闹的患儿，发现问题及时处理。

四、处理措施

1. 当药物外渗时，立即停止输液，拔针后以无菌棉签或棉球轻轻按压局部，避免过重压迫穿刺部位，防止进一步损伤；更换留置针部位，重新建立一条静脉通道。

2. 保留静脉导管、头皮钢针，尽可能用生理盐水注射、回抽，拔出留置针、头皮针。

3. 药物发生外渗后 48h 内局部制动，抬高患肢，高于心脏水平，嘱患者减少外渗肢体的活动；或根据外渗药物的性质、临床表现等合理使用热敷/冷敷来减少组织肿胀。

4. 发生外渗时，记录药物的性质，外渗部位、面积、药物量，皮肤颜色、温度、疼痛的性质，并分析外渗的原因，完成相关护理文件的记录。

5. 药物外渗出现疼痛，可遵医嘱给予患者口服或静脉使用镇痛药。

五、健康宣教

1. 告知患者切勿自行调节输液速度。

2. 向患者及其家属讲解保护静脉置管和预防液体外渗的方法、注意事项及静脉血管的防护措施。

3. 让患者及其家属积极主动参与，如发现药物外渗及时告知医护人员，以便于及时处理。

（娄 倩 刘晓艳）

第七节 导管堵塞

一、概 述

导管堵塞是指留置在血管内的导管出现部分或完全堵塞，导致液体或药液输注受阻或受限。其通常分为血凝性导管堵塞和非血凝性导管堵塞。血凝性导管堵塞是导管内部或周围形成血凝块所致。非血凝性导管堵塞是由机械性堵塞所致，如导管位置不当、导管发生位移、药物或矿物质沉淀、肠外营养的脂类聚集等。

二、临床症状

液体滴速减慢或滴注停止，由导管无法回抽静脉血或可见抽出静脉血，但冲管时有阻力，肢体可伴有肿胀、疼痛。导管堵塞一般与患者活动不当、护理操作不当及药物等因素有关。

三、预防措施

1. 提高穿刺技术，正确选择血管和导管型号，争取提高一次穿刺成功率，避免反复穿刺导致微粒随着导管进入，掌握药物配伍禁忌，药物 pH 的不同是导致配伍微粒产生的主要原因。

2. 输液过程中，加强巡视，患者如厕、检查移动时，输液部位低于液体部位，避免回血，同时保证留置针在正确位置。

3. 静脉输入胃肠外营养液后应该彻底冲洗导管；注意药物配伍禁忌，合理用药，减少药物联合输注，不同药物输注之间要用生理盐水冲洗导管，避免药物间发生反应而产生沉淀阻塞导管。

4. 治疗过程中，应用输液泵和微量泵输液时，调节适宜的输液速度，防止滴速过慢血液反流。

5. 使用带有过滤器的输液装置，正确选择穿刺点，妥善固定导管，避免打折、滑出或移动。

6. 对于处于高凝状态的患者，可适当增加封管液浓度，增加封管次数。

四、处理措施

1. 可尝试推注少量生理盐水冲洗导管，如阻力较大，不可强行推注，以免将形成的血栓推入血流中造成栓塞。

2. 严格掌握封管液的浓度和剂量，采用正确的方法和流程进行脉冲式冲管、正压式封管操作，必要时遵医嘱使用药物清除导管阻塞物。

3. 如清理失败，须拔出并更换针头重新穿刺。

4. 尽量避免选择下肢静脉穿刺输液及在瘫痪肢体上进行静脉输液和穿刺，正确地选择穿刺点，避免在关节活动部位进行留置，正确固定以避免导管移动或滑出，保持干燥密闭的固定方法，穿刺时直刺血管，减少在皮下行走的距离。

五、健康宣教

1. 告知患者及其家属静脉输液过程中的注意事项、静脉导管的维护措施等。

2. 告知患者及其家属更换体位或移动时导管的防护。

（娄　倩　刘晓艳）

第八节　穿刺失败

一、概　　述

穿刺失败是指操作者穿刺技术不娴熟，或操作技术不正确等原因造成的静脉穿刺不成功。穿刺失败的原因如下。

1. 进针角度　进针角度的大小与进针穿刺的深度要适宜，针头与皮肤呈 15°～30°角，在血管上方直刺血管，见回血后降低穿刺角度至 5°～10°后再进 0.2～0.5cm。

2. 进针时用力速度不当　在穿刺过程中,各个组织的进针力量和进针速度掌握不当，都将会直接影响穿刺的成败。

3. 止血带使用时间过长　患肢远端供血不足，静脉回流障碍，静脉不明显导致穿刺失败。

4. 固定不当　无菌透明敷贴固定,以穿刺点为中心(敷贴下避免积气)，U 形固定延长管，肝素帽高于导管尖端且与静脉平行。

5. 患者因素　如患者静脉硬化、失去弹性、脆性增加等导致血管易破裂而引起穿刺失败，因此需根据患者的血管情况，选择合适的静脉进行静脉穿刺。

6. 自身因素　业务技术素质不高，对静脉穿刺的技术操作方法、要领掌握不熟练，缺乏临床实践经验。

7. 物品因素　止血带过细、弹性过低造成血流不畅；止血带过粗，压迫止血带下端的血管，使管腔变小，针头达不到血管腔内，易损伤血管壁；针头带钩、针尖平钝、输液器调节器不灵等导致静脉穿刺失败。

8. 环境因素 如光线不充足；天气寒冷致患者四肢冰冷、末梢血液循环收缩、血管不充盈等。

二、临 床 表 现

穿刺后针头无回血，推药有阻力，或针头一半在血管外，静脉推注药液外溢，穿刺部位周围隆起。患者自诉穿刺局部肿胀、疼痛，液体不能输入或输入不畅。

三、预 防 措 施

1. 加强护士的操作技能，应根据患者的病情、年龄及血管情况选择型号适合的留置针，降低静脉炎的发生率，减少穿刺次数。

2. 进行静脉输液操作前，仔细检查用物，如留置针包装是否完好、是否在有效期内，也要检查针头斜面有无倒钩、是否粗糙。

3. 在阳光充足的环境下进行操作，正常情况下应选择血管充盈、弹性好、较粗的血管，尽量避免选择关节、有静脉瓣的血管。穿刺时操作者除了观察是否有回血外，还要注意体会针尖刺入血管时的“落空感”，以判断是否进入血管；见回血后顺血管方向，边退针芯边向血管内推入外套管，如遇阻力，不要强行用力向内推送。

4. 长期静脉给药者，为保护血管，应有序地先上后下，由远心端到近心端选择血管。

5. 加强与患者的沟通，避免因患者自身的依从性差、配合度不高而导致穿刺失败。

四、处 理 措 施

1. 一旦穿刺失败，须拔除针头，更换针头后重新穿刺。

2. 切实加强基础知识的学习，强化操作技能培训力度，大量参与临床护理操作实践，熟悉神经和血管的解剖结构与走向，提高穿刺成功率。

3. 静脉穿刺时操作者应具备良好的心理素质和自信心，穿刺前要根据患者的情况正确选择穿刺部位，正确评估静脉走向、深浅、粗细、弹性，进针时应根据患者的具体情况选择不同的进针角度，并认真做好针头的固定，防止脱出。

4. 开展心理干预，在针对特定患者具体展开静脉输液穿刺操作之前，护士应当优先与患者及其家属展开恰当合理的交流沟通，及时回答和纾解患者自身对静脉穿刺过程所产生的疑问和负性情绪。

5. 静脉输液穿刺操作成功后，护士应做好动态巡察工作，及时发现并处置患者可能出现的粘贴固定胶布松动、针头移位及局部性生理组织肿胀等异常现象，结合患者实际表现的具体情况，为患者展开针对性的护理处置。

五、健康宣教

1. 加强与患者及其家属沟通，增强对操作者的信心。

2. 告知患者及其家属注意事项，避免局部被水沾湿或污染。

（娄　倩　刘晓艳）

第九节　导管相关性血流感染

一、概　　述

目前临床上中心静脉导管在进行输液、血液透析、营养支持及血流动力学监测等方面应用日益广泛，但随之发生的导管相关性感染（catheter-related infection，CRI）及导管相关性血流感染（catheter-related bloodstream infection，CRBSI）也越来越多，其已成为常见的院内获得性感染。CRI 与 CRBSI 不仅增加病死率，而且威胁到整个社会的医疗保障系统。

CRBSI 指带有血管内导管或拔除血管内导管 48h 内的患者出现菌血症或真菌血症，并伴有发热、寒战或低血压等感染表现，除血管导管外没有其他明确的感染源。

二、实验室诊断

实验室微生物检查：外周静脉血培养细菌或真菌呈现阳性；或从导管段和外周血培养，培养出相同种类、相同药敏结果的致病菌。

实验室诊断（保留导管）：一般情况下取两份血，一份来自外周静脉，另一份来自导管内，两份血源的采血时间应接近且同时送检，详见表 2-4。

表 2-4　导管相关性感染实验室诊断（保留导管）

导管	外周静脉	条件	结果判断
+	+		CRBSI
+	+	导管较外周静脉血培养出现阳性结果快 120min，导管较外周静脉取血培养菌落计数大 5 倍以上	CRBSI
−	+		培养为金黄色葡萄球菌或念珠菌属，并缺乏其他感染的证据提示可能为 CRBSI
+	−		导管定值菌或污染菌
−	−		非 CRBSI

实验室诊断（不保留导管）：从独立外周静脉采两份血，

同时在无菌状态下取出导管，剪下导管尖端 5cm 或近心端，送细菌室培养，详见表 2-5。

表 2-5 导管相关性感染实验室诊断（不保留导管）

导管尖端	外周静脉 1	外周静脉 2	结果判断
+	+	+/–	CRBSI
–	+	+/–	培养为金黄色葡萄球菌或念珠菌属，并缺乏其他感染的证据则提示可能为 CRBSI
+	–	–	导管定值菌或污染菌
–	–	–	非 CRBSI

三、临床症状

导管与敷贴接触处出现各种各样的皮炎、湿疹、荨麻疹等现象，或在导管入口处出现红、肿、硬结、温度改变、脓性分泌物或渗出物排出，范围一般在 2cm 以内；全身感染症状同菌血症、败血症。

四、预防措施

1. 一般原则：有效的手卫生能够显著降低耐药菌的影响，临床操作时，注意手卫生的 5 个时刻。

2. 进行医护人员的教育与培训、建立专业化的医护队伍、制订 CRBSI 的预防措施是确保留置导管安全使用的重要措施。

3. 对年老体弱，尤其是患有糖尿病、恶性疾病等免疫性极差的患者，应加强基础疾病的治疗，注意保护和提高机体免疫力。

4. 进行静脉输液操作时，选择最优的穿刺部位，最大化屏障保护。

5. 评估选择的穿刺部位，穿刺部位的细菌菌落数和易感性与 CRBSI 的发生密切相关。深静脉导管相关局部感染和 CRBSI 危险性为股静脉＞颈内静脉＞锁骨下静脉。右侧颈内静脉的细菌定植发生率低于左侧（分别为 31%和 53%），锁骨下静脉细菌定植发生率右侧高于左侧（分别为 27%和 15%）。

6. 选择导管接头和管腔最少的中心静脉导管，抗感染中心静脉导管在减少 CRBSI 和细菌定植中具有重要的积极作用。

7. 加强观察：密切观察置管局部皮肤有无红肿、触痛、分泌物等，监测患者体温，及早发现感染的征象。

8. 紧急导管置管，若无严格无菌操作，导管留置不宜超过 48h。

9. 每日评估导管留置的安全性，尽早拔除不必要的导管。研究显示，导管感染和导管留置时间之间具有相关性，2 周之内导管感染的风险相对较低，再次置管不可避免地增加穿刺所致的机械损伤。随着导管留置时间的延长，导管维护操作增加，CRBSI 的发生有增加的可能，短期放置的外周静脉导管不要超过 72～96h。留置时间越长，发生感染的机会越大，所以当血管内导管不再为医疗所必需时，应尽早拔除，恢复人体正常的生理屏障。

五、处理措施

1. 周围静脉导管 由于周围静脉导管留置相对容易、创伤小、费用低，一旦怀疑 CRBSI，应立即拔除导管，同时留取导管尖端及两份不同部位的血液标本进行培养（最好在应用抗生素药物之前，其中一份血标本来自经皮穿刺）。

2. 中心静脉导管 是 CRBSI 中最常见的感染源。若患者仅出现发热，不合并低血压或脏器功能衰竭，可以选择保留导管或原位使用导丝更换导管，不必常规拔除导管，但均应留取两份血液标本进行定量或半定量培养（一份来自导管内，一份来自外周静脉血），以便提高确诊率。当保留导管的患者出现难以解释的持续性发热或怀疑 CRBSI，即使血培养阴性也应该拔除导管。

3. 出现症状，遵医嘱使用局部药物外敷、湿热敷，或全身使用抗生素抗感染治疗。

4. 住院期间，应积极纠正营养不良，治疗基础疾病，同时要减少医源性创伤和应激反应，并做好心理护理。

六、健 康 宣 教

1. 告知患者及其家属导管留置期间注意保持穿刺部位干燥、清洁，避免浸润。

2. 告知患者及其家属 CRBSI 的注意事项，敷料卷边、浸水时应及时告知医护人员，及时更换。

3. 嘱患者在治疗间歇期间遵医嘱进行导管维护。

4. 告知患者出现感染征象时，及时告诉护士。

（娄　倩　刘晓艳）

第十节　皮 下 血 肿

一、概　　述

静脉输液导致血管壁受损，使血液从血管内渗出到血管外，形成皮下血肿（直径＜10cm）。一般其由多种原因所致，包括患者年龄、自身疾病、临床用药、基础疾病及护理人员操作等。

二、临 床 症 状

静脉输液时，患者静脉穿刺局部出现肿胀、疼痛，局部皮肤呈青紫色；同时出现液体不滴或输入不畅。

三、预 防 措 施

1. 进针角度 套管针常规进针角度为 15°～30°，角度过大或过小均可损伤血管及周围组织，尤其是习惯于钢针手法的操作者更应该严格掌握套管针的进针角度。穿刺前不能只凭肉眼评估进针角度，要有严谨、科学的态度，测量后再行穿刺，确保进针角度准确。

2. 外套管未进入血管内 护士要了解套管针的结构及特点，穿刺时见回血后放低角度再送针 0.2cm 以上，确保外套管进入血管内之后再撤出针芯。

3. 穿刺部位的选择 套管针外套管的材质是由 VialonTM 构成的，表面光滑，其对血管及周围组织损伤小，但同时外套管的光滑性强决定了其移动性大，易进出血管内外，尤其是在关节部位和邻近关节部位更易移动。因此，穿刺时要避开关节及邻近关节的部位，透明贴膜固定穿刺部位，随时观察穿刺点及导管的移动情况。

4. 凝血功能异常 对于凝血功能异常的患者，要提高穿刺的准确率，避免反复穿刺，尽可能地减少套管针留置的天数。

5. 外套管损伤 避免反复穿刺，及时检查外套管是否完整、有无破损。禁用损伤后的套管针。

6. 拔针及按压时间 拔针的护士要掌握穿刺的过程，了解皮肤穿刺点和血管穿刺点的距离，并做好记录。拔针时要顺着血管轻轻地按压，按压范围要覆盖皮肤穿刺点和血管穿刺点，尤其在患者自行按压时，容易看到皮肤穿刺点无渗血时便停止按压，但此时往往血管穿刺点还在渗血，从而容易形成皮下血肿，皮下组织较松弛和高龄的患者表现得更为突出。

7. 根据血管的结构特点 血管是由血管外层、中层和内层组成。血管外层由弹性纤维及疏松结缔组织构成，包含提供静脉自身营养的血管。因此，护士在行静脉留置针穿刺时，不但要密切留意所穿刺的血管，还应特别注意提供所穿刺血管营养的营养血管，避免损伤营养血管，防止皮下血肿的发生；因血管的结构决定了血管会随着外界温度的变化、患者情绪的波动等因素的刺激而挛缩或扩张，当血管状态改变时，容易引起出血，导致皮下血肿。因此穿刺时，护士要随时注意外界环境的变化及密切观察患者的情绪变化，有效地预防皮下血肿的发生。

8. 根据老年人血管的结构特点 老年人血管的结构特点为血管内层增厚、粗糙，中层肌纤维化、脂肪化、钙沉积、弹性纤维磨损，外层硬化、组织松弛。因此，对老年人行静脉留置针穿刺时，应做到以下几点。

（1）选择弹性相对较好的血管及合适型号的套管针进行穿刺，提高一次穿刺的成功率，减少出血的发生。

（2）由于外膜硬化时可出现静脉滚动，血管脆性大、弹性差。因此，操作者在穿刺时要固定好血管，穿刺成功后要用透明贴膜固定牢靠，以防脱针，引起皮下出血。

（3）鉴于老年人血管脆、弹性差等特点，护士在拔针时要掌握好按压的力度，不可过大，也不可过小，防止皮下血肿的发生。

9. 根据小儿血管的结构特点 小儿静脉细小而脆弱，给护士行静脉留置针穿刺造成很大难度。因此，护士在穿刺时要选择合适型号的套管针，提高穿刺技术，必要时可进行专门训练，提高穿刺的成功率，避免反复穿刺，有效地预防皮下血肿。

四、处理措施

1. 已形成血肿者：小血肿无须特殊处理；大血肿早期冷敷，48h 后再用热敷促进淤血吸收。

2. 对于局部隆起疑有血肿者，应立即停止穿刺并拔针进行局部加压止血。

3. 如一侧肢体穿刺不成功，应改为对侧穿刺。

4. 拔针后应按压针进血管处，而不是针进皮肤处。

5. 拔针后勿立即在穿刺肢体的上方绑上止血带。

五、健康宣教

1. 在进行静脉穿刺前应取得患者的配合，输液前排空小便，避免输液过程中移动输液肢体。

2. 对患者及其家属实施健康教育，使他们掌握静脉输液拔针后的按压知识，并能在拔针后运用正确的方法按压，减少皮下血肿的发生。

（娄　倩　刘晓艳）

第十一节　导管断裂

一、概　　述

导管断裂是指导管完整性受损，包括部分破损或断裂，导管出现沙眼、裂缝等而引起漏液、血液回流等。导管断裂进入人体内是最严重的护理不良事件。

二、预防措施

1. 护理人员在使用留置针前应接受规范化培训。

2. 使用留置针时，应严格按照操作规范使用，使用前检查留置针套管是否完好无折痕，套管与穿刺针匹配是否良好。

3. 合理选择静脉穿刺部位，尽量不要选择关节活动处，如无法避免，必须在置管处加以固定。

4. 留置针严格限定一次性使用，一次穿刺不成功时，应更换新留置针，禁止第二次穿刺或穿刺针插入软管内再次使用。

三、处理措施

1. 选择优质的留置针　不同材质的留置针其弹性恢复功能不一样，优质的材质不易被折断。

2. 避开关节处血管　穿刺时应选择粗直、弹性好的血管，并避开关节处，以免肢体运动时反复扭曲套管。

3. 限一次性使用　如果一次穿刺不成功，应更换新留置针，禁止二次穿刺或穿刺针插入软管内再次使用。

4. 严禁上下松动针芯　穿刺前试套管针与套管发生粘连时，不要将套管针退出，以左右旋转的方式转动即可。

5. 正确选择送管时机　穿刺时，见到回血后将角度放低，固定针柄，左手将套管针继续沿血管前行 1～2mm 推进外套管，不能见到回血立即送管。

6. 妥善固定留置针　选择合适的敷贴，以穿刺点为中心，采用透明敷贴无张力横行固定留置针的方法。加强巡视，观察留置针的完整性，出现异常及时拔除。

7. 正确拔针　拔针时采用离心方向 0° 撕除敷贴，待敷贴完全撕开后再拔除留置针，避免强行拔除留置针，拔除后观察留置针的完整性。

8. 加强人员培训　开展留置针断针的应急预案的学习，强化临床护士的应急能力。对于留置针断针，只有早期采取有效的措施，才能避免事态的恶化，也是最有效的处理方法。

四、应急预案

1. 一旦发现导管断裂及残留在血管内的情况，及时按压穿刺血管的穿刺点两端，距穿刺点上下 5cm 左右，以阻断血流，并及时通知医生，共同处理，取出断端。

2. 限制活动，防止导管随血流循环进入近心端深层血管及心脏。

3. 拍摄X线片确定导管位置。

4. 通知血管外科、导管室紧急会诊；同时建立并维持静脉通道，准备急救用物。

5. 将患者送至中心导管室，在X线定位下取出导管。

6. 做好家属及患者的情绪安抚工作。

7. 按照不良事件上报流程进行上报。

五、健 康 宣 教

1. 做好对患者的宣教工作，在输液和导管留置期间应指导患者合理活动，不能剧烈运动，以免使其打折弯曲以致脱落。

2. 让患者加强自我保护意识，发现问题及时向医护人员报告。

（娄　倩　刘晓艳）

参 考 文 献

陈丽君. 2015. 一例静脉留置针断管报道. 世界中医药，10：249.

樊建政，郑秀华，李爱军. 1997. 使用静脉留置针一次性穿刺失败原因分析及对策. 前卫医药杂志，14（1）：59.

侯聪，谢玉芹，陈淑琴. 2003. 静脉输液发热反应的因素及防治进展. 现代护理，9（2）：103-104.

罗秀金. 1999. 导致静脉输液发热反应的因素及其预防. 中华护理杂志，34（10）：636-638.

罗艳丽，胡秀英，宁宁. 2015. 静脉输液治疗手册. 第2版. 北京：科学出版社：226-256.

罗艳丽，李俊英，刁永书. 2012. 静脉输液治疗手册. 北京：科学出版社：98-113.

潘瑞红. 2014. 临床护理技术操作常见并发症的预防和处理. 武汉：华中科技大学出版社：19-25.

乔爱珍. 2013. 安全输液百问百答. 北京：科学普及出版社：67-79.
杨巧芳，宋葆云. 2017. 河南省静脉治疗临床实践指南. 郑州：河南科学技术出版社：29-41.
杨欣，李国欣. 2014. 关于静脉输液外渗原因分析及相关预防措施举措研究. 吉林医学，35（18）：4079.
钟华荪，李柳英，谢红珍，等. 2014. 静脉输液治疗护理学. 北京：人民军医出版社：266-274.

第三章　常见溶媒的合理选择及应用

第一节　常见溶媒的 pH 和渗透压

一、概　　述

静脉给药，由于起效快、生物利用度高、剂量准确易控，又便于血药浓度的监测，特别是在抢救急危重症患者中作用尤为突出，现已成为临床上不可或缺的有效治疗途径。然而，注射剂也有其特定的局限性，如配制过程烦琐、无菌操作要求高等，而且近年来由于新药层出不穷和临床治疗的需要，常需几种注射剂联合使用。这样一来，选用何种溶媒、如何溶解和稀释浓度的高低、有无配伍禁忌、有无相互作用和配成的药液保存稳定性等一系列的问题变得尤为重要。

（一）常见溶媒及特征

溶媒是一种能溶解气体、固体、液体而成为均匀混合物的一种液体。作为静脉用药载体溶媒的种类很多，现在临床常用的溶媒主要有两类：电解质类和非电解质类注射液。电解质类注射液主要有生理盐水、葡萄糖氯化钠注射液、乳酸钠林格液、钠钾镁钙葡萄糖注射液等，其规格依据临床需求市面上主要供应的有 100ml、250ml、500ml 等。非电解质类注射液有葡萄糖注射液、果糖注射液等，而又根据浓度或液体的装量分为 5%、10%及 100ml、250ml、500ml 等。临床上作为主要溶媒的类型为生理盐水和葡萄糖注射液。

1. 电解质类溶媒

（1）生理盐水：0.9%氯化钠注射液的渗透压值与人的组织液、血浆基本一样，故又称生理盐水（NS），它不会让细胞脱水或过度吸水，这也是人体细胞生活中所处液体环境的浓度。钠离子和氯离子作为人体中重要的电解质，在维持人体内环境正常的渗透压等方面起着极其重要的作用，在临床上主要用于维持患者体内水和电解质平衡，以保证体液渗透压和人体的正常生理功能，因此，对于电解质类输液，NS 作为静脉用药的溶媒在临床上使用量较大。NS 是静脉用药的主要电解质类溶媒。

（2）葡萄糖氯化钠注射液：本品作为葡萄糖和氯化钠的复方制剂，可维持体液容量和渗透压的稳定，用于各种原因引起的进食不足或大量体液丢失。

（3）乳酸钠林格液：含有氯化钾、氯化钠、氯化钙、乳酸钠等成分，是电解质、体液、酸碱平衡调节用药。

（4）钠钾镁钙葡萄糖注射液：含有氯化钠、氯化镁、氯化钾、枸橼酸钠、醋酸钠、葡萄糖酸钙等成分，电解质离子主要是钠、钾、镁、钙等，其用途是维持人体内电解质的平衡与补充水分。

2. 非电解质类溶媒

（1）葡萄糖注射液（GS）：是一种无色或几乎无色的澄明液体，分子结构中既含有醛基还含有多个羟基，具有多元醇和醛的性质。醛基具有还原性，能与银氨溶液反应，也能被还原为己六醇；羟基能与酸发生酯化反应。葡萄糖作为一种能量物质，在生物体内发生氧化反应放出热量，每克葡萄糖可产生 4kcal 热能，可用来补充热量以治疗低血糖症；此外，葡萄糖是维持和调节腹膜透析液渗透压的主要物质，葡萄糖经静脉注射直接进入血液循环后完全被氧化成二氧化碳和水，经肺和肾排出体外，同时产生能量，也可转化成糖原和脂肪储存。

（2）果糖注射液：是由右旋糖酐发酵母液经精制后配成的，主要用于不适宜使用葡萄糖又需补充水分或能量的患者的补液治疗。

（二）常见溶媒的pH及渗透压

1. 酸碱度 描述的是水溶液的酸碱强弱程度，用pH来表示。热力学标准状况时，pH＝7的水溶液呈中性，pH＞7者呈碱性，pH＜7者呈酸性。pH范围为0～14，只适用于稀溶液；氢离子浓度或氢氧根离子浓度＞1mol/L的溶液，其酸碱度直接用浓度表示。静脉输液中药物与液体的pH是引起静脉炎的一个重要因素。过酸或过碱均可导致酸碱平衡失调，影响上皮下细胞吸收水分，血管壁通透性增加，局部红肿，血液循环障碍，组织缺血缺氧，干扰血管内膜的正常代谢及正常功能，从而发生静脉炎。

2. pH与静脉内膜损伤的关系 血液pH为7.35～7.45，pH＜7.0为酸性，pH＜4.1为强酸性，pH＞9.0为强碱性。pH超过正常范围的药物均会损伤静脉内膜。pH＜4.1在无充分血流下静脉内膜组织发生明显改变，pH为6.0～8.0时内膜刺激小，pH＞8.0可使内膜粗糙，此时有血栓形成的可能。输入过酸或过碱的药物，应采用中心静脉给药。

3. 渗透压 血浆渗透压为280～310mOsm/L，280mOsm/L是等渗的标准线。渗透压影响血管壁细胞水分子的移动。低渗溶液：渗透压＜280mOsm/L，如0.45%氯化钠溶液；等渗溶液：渗透压为240～310mOsm/L，如NS、5%葡萄糖溶液；高渗溶液：渗透压＞310mOsm/L，如10%葡萄糖溶液。

4. 渗透压与静脉炎的关系 低渗溶液使水分子向细胞内移动，细胞水分子过多会导致细胞破裂、静脉刺激与静脉炎，常用于稀释或调节高渗药物；等渗溶液与血液等渗，不会造成细胞壁水分子的移动；高渗溶液吸取细胞内水分，导致血管内膜脱水、内膜暴露于刺激性溶液而受损，从而发生静脉炎、静脉痉挛和血栓形成，不常用于稀释配置药物。

渗透压越高，静脉刺激越大。渗透压＞600mOsm/L高度危险，400～600mOsm/L 中度危险，＜400mOsm/L低度危险。研究证明，渗透压＞600mOsm/L 的药物可在24h 内造成化学性静脉炎。高渗环境下，细胞发生脱水，而在低渗环境下，细胞则发生肿胀甚至破裂。药物随着配置溶液种类的不同，出现不同的渗透压，如表 3-1所示。

表 3-1　骨科常见溶媒的类型和渗透压

溶液	pH	渗透压（mOsm/L）
50%葡萄糖溶液	3.2～6.5	2526
10%葡萄糖溶液	3.2～6.5	556
5%葡萄糖溶液	3.2～6.5	278
葡萄糖氯化钠溶液	3.5～5.5	—
NS	4.5～7.0	260～320
乳酸钠林格液	6.0～7.5	—
灭菌注射用水	5.0～7.0	—
静脉营养液	5.3～6.3	1100～1400
11.4%乐凡命	5.6	1130
8.5%乐凡命	5.6	810
20%甘露醇	5.0～7.0	1098
羟乙基淀粉	4.0～5.5	308
5%碳酸氢钠	8.0～9.0	1190
右旋糖酐	5.2～6.5	2000

（姚　满　侯晓玲）

第二节　常见药物的溶媒选择及滴速控制

溶媒是指能溶解固体、液体、气体而成为均匀混合物的一种液体，习惯上把气体和固体称溶质，液体称溶剂。对于两种液体所组成的溶液，通常把含量较多的组分称为溶剂，少者称为溶质。合理选择溶媒是保证药物稳定性及药效、减少药物不良反应（ADR）的重要环节。目前临床上将主要溶媒大致分为生理盐水和葡萄糖注射液两类，《中华人民共和国药典》规定 5%葡萄糖和 10%葡萄糖注射液 pH 为 3.2～5.5（为防止临床上所用的葡萄糖注射液变色，其 pH 常被调为 3.8～4.0），5%葡萄糖氯化钠注射液（GNS）pH 为 3.5～5.0，NS 的 pH 为 4.5～7.0，复方氯化钠注射液 pH 为 4.5～7.5。掌握不同药物与溶媒间的配伍禁忌，合理选择正确的溶媒及给药途径，是临床安全、有效用药的重要保障。常见药物溶媒的分类及使用总结如表 3-2 所示。

静脉输液的主要目的：①维持水、电解质、酸碱平衡；②维持血压及微循环；③供给营养物质；④遵医嘱给予抗感染、解毒、利尿等治疗。

静脉给药的主要优点：①药物能直接进入血液循环，无须透过屏障，快速起效；②能准确控制药物的剂量；③静脉给药可为无法经口服给药的患者（如丧失意识、不配合的患者）或恶心、呕吐者等维持每日体液需要，补足丢失的体液，供给营养需求；④维持心血管系统的通路以进行药物治疗。

为了保证药物疗效，一般要求在患者耐受的前提下输液速度要适度，对于特殊药品和患者，如心血管疾病和老年患者，输液速度必须放慢，如过快则进入体内的内毒素可能超过阈值（15EU/kg），而一些含钾、钙、镁等离子的药物，输注过快可引起患者不适或病情变化。临床上常根据患者的年龄、病情及药物来调节输液的速度，按年龄可将患者分为成年人、儿童和老年人，成年人适宜的输液速度为 40～60 滴/分，儿童及老年人适宜的输液速度为 20～40 滴/分。按病情区分：年老体弱、婴幼儿及心肺疾病患者输液速度宜慢，而休克、脱水、脑水肿患者输液速度宜快；

表 3-2 骨科常见药物的溶媒选择

药品分类	药物名称	NS	5%GS	10%GS	5%GNS	注射用水	其他	备注
抗生素	青霉素 G	√						青霉素类宜现配现用，其在近中性溶液中较为稳定，酸性或碱性增强均可使之加速分解，若溶于 5% GS 或 10% GS 可有一定程度的分解
	头孢	√	√	√				头孢曲松不可用含钙溶液溶解，头孢呋辛禁与 GNS、$NaHCO_3$ 配伍，头孢哌酮不宜与乳酸钠林格液配伍
	碳青霉烯类(泰能、美罗培南等)	√	√	√	√			泰能与乳酸盐不相容，故使用的溶媒不宜含有乳酸盐，禁用乳酸钠林格液稀释
	大环内酯类（红霉素、阿奇霉素等）	√	√					以 GS 为红霉素溶媒，需每 100ml GS 中加 4%碳酸氢钠 1ml
	喹诺酮类（左氧氟沙星、莫西沙星等）	√	√					不能与多价金属离子如 Ca^{2+}、Mg^{2+} 等溶液在同一输液管中使用，故其禁以乳酸钠林格液为溶媒
	氨基糖苷类（阿米卡星、庆大霉素等）	√	√					大多数氨基糖苷类不宜与右旋糖酐、藻酸钠等血浆代用品联用，以免加重肾损害

续表

药品分类	药物名称	NS	5%GS	10%GS	5%GNS	注射用水	其他	备注
质子泵抑制剂（PPI）	埃索美拉唑（耐信 40mg）	√	×	×	×	×		只能溶于 NS 中
	注射用兰索拉唑（30mg）	√	×	×	×	×		本品静脉滴注使用时应配有孔径为 1.2μm 的过滤器，以便去除输液过程中可能产生的沉淀物。本品仅用于静脉滴注。溶解后应尽快使用，避免与 NS 以外的液体和其他药物混合静脉滴注
	注射用奥美拉唑（洛赛克:40mg）	√	√					
	注射用泮托拉唑（韦迪：40mg）	√	×	×	×	×		本品不宜用除 NS 100ml 外的液体配制，配制后的 pH 应不小于 9
止吐药	盐酸昂丹司琼注射液（欧贝）	√	√				10%甘露醇、林格液	
	盐酸格拉司琼注射液	√	√					单支稀释只需要用 20～50ml 5% GS 或 NS。治疗前 30min 静脉注射，给药时间超过 5min

续表

药品分类	药物名称	NS	5%GS	10%GS	5%GNS	注射用水	其他	备注
保肝药	多烯磷脂酰胆碱（易善复：232.5mg/5ml）	×	√	√	×			只能用不含电解质的 GS 稀释，若用其他溶媒配制，混合液 pH 不得低于 7.5，只可使用澄清溶液，不可与其他任何注射液混合注射
	还原型谷胱甘肽（古拉定 0.6g；绿汀洛 1.2g）	√	√					静脉滴注给药至少需要 20ml 溶解液。本品不得与维生素 B_{12}、甲萘醌、泛酸钙、乳清酸、抗组胺制剂、磺胺药及四环素等混合使用
	复方甘草酸苷注射液（美能：20ml）	√	√					尽量以缓慢速度给药，防止休克
	异甘草酸镁注射液（天晴甘美：50mg/10ml）	√	√	√				
抗结核药	异烟肼注射液	√	√					
	注射用利福平（0.45g）	√	√			10ml		将 10ml 注射用水加入利福平管制注射剂瓶中，振摇，待利福平完全溶解之后，加入 500ml 5% GS 或 NS 中，输液应在 2～3h 完成，配制后的溶液需在 4h 之内使用。本品仅用于静脉滴注，不宜与其他药物混合使用，以免药物析出

续表

药品分类	药物名称	NS	5%GS	10%GS	5%GNS	注射用水	其他	备注
营养制剂	复方氨基酸注射液							单独输注或配制成“全合一”营养混合液进行输注，可以与 GS 一起输注。应严格控制滴注速度
	脂肪乳注射液							可与葡萄糖、氨基酸溶液经外周或中心静脉输入。不宜与电解质、其他药物或其他附加剂在同一瓶内混合。只有在可配伍性得到保证的前提下才能将其他药物加入本品内
	卡文							为满足患者的全部营养需求，应考虑添加微量元素及维生素。本品输注速度按患者体重不宜超过 3.7ml/（kg·h）（相当于每小时每千克体重 0.25g 葡萄糖、0.09g 氨基酸、0.13g 脂肪）。推荐输注时间为 12～24h
	葡萄糖酸钙注射液			√				应用强心苷期间禁止静脉注射本品，用 10% GS 稀释后缓慢注射，每分钟不超过 5ml

续表

药品分类	药物名称	NS	5%GS	10%GS	5%GNS	注射用水	其他	备注
营养制剂	丙氨酰谷氨酰胺注射液（20g/100ml）						氨基酸溶液或含有氨基酸的溶液	本品与载体溶液体积比为1：5。将本品加入载体溶液时必须保证它们具有可配伍性，不要将其他药物加入混匀的溶液中。混合液中本品的最大浓度不应超过3.5%
	脂溶性维生素（脂维他）	√	√	√			氨基酸注射液	避光条件下静脉滴注。本品必须稀释后使用，不得直接静脉推注或肌内注射
	脂溶性维生素（维他利匹特）						脂肪乳注射液	一般将本品10ml加入一瓶注射用水溶性维生素内，溶解后再加入脂肪乳注射液500ml内，24h内用完。必须稀释后静脉滴注
	注射用水溶性维生素（水乐维他）	×	√	√	×	√	脂溶性维生素注射液（Ⅰ/Ⅱ），脂肪乳注射液	脂溶性维生素注射液（Ⅰ，供八岁以下儿童使用；Ⅱ，供成人和11岁以上儿童使用），脂肪乳注射液加入GS中输注时应注意避光

续表

药品分类	药物名称	NS	5%GS	10%GS	5%GNS	注射用水	其他	备注
改善微循环类	前列地尔注射液（凯时）	√	√					本制剂与溶媒混合后 2h 内使用完毕
	马来酸桂哌齐特注射液（克林澳）	√		√				静脉滴注，速度为 100ml/h
	注射用奥扎格雷钠（罗奥）	√	√					本品避免与含钙溶媒（林格溶液等）混合使用
	多巴胺注射液		√					本品 20mg 加入 5% GS 200～300ml 中静脉滴注，开始按 75～100μg/min 滴入，以后根据血压情况，可加快速度和加大浓度，但最大剂量不超过 500μg/min
	重酒石酸去甲肾上腺素注射液		√		√			成人常用量：开始以 8～12μg/min 的速度滴注，调整滴速以使血压升到理想水平；之后维持量为 2～4μg/min。必要时可按医嘱超过上述剂量，但需要注意保持或补足血容量 小儿常用量：开始以 0.02～0.1μg/（kg・min）的速度滴注，根据需要调节滴速

续表

药品分类	药物名称	NS	5%GS	10%GS	5%GNS	注射用水	其他	备注
中药注射液	灯盏细辛注射液	√						静脉滴注时不宜和其他酸性较强的药物配伍。禁止与喹诺酮类、西汀类、替汀类、脑蛋白水解物、维生素C药物混合使用
	丹参酮ⅡA 磺酸钠注射液	√	√					静脉注射：40～80mg，以 25% GS 20ml 稀释。静脉滴注：40～80mg，以 5% GS 或 NS 250～500ml 稀释。本品与其他药物相互作用多，不宜在同一容器中与其他药物混用
	香丹注射液		√	√				一次 10～20ml，用 5%～10% GS 250～500ml 稀释后使用，或遵医嘱。本品与其他药物相互作用多，不宜在同一容器中与其他药物混用
	生脉注射液		√					20～60ml，用 5% GS 250～500ml 稀释后使用，或遵医嘱

续表

药品分类	药物名称	NS	5%GS	10%GS	5%GNS	注射用水	其他	备注
激素类	注射用甲泼尼龙琥珀酸钠	√	√			√		该药稀释后方可给药，方法为将已溶解的药品与 5% GS、NS 或 5%葡萄糖与 0.45%氯化钠溶液混合
	地塞米松磷酸钠注射液		√					
	氢化可的松注射液	√	√					静脉滴注：一次 50～100mg，用前可加 25 倍的 NS 或 5% GS 500ml 稀释
其他	氨甲环酸氯化钠注射液							直接静脉滴注
	甲钴胺注射液							本品仅静脉注射或肌内注射两种给药途径 本品见光易分解，开封后立即使用的同时应注意避光
	蔗糖铁注射液	√	×	×	×	×		静脉滴注：1ml 本品最多只能稀释到 20ml NS 中，稀释液配好后应立即使用 静脉注射：本品可不经稀释缓慢静脉注射 本品不能与其他的治疗药品混合使用

续表

药品分类	药物名称	NS	5%GS	10%GS	5%GNS	注射用水	其他	备注
其他	甘露醇注射液							直接输注，不推荐使用其他溶媒进行配伍
	10%氯化钠注射液	√					林格液	
	氯化钾注射液		√（500ml）					10～15ml 加入 5% GS 500ml 中滴注。本品不得直接静脉注射，未经稀释不得进行静脉滴注
	维生素 C 注射液		√	√				
	维生素 B_1 注射液							本品仅可肌内注射。本品在碱性溶液中易分解，与碱性药物如碳酸氢钠、枸橼酸钠配伍易引起变质
	维生素 K_1 注射液							本品仅静脉注射、肌内注射及皮下注射 3 种给药途径，用于静脉注射宜缓慢，给药速度不超过 1mg/min，与维生素 C、维生素 B_{12} 和右旋糖酐混合易出现浑浊
	钠钾镁钙葡萄糖注射液（乐加）							

续表

药品分类	药物名称	NS	5%GS	10%GS	5%GNS	注射用水	其他	备注
其他	注射用七叶皂苷钠	√		√				成人按每日 0.1～0.4mg/kg 或取本品 5～10mg 溶于 10% GS 或 NS 250ml 中静脉滴注；也可取本品 5～10mg 溶于 10% GS 或 NS 10～20ml 中静脉推注

注：NS，生理盐水；GS，葡萄糖注射液；GNS，葡萄糖氯化钠注射液。

按药物区分：高渗药、钾盐、升压药应缓慢滴注，而利尿剂、脱水剂等应快速滴注。一些特殊需要缓慢滴注的药物总结如表 3-3 所示。

表 3-3　静脉滴注时应减慢滴速的药物

抗生素类	**氨基糖苷类**	
	硫酸奈替米星	每次滴注时间为 1.5～2h
	大环内酯类	
	阿奇霉素	静脉滴注时间不少于 60min
	万古霉素类	
	盐酸万古霉素，盐酸去甲万古霉素	给药速度不超过 10mg/min 每 0.4～0.8g 滴注时间大于 1h
	林可霉素类	每 0.6～1g 药物滴注时间不小于 1h
	喹诺酮类	
	左氧氟沙星注射液	每次滴注时间不少于 1h
	氟罗沙星注射液	每次滴注时间至少 45～60min
	莫西沙星注射液	滴注时间为 90min
	加替沙星注射液	严禁快速滴注，滴注时间不少于 60min
	环丙沙星注射液	每次滴注时间至少 30min 以上
	硝基咪唑类药	
	甲硝唑	滴注速度宜慢，每次滴注时间应超过 1h
	替硝唑	浓度为 2mg/ml 时，每次滴注时间不少于 1h；浓度大于 2mg/ml 时，滴注速度宜再降低 1～2 倍
	奥硝唑	浓度为 2.5～5mg/ml 时，滴注时间不应少于 30min
	抗真菌药	
	氟康唑	浓度为2mg/ml，滴注不宜超过 10mg/min
	伊曲康唑	静脉滴注每次不少于 1h
	伏立康唑	速度最快不超过 3mg/（kg・h），稀释后每瓶滴注时间必须在 1h 以上
	两性霉素 B	宜缓慢避光滴注，每剂滴注时间至少 6h
	两性霉素脂体质	滴速不得超过 30 滴/分，滴注浓度不宜大于 0.15mg/ml
	卡泊芬净	需要约 1h 的时间缓慢静脉输注

续表

消化系统类	门冬氨酸鸟氨酸	配制浓度不应大于 6%，滴注速度不超过 1h
	门冬氨酸钾镁	滴注速度过快时，可引起高钾血症和高镁血症
	精氨酸	用于肝性脑病时，一次 15～20g，以 5% GS 500～1000ml 稀释后缓慢滴注，至少滴注 4h
	多沙普仑	静脉滴注速度不宜太快，否则可引起溶血
心脑血管类	小牛血去蛋白提取物	滴注速度每分钟小于 2ml
	三磷酸腺苷二钠	滴注速度过快可导致兴奋、呼吸加快，故速度应缓慢
	脑苷肌肽	缓慢滴注，每分钟 2ml
抗肿瘤类	高三尖杉酯碱	每 1～4mg 静脉滴注时间应在 3h 以上
	依托泊苷	不可滴注过快，以免发生低血压
	异环磷酰氨	每 200mg 溶于溶液中滴注 3～4h
	奈达帕	滴注时间应不少于 1h
	帕米磷酸二钠	浓度不应超过 15mg/125ml，滴速不应大于 15～30mg/2h，缓慢滴注 4h 以上
血液类	氨甲环酸	滴注时间不应少于 40min
中成药	参麦注射液	严格控制滴速，每分钟不应超过 40 滴，否则可能导致胸闷、气紧等不适症状

（杨　璐　侯晓玲）

第三节　骨科常见药物的配伍禁忌

药物的配伍禁忌是指在一定条件下两种以上药物混合使用时，出现使药物中和、水解、破坏失效的理化反应，可能发生变色、浑浊、沉淀等外观异常的现象。药物联合使用是为了提高疗效、扩大治疗范围或减少不良反应，随着临床工作发展，多种药物联合使用越来越普遍。但是也会存在因联合用药不当造成患者神经系统、血液系统、呼吸系统、泌尿系统、消化系统、循环系统等不同系统的损伤，发生肝损害、重金属中毒、皮肤过敏、过敏性休克等不良反应，从而导致住院时间延长甚至死亡。所以，探索常用药物的配伍禁忌规则，指导临床合理用药是临床工作的重点。

常见的药物配伍主要分为物理性、化学性和药理性 3 类。物理性配伍禁忌是某些药物配合在一起会发生物理变化，常见的有分离、沉淀、潮解、液化 4 种；化学性配伍禁忌即某些药物配合在一起会发生化学反应，常见的外观现象有变色、产气、沉淀、水解、燃烧或爆炸等；药理性配伍禁忌即两种或两种以上药物互相配伍后，由于药理作用相反，使药效降低甚至抵消的现象。

据《中华人民共和国药典》收载的中西药分类方法、理化性质、药理作用与不良反应特点，结合临床用药实践，利用中国知网、万方数据库、维普数据库，以“药物的配伍禁忌”为主题词进行文献检索，共获取 2010～2018 年国内公开发表的相关文献 3607 篇，进一步筛选去除重复报道和描述过于简单的文献，重点对其中的 50 篇进行归类分析。现将常用药物配伍禁忌规则进行了如下整理。

1. 抗生素 凡抗菌药须按《抗菌药物临床应用指导原则》进行配伍，使用杀菌药后，忌再用抑菌药。抗菌药物的配伍禁忌如表 3-4 所示。

表 3-4 抗菌药物的配伍禁忌

药物	配伍禁忌	不良反应
青霉素 G	忌与甲氨蝶呤同用	由于竞争肾小管分泌，可降低甲氨蝶呤的肾脏清除率，增加甲氨蝶呤毒性
	忌与红霉素、氯霉素、磺胺类抑菌药同用	可使青霉素 G 抗菌作用降低，可能的机制为相互拮抗作用

续表

药物	配伍禁忌	不良反应
阿洛西林	忌与环丙沙星、头孢噻肟联用	可导致环丙沙星、头孢噻肟表观分布容积及清除率降低，从而升高其血药浓度
	忌与溶栓药合用	可能会导致严重出血
	忌与红霉素、氯霉素、磺胺类抑菌药联用	红霉素、氯霉素、磺胺类抑菌药可干扰阿洛西林的杀菌活性
头孢西丁	忌与氨基糖苷类药物合用	有协同抗菌的作用，但合用时可增加肾毒性
	忌与强利尿剂如呋塞米等合用	可增加肾毒性
	忌与多数头孢菌素合用	有拮抗作用，可导致抗菌效果减弱
头孢哌酮钠	忌与抗凝药如肝素或溶栓药同用	可干扰维生素 K_1 代谢，导致低凝血酶原血症
亚胺培南西司他丁钠	忌与茶碱同用	可发生茶碱中毒
	忌与亚胺培南和更昔洛韦合用	可引起癫痫发作
氨曲南	忌与头孢西丁联用	有拮抗作用
	忌与利尿剂同用	可增加肾毒性
喹诺酮类：诺氟沙星、氧氟沙星、左氧氟沙星、洛美沙星、氟罗沙星等	忌与碱性药、甲基黄嘌呤类、非甾体抗炎药、多柔比星、呋喃妥因、茶碱、含氯离子药联用	析出结晶，加重中枢毒性、肾损害致急性肾衰竭，蓄积中毒、惊厥等
硝基呋喃类药：呋喃妥因、甲硝唑等	忌与华法林联用	引起出血
异烟肼	忌与单胺氧化酶、哌替啶、抗胆碱药、三环类抗抑郁药、麻黄碱、阿托品、氢氧化铝、肼屈嗪、烟酰胺联用	抑制拮抗，或增加血药浓度，导致灭活受阻，引起中毒，增加眼压及尿潴留

续表

药物	配伍禁忌	不良反应
利福平	忌与利福霉素钠、异烟肼、糖皮质激素、口服降糖药、雌激素类避孕药、巴比妥类、氯氮䓬药联用	阻碍吸收而减弱作用，或升高血药浓度，加重肝损害
链霉素、乙胺丁醇、吡嗪酰胺等	忌与双香豆素抗凝血药、阿司匹林、苯妥英钠等联用	可导致代谢灭活，增加血药浓度，引起胃肠刺激、出血等不良反应
盐酸去甲万古霉素	忌与氨基糖苷类合用或先后使用	可增加耳毒性或肾毒性
硫酸阿米卡星	忌与头孢噻肟、头孢唑林合用	可增加肾毒性
	忌与右旋糖酐合用或先后使用	可增加肾毒性或耳毒性

2　**麻醉药品**　凡麻醉药品须按《麻醉药品临床应用指导原则》进行配伍，一般性解热镇痛忌用成瘾性麻醉药。麻醉药品的配伍禁忌见表3-5。

表3-5　麻醉药品的配伍禁忌

药物	配伍禁忌	不良反应
萘普生	忌与阿司匹林等非甾体抗炎药联用	易交叉过敏，忌联用
二氟尼柳	忌与氢氯噻嗪、对乙酰氨基酚、吲哚美辛、萘普生联用	减少代谢产物消除、排泄，增加血药浓度
磺吡酮	忌与水杨酸钠、依他尼酸、氢氯噻嗪、醋唑酰胺、保泰松、吲哚美辛联用	增加血药浓度和毒性
哌替啶	忌与吩噻嗪类、三环类抗抑郁药、阿托品等抗胆碱能药联用	发生中枢、呼吸抑制及抗胆碱作用
芬太尼	忌与中枢抑制药巴比妥类、抗精神病药氟哌啶醇、其他麻醉性镇痛药、全身麻醉药联用	导致寒战、烦躁、幻觉、锥体外系症状

续表

药物	配伍禁忌	不良反应
芬太尼	忌与单胺氧化酶抑制剂呋喃唑酮、帕吉林、苯乙肼、尼拉米、苯丙胺、异烟肼等联用	引起谵妄、高热、兴奋、惊厥，严重者引起低血压、呼吸抑制甚至休克

3. 精神药品 凡精神药品须按《精神药品临床应用指导原则》进行配伍，一般性催眠忌用致幻性精神药品。精神药品的配伍禁忌见表 3-6。

表 3-6 精神药品的配伍禁忌

药物	配伍禁忌	不良反应
吩噻嗪类氯丙嗪	忌与肾上腺素、苯巴比妥、抗胆碱药、全身麻醉药、巴比妥类、三环类抗抑郁药、苯丙胺类药、胍乙啶类药、左旋多巴、苯海索、丙米嗪、氢氧化铝制酸药、止泻药联用	抑制吸收、减弱效应，相互作用、加强效应和不良反应，致严重低血压、心动过速
苯妥英钠	忌与卡马西平、中枢抑制药（氯丙嗪）、巴比妥类、皮质激素、促皮质激素、环孢素、强心苷类、奎尼丁、口服避孕药、雌激素、氯霉素、异烟肼、保泰松、西咪替丁、磺胺类、对乙酰氨基酚等镇痛药、中枢性降压药、左旋多巴、双香豆素类抗凝血药、利多卡因、普萘洛尔、含铝镁钙制剂、叶酸联用	加速代谢，吸收不良，降低血药浓度和疗效，加重肝损害、心脏抑制，引起出血等
卡马西平	忌与红霉素、西咪替丁、对乙酰氨基酚、扑米酮联用	抑制或加速拉莫三嗪代谢，增加或降低血药浓度，引起中毒及中枢神经系统副作用

续表

药物	配伍禁忌	不良反应
珠氯噻醇	忌与驱虫药哌嗪、左旋多巴、催眠药、镇痛药、镇静药、乙醇联用	增加锥体外系反应，减弱抗精神失常作用，增强降压作用
碳酸锂	忌与退热药、利尿剂、泻药、降血压药联用	减少体液、血钠，升高或降低血锂浓度
丙戊酸钠	忌与全身麻醉药、中枢抑制药（巴比妥类）、抗凝血药（华法林）、肝素、阿司匹林双嘧达莫、多塞平、丙米嗪、阿米替林、硝基安定、5-羟色胺、新霉素联用	影响代谢，增加血药浓度和药理效应，加重肝中毒，出现中枢抑制、进行性抑郁、出血危险等副作用
氯硝西泮、苯二氮䓬类	忌与抗惊厥药普萘洛尔、抗酸药、左旋多巴、全身麻醉药、西咪替丁、利尿降压药、钙离子通道拮抗药、扑米酮等联用	延迟吸收，降低血药浓度和疗效，加重低血压，引起癫痫发作类型改变

4. 心血管系统药物　心血管系统药物的配伍禁忌如表3-7所示。

表 3-7　心血管系统药物的配伍禁忌

药物	配伍禁忌	不良反应
强心药：地高辛、甲地高辛、去乙酰毛花苷、毛花苷丙、洋地黄毒苷等	忌与普鲁卡因胺、钙制剂、拟肾上腺素药、麻黄碱、奎尼丁、胺碘酮、维拉帕米、普罗帕酮、甲氧氯普胺、利血平、保泰松、苯妥英钠、利福平、依酚氯铵、普萘洛尔、排钾利尿药、皮质激素、可卡因、泮库溴铵、萝芙木碱、琥珀胆碱、红霉素、卡托普利、吲哚美辛、螺内酯、	促进代谢或抑制肠吸收，降低生物利用度和药理作用，提高血药浓度，作用相加，引起低血钾中毒、房室传导阻滞、心律失常、严重心动过缓，加重心脏毒性至强心中毒

续表

药物	配伍禁忌	不良反应
强心药：地高辛、甲地高辛、去乙酰毛花苷、毛花苷丙、洋地黄毒苷等	溴丙胺太林、维拉帕米、地尔硫䓬、胺碘酮、肝素、两性霉素 B、失钾利尿剂布美他尼、依他尼酸、三硅酸镁制酸药、柳氮磺吡啶、新霉素、白陶土止泻吸附药、果胶、考来烯胺、阴离子交换树脂等联用	
鲁卡因胺	忌与其他抗心律失常药奎尼丁、洋地黄类、普萘洛尔、利多卡因等联用	血药浓度增加至中毒，引起心脏抑制、血压骤降及神经系统副作用
奎尼丁	忌与吩噻嗪类、藜芦碱、抗组胺药、抗酸药等联用	增强吸收和作用，引起心脏抑制、心律失常
肾上腺素、去甲肾上腺素、去氧肾上腺素、间羟胺、麻黄碱等	忌与三环类抗抑郁药、单胺氧化酶抑制剂、多巴胺、妥拉唑啉、氟烷、环丙烷麻醉药、胍乙啶、氨茶碱、氨基丁三醇、磺胺嘧啶钠、碳酸氢钠、盐酸普鲁卡因、盐酸氯丙嗪、盐酸异丙嗪等联用	削弱升压作用，或升压反应过强，引起心律失常、严重高血压
抗心绞痛药硝酸甘油酯、血管活性药异丙肾上腺素	忌与普萘洛尔、洋地黄类、乙醇等联用	拮抗心脏兴奋，引起血压下降、心动过速、血管扩张，加剧恶心、呕吐等不良反应
阿伐他汀	忌与红霉素、唑类抗真菌药、环孢素、吉非贝齐、烟酸、米贝地尔联用	增加血药浓度，发生肌痛及骨骼肌溶解
米诺地尔	忌与环孢素、他克莫司、苯二氮䓬类、三环类抗抑郁药丙米嗪、抗组胺药、止吐药西沙比利、降血脂药、噻嗪类、呋塞米利尿剂等联用	生物利用度升高，引起骨骼肌溶解、强利尿和低血钾

续表

药物	配伍禁忌	不良反应
氟伐他汀钠	忌与雷尼替丁、西咪替丁、奥美拉唑、地高辛、利福平、苯妥英钠联用	降低血药浓度和疗效

5. 抗肿瘤药物 常用抗肿瘤药物的配伍禁忌如表 3-8 所示。

表 3-8 抗肿瘤药物的配伍禁忌

药物	配伍禁忌	不良反应
环磷酰胺、环己亚硝脲、阿糖胞苷、喜树碱钠、博来霉素等	忌与活血化瘀类中药及含丹参酮制剂联用	促进肿瘤转移
柔红霉素	忌与其他骨髓抑制剂、碱性溶液、肝素联用	产生分解沉淀，降低疗效，加重毒副作用
萘达帕汀	忌与其他抗肿瘤药、含铝金属盐、pH 5 以下输液剂、氮芥类、抗代谢类、生物碱、氨基糖苷类抗生素联用	产生分解沉淀，降低或丧失疗效，加重毒副作用
丙卡巴肼	忌与麻黄碱、间羟胺、乙醇联用	引起骨髓抑制、肾功能损害、耳毒性加重、血压升高、头痛、出汗、面红、神经毒性反应及全身性或致死性疾病

6. 免疫调节药 免疫调节药的配伍禁忌如表 3-9 所示。

表 3-9　免疫调节药的配伍禁忌

药物	配伍禁忌	不良反应
环孢素	忌与酮康唑、西咪替丁、交沙霉素、多西环素、红霉素、雷尼替丁等 H_2 受体拮抗剂、硝苯地平等钙通道阻滞剂、雄激素、口服避孕药、苯妥英钠、苯巴比妥、卡马西平、异烟肼、利福平、两性霉素 B、氨基糖苷类、氮芥、复方新诺明、甲氧苄啶、环丙沙星、美法仑、头孢(头孢噻肟、头孢呋辛)、非甾体抗炎药、甘露醇、呋塞米、疫苗、其他抑制剂、钙剂、储钙利尿剂、高钙食物联用	增加或降低血药浓度，影响分布，加重肾毒性，减弱活性等
他克莫司	忌与环孢素、大环内酯类(红霉素)、唑类抗真菌药（酮康唑、咪康唑、克霉唑、氟康唑、伊曲康唑）、地尔硫䓬、硝苯地平、皮质激素、溴隐亭、炔雌醇、维拉帕米、奥美拉唑、麦角胺、咪达唑仑、利福平、苯巴比妥、氨基糖苷类、两性霉素 B、复方磺胺甲噁唑、布洛芬、碳酸氢钠等碱性药联用	抑制或促进代谢，增加或降低血药浓度，发生协同性肾毒性等
霉酚酸酯	忌与其他免疫抑制药(如抗淋巴细胞毒抗体、环孢素和皮质激素类药)、干扰肠肝再循环药、考来烯胺、制酸剂、阿昔洛韦联用	吸收减少，降低药效 40%，血药浓度增加，发生淋巴瘤和皮肤瘤

7. 呼吸系统药物　呼吸系统药物的配伍禁忌如表 3-10 所示。

表 3-10　呼吸系统药物的配伍禁忌

药物	配伍禁忌	不良反应
可待因	忌与单胺氧化酶抑制剂、美沙酮、全身麻醉药、肌松药、吗啡类、烯丙吗啡、纳洛酮、抗胆碱药联用	妨碍代谢或灭活，加重中枢性呼吸抑制，拮抗镇痛和中枢性呼吸抑制，加重便秘或尿潴留

续表

药物	配伍禁忌	不良反应
乙酰半胱氨酸	忌与青霉素、头孢、含铜铁重金属药联用	发生不可逆性结合，失去活性
美司钠	忌与红霉素、四环素、氨茶碱联用	有配伍禁忌，忌联用
福莫特罗	忌与肾上腺素、异丙肾上腺素、儿茶酚胺类药物联用	引起心律失常致心搏停止
氨茶碱	忌与维生素 B_1、维生素 C、四环素族盐酸盐、去甲肾上腺素、促皮质激素、烟酸、磺胺甲噁唑联用	导致分子破坏失效或引起中毒
茶碱	忌与麻黄碱、肾上腺素、地尔硫䓬、维拉帕米、美西律、西咪替丁、雷尼替丁、红霉素、喹诺酮类、克林霉素、林可霉素、苯巴比妥、苯妥英、利福平联用	导致血药浓度降低或升高，使毒性增加，可致中毒惊厥

8. 消化系统药物　消化系统药物的配伍禁忌如表 3-11 所示。

表 3-11　消化系统药物的配伍禁忌

药物	配伍禁忌	不良反应
甲氧氯普胺	忌与四环素、对乙酰氨基酚、抗胆碱药、麻醉性镇痛药、藿香正气丸（水）联用	增强吸收，产生拮抗，降低药效
西咪替丁	忌与华法林、地西泮、苯妥英钠、卡马西平、咖啡因、普萘洛尔、氢氧化铝、甲氧氯普胺、硫糖铝联用	抑制代谢，增加血药浓度 60%，蓄积中毒；减少吸收，减弱疗效
雷尼替丁	忌与普萘洛尔、利多卡因、普鲁卡因胺联用	降低清除率，延缓作用
托烷司琼	忌与利福平联用	使血浆浓度降低，吸收延迟

9. 泌尿系统药物　泌尿系统药物的配伍禁忌如表 3-12 所示。

表 3-12 泌尿系统药物的配伍禁忌

药物	配伍禁忌	不良反应
呋塞米	忌与华法林、氯贝丁酯、水杨酸盐、氨基糖苷类、磺酰脲类、磺胺类药物联用	抑制排泄，增强作用与毒性反应，引起听力障碍、血糖增高、交叉过敏，诱发急性痛风发作，电解质失调、昏迷
氢氯噻嗪	忌与螺内酯、垂体后叶粉、降压药利血平、可乐定、肼屈嗪、强心苷、磺酰脲类药联用	协同作用，增强效果和毒性，利尿失钾，降低降糖作用
氨苯蝶啶	忌与螺内酯等保钾利尿药联用	致高血钾

综上所述，联合用药时，应详查《中华人民共和国药典临床用药须知》、特殊药品临床应用指导原则及药品说明书等权威资料，准确掌握各药的理化性质、药理作用、不良反应及用药特点，密切观察配伍后的外观色泽变化、溶解度、澄明度、pH 与血液的相溶性。凡发生变色、浑浊、结晶、凝聚、沉淀、产气或 pH 改变，影响药物吸收与排泄，使血药浓度升高或降低，药效协同或拮抗、降低或丧失，引发毒副作用与严重过敏反应，造成药物积蓄中毒，均忌联用。

（杨 璐 侯晓玲）

参考文献

国家药典委员会. 2011. 临床用药须知(化学药和生物制品卷)2010 年版. 北京：中国医药科技出版社：2-1350.

梁进权，王宁生. 2000. 国内医药学期刊中的中药不良反应分析. 中国中药杂志，25（1）：56.

鲁小华. 2017. 药物配伍禁忌的临床观察及护理对策. 当代护士（下旬刊），04：153.

苗健伟，牛诚，万杰. 2006. 抗感染药物溶媒的合理选择. 中国药物应用与监测杂志，05：35-36.
杨巧芳，刘延锦. 2017. 静脉输液治疗护理技术指导手册. 郑州：河南科学技术出版社：17.
中华医学会，中华医院管理学会药事管理专业委员会，中国药学会医院药学专业委员会. 2004. 抗菌药物临床应用指导原则. 北京：国家卫生和计划生育委员会.
中华医学会，中华医院管理学会药事管理专业委员会，中国药学会医院药学专业委员会. 2006. 精神药品临床应用指导原则. 北京：国家卫生和计划生育委员会.
中华医学会，中华医院管理学会药事管理专业委员会，中国药学会医院药学专业委员会. 2006. 麻醉药品临床应用指导原则. 北京：国家卫生和计划生育委员会.
周乐兴.2013. 正确选择药物溶媒，确保临床用药安全.中国社区医师，15（1）：29-30.

第四章　静脉治疗不良事件应急预案

第一节　输液不良事件应急预案

静脉输液作为重要的给药途径，在临床治疗中具有不可替代的地位，在紧急情况下，对于抢救生命、延缓急危重症患者病情发展，更是必不可少的补液给药途径。但由于药物质量及医疗操作的不确定性，在临床应用的过程中，输液治疗带来巨大好处的同时，也存在一定的不良反应和并发症，常见的有发热反应、过敏反应、肺水肿、心力衰竭、静脉炎、空气栓塞、静脉栓塞、组织渗漏、肿胀、坏死等，不仅会增加患者的医疗风险和经济负担，更使医疗资源被过度占用，所以在进行输液治疗时，医护人员应采取积极的措施防治不良反应的发生。输液不良事件应急预案旨在发生危急情况时，指导医护人员采取正确的措施来延缓或阻止不良反应的发生，及时补救，为进一步治疗患者提供机会。

一、发 热 反 应

1. 发生原因　发热反应在临床输液中占很大比例，而细菌性发热反应是输液发热反应的主要原因。常见原因有输液器具和药品本身由于消毒或保存过程中被细菌污染，输液过程中未严格按照无菌原则规范操作等导致细菌随输液过程进入体内。

2. 早期识别　发热反应多发生于输液后数分钟至 1h，细菌性致热原进入体内，轻者可出现畏寒、发热、寒战、出汗、脉速，停止输液后，可于数小时内缓解；重者出现高热，可达 40℃，伴有恶心、呕吐、皮肤苍白、瞳孔散大等临床表现，严重者可出现昏迷或休克症状。

3. 应急预案

（1）预防：①输液前认真检查药液的质量，输液用具包装及灭菌日期、有效期；②严格无菌操作。

（2）处理：①反应较轻者，应立即减慢滴注速度或停止输液，并及时报告医生，观察患者体温及生命体征变化；②反应较严重者，应立即停止输液，并对输液器和剩余的溶液进行封存，必要时送检验科做细菌培养查找致热原；③对高热患者立即给予充分的物理/药物降温，密切观察患者生命体征，定时测量患者体温，如持续高热不退，可考虑抗过敏药物或激素治疗。

二、肺　水　肿

1. 发生原因　输液速度过快或在较短时间内输入大量液体，一般在 3000～3500ml 或以上者，可导致循环血量急剧增加，心肺负荷严重超过代偿范围，心肌受到一定程度损伤而致心力衰竭或急性肺水肿，尤其好发于有基础心肺疾病的患者。

2. 早期识别　患者可突然出现呼吸困难、胸闷、心悸，咳嗽、咳粉红色泡沫痰，重者痰液可从口鼻涌出。肺部听诊可闻及全肺弥漫性湿啰音，心率增快或节律不齐。

3. 应急预案

（1）预防：在输液过程中，注意控制在一定时间内输入液体的量和输液速度，尤其是对于老年人、儿童、体弱患者及有心肺功能代偿不全的患者。

（2）处理：①出现上述表现者，应立即停止输液并迅速通知医生。同时采取紧急处理措施：使患者取端坐位，双腿自然下垂，减少右心回血量。向患者及其家属解释病情，缓解焦虑情绪。②给予患者高流量氧气吸入，湿化瓶内加入乙醇溶液降低肺泡表面张力（20%～30%），可使水泡破裂消失，增加气体交换，改善缺氧症状。③遵医嘱给予镇静、平喘、强心、利尿和扩血管药物，通过减少循环容量降低心脏负荷。④如症状未明显缓解，可进行四肢轮扎，用止血带或血压计袖带适当加压四肢以阻断静脉血流，减少回心血量。

三、过敏性休克

1. 发生原因 过敏性休克主要是由于静脉输注含有蛋白质的成分或部分容易诱发过敏反应的药物，常见的有青霉素、头孢菌素、磺胺类药物，一般在输液前应先判断皮试结果是否为阴性。但由于个体差异，患者对药物的耐受程度不一致，导致部分患者发生过敏反应。

2. 早期识别 发生过敏反应时，患者首先出现心悸、气促、四肢厥冷、脉搏加快、皮肤苍白或发绀，继而可出现全身皮疹、荨麻疹、精神呆滞或烦躁不安及喉头水肿、支气管水肿与过敏性休克等症状，抢救不及时可危及生命。

3. 应急预案

（1）预防：①对于常见的可导致过敏反应的药物，用药前需详细询问患者有无过敏史，然后进行皮肤过敏试验。皮试结果为阳性的患者禁止使用该药，皮试结果为阴性的患者可考虑用药，但应警惕部分患者用药后可能出现迟缓反应，用药后需严密观察患者情况。②开始输液时滴速应稍慢，然后缓慢增加至正常速度。③部分容易引起过敏反应的溶液最好现配现用，放置时间不宜过久，一般不超过 4h。

（2）处理：当发生过敏反应时，应立即采取紧急应对措施。首先应立即停止输液，使患者取休克体位，给予吸氧，注意保暖，维持血压，行抗过敏及抗休克治疗，如发生喉头水肿、支气管水肿，则应行紧急气管切开或气管内插管，密切观察患者生命体征、尿量等。

四、空 气 栓 塞

1. 发生原因　静脉输液时，医护人员在操作时未排尽输液管内的空气，导管衔接不良而导致漏气；在液体输尽时没有及时添加液体或加压输液时未留意液体迅速排空导致空气进入，以上情况都会导致空气栓塞的发生。

2. 早期识别　空气进入血管后将会导致血流动力学紊乱，阻碍右心室内血液通过肺动脉，血液不能进入肺内，患者会有明显的胸骨后疼痛或胸部异常不适，出现呼吸困难和发绀，有濒死感。听诊时可闻及心前区粗湿啰音、持续的“水泡声”。心电图检查显示急性肺源性心脏病和心肌缺血的改变。如果不立即采取措施，将引起机体严重缺氧，甚至导致死亡。

3. 应急预案

（1）预防：①输液前检查输液器是否完整，排尽导管内的空气；②输液过程中严密巡视，及时更换输液瓶或添加药液，输液结束及时拔除针头；③拔除管道较粗的深静脉导管后，必须严密封闭穿刺点。

（2）处理：①如出现上述表现，立即通知管床医生，将患者置于右侧头低足高位，气体聚集于右心室尖部，避免阻塞肺动脉入口。伴随心脏的舒缩，空气形成小泡沫分次少量随血液进入肺动脉内，然后被逐渐吸收。②吸入高流量氧气，改善患者的缺氧状态。③条件允许时可通过中心静脉导管抽出多余空气。④严密观察患者病情变化，如有异常及时对症处理。

五、静 脉 炎

1. 发生原因　长期静脉输注刺激性较强的药物或高渗溶液，由于药物的化学刺激性，导致局部静脉管壁发生无菌性炎症病变；输液过程中未按照无菌要求操作，可导致微粒或细菌随液体进入体内，引发局部静脉感染。

2. 早期识别 静脉周围的组织可出现红肿、疼痛的表现，沿着静脉的走行方向发生局部条索状改变，并可伴有发热、畏寒等全身症状。

3. 应急预案

（1）预防：按照无菌要求操作，对于人体血管壁有刺激性的药物，应当充分稀释后再输入体内，开始输液速度不宜过快，防止药液漏出血管外。同时，避免同一部位反复重复输液，适当更换输液部位。

（2）处理：当发生输液导致的静脉炎时，首先应避免再次在同一部位静脉输液，将患肢抬高，并限制活动。局部用 50%硫酸镁进行湿热敷，如合并感染，考虑给予抗生素治疗。

六、其　　他

（一）用错药物的应急预案与流程

1. 当医护人员发现用错药物时，首先立即停止正在输注的静脉药物，报告护士长和负责医生，必要时报告医院相关职能部门及院领导。当家属发现用错药物时，医护人员要妥善处理和安慰患者及其家属，并给予合理的解释和表示诚挚的歉意，必要时报告科室负责人。

2. 采取合理的护理措施，密切跟踪患者病情及其他反应。情况严重者需实施就地抢救。

3. 患者或家属有异议时，需保留输液相关药物和输液器，保存备用。

（二）药物外渗的应急预案与流程

发生药物渗漏时，首先停止输注，然后立即通知医生，遵医嘱进行局部湿敷、热敷或冷敷，必要时针对不同的化疗药物使用拮抗药或解毒剂，防止渗出药物继续对组织造成伤害。在临床治疗过程中，应特别注意在渗漏早期采取静脉注射解毒剂，能有效减少药物与组织结合。

（三）导管断裂的应急预案与流程

1. 体外断裂　发生导管体外断裂时，需按无菌操作规范进行处理，戴无菌手套，进行局部皮肤及导管常规消毒，修剪导管断端位置（距破裂处的近心端约 0.5cm 处），保持断端整齐，更换合适的备用接头，抽回血判断导管是否通畅，冲管、封管，妥善固定导管。

2. 体内断裂　发生导管体内断裂时，立即停止当前操作，嘱患者取平卧位，安慰患者，用手按压导管远端以阻止静脉回流，或在上臂近腋窝处用止血带加压，严密观察患者情况，及时通知医生及护士长，遵医嘱行影像学检查，明确导管断裂位置，在影像介入下取出断裂导管，同时积极进行抗凝以预防血栓形成，继续观察患者基本情况。

第二节　输血不良事件应急预案

输血是临床治疗中常用的治疗方法之一，也是急危重症患者急救时采取的一项有效的重要抢救措施，在临床治疗中具有不可替代的地位。随着血液制剂种类的不断增加，以及成分输血的推广，输血的范围也在逐渐扩大。但输血在发挥其不可替代的治疗作用时，也存在各种不良反应和并发症，常见的有发热反应、过敏反应、溶血反应、细菌污染反应等，所以在进行输血治疗时，医护人员应密切观察患者情况，并在发生各种并发症及不良反应时，采取积极的措施进行处理，以减轻患者的医疗风险和经济负担。输血不良事件应急预案旨在发生危急情况时，指导医护人员采取积极的措施来延缓或阻止不良反应的发生，及时补救，为进一步治疗患者提供机会。

一、溶 血 反 应

1. 发生原因 溶血反应的原因主要是患者血型与所输入血型不合，常见于 A 亚型不合或 Rh（–）患者，输血速度过快或短时间内输入大量血液也可能导致溶血；少部分患者输注有缺陷的红细胞，如输血前过度预热、血液储存、运输过程中保存不当造成细胞损伤、血液中加入影响渗透压的溶液或对红细胞膜有一定损害的药物等，可增加溶血的风险；患者自身具有免疫性贫血时，自身抗体也可攻击输入的异体红细胞，破坏红细胞膜出现溶血反应。

2. 早期识别 急性溶血反应常发生于患者输入血型不合或有缺陷的血液后，患者迅速出现沿输血静脉网走行的红肿、疼痛，伴随全身反应，出现寒战、高热、胸闷、呼吸困难、头痛、腰背酸痛、心率加快，甚至血压下降、休克，尿生化检查提示血红蛋白尿或溶血性黄疸。部分严重的患者可出现少尿、无尿及急性肾功能不全。

3. 应急预案

（1）预防：①严格监督和核查输血、配血工作；②按输血技术操作规范操作，严禁输入有缺陷的红细胞，控制血液预热的温度和时间；③尽可能输同血型血液。

（2）处理：当发生溶血反应时，立即停止输血，保存血袋内未输完的血液和患者输血前后自身抽血样本，以供检查溶血的原因；进一步确认患者血型和输入的血型是否符合，通过静脉血离心判断是否溶血（粉红色提示有溶血），尿生化提示潜血阳性或血红蛋白尿也支持诊断。密切观察患者基本情况，针对不同的并发症遵医嘱予以患者抗休克、保护肾功能、肝素抗凝、血浆置换等治疗。

二、发 热 反 应

1. 发生原因 输血导致的发热反应常见于多次接受输

血患者或经产妇，因体内存在血小板或白细胞抗体，再次输血时可直接与相应的抗原发生抗原抗体反应，导致发热；消毒或储存过程中，输血器具或制剂被致热原（如死菌、蛋白质或细菌的其他代谢产物等）污染，随血液进入体内后导致发热反应；未按照无菌技术原则操作导致细菌污染，也可引起发热反应；溶血反应也可出现发热。

2. 早期识别　输血发热反应常出现在输血后半小时左右，主要表现为发热、畏寒、寒战，体温达 39～40℃，常伴有头痛、恶心、呕吐、出汗及皮肤潮红。症状轻者可自行缓解，持续加重者甚至出现呼吸困难、抽搐、血压下降及昏迷。

3. 应急预案

（1）预防：严格管理血液制品及输血器，严格执行无菌操作原则，以防污染。有多次输血或生育史的妇女应采取成分输血，以减少抗原抗体反应（如洗涤红细胞）。

（2）处理：出现发热反应时，首先分析导致发热的原因。症状较轻的患者适当减慢输血速度，发热反应较重的患者应停止当前输血。出现畏寒与寒战时，增加衣被，注意保暖，发热反应严重时可遵医嘱给予药物对症处理。

三、过敏反应

1. 发生原因　过敏反应主要是由于静脉输注含有蛋白质或抗体的成分或多次输血，免疫力低下的患者也容易发生过敏反应。

2. 早期识别　过敏反应发生于输血开始的短时间内，也可发生于输血结束后。发生过敏反应时，患者首先出现局限性或全身性皮疹、荨麻疹，严重时出现呼吸困难、喘息、腹泻等临床表现，以及喉头水肿、血管神经性水肿、支气管痉挛及过敏性休克等症状，抢救不及时甚至可危及生命。

3. 应急预案

（1）预防：①输血前详细询问输血史、过敏史及其他可能导致过敏反应的病史，可适当预防性给予抗过敏药物；②对 IgA 有抵抗作用或 IgA 水平低下容易诱发过敏反应的患者，禁止输入含 IgA 的血液制品，可考虑输注洗涤红细胞；③严格控制采血过程，防止不适合的献血者的血液给患者带来危害。

（2）处理：当发生输血过敏反应，患者仅表现为局限性皮肤瘙痒或荨麻疹时，不必停止输血，但需严密观察患者过敏反应是否加重，可适当给予抗过敏药物缓解症状，如反应继续加重需停止输血，并立即通知负责医生，遵医嘱给予皮下注射肾上腺素或静脉滴注糖皮质激素，必要时可考虑气管内插管或气管切开，以防窒息。

四、细菌污染反应

1. 发生原因 在血液采集、运输、储存过程中未完全按照无菌技术原则操作，以致细菌污染，细菌在血液制品中繁殖及产生相关的细菌毒素，随输血过程进入人体产生一系列的不良反应。

2. 早期识别 输入含较少量细菌或毒素的血液时，患者表现为轻微的发热反应。若输入的血液含较多的细菌或毒素，患者则可出现一系列内毒素性休克（如大肠埃希菌或铜绿假单胞菌）和弥散性血管内凝血症状。临床表现为呼吸困难、寒战、高热、恶心、呕吐、腹痛、烦躁、发绀及休克。急重症者甚至出现肺水肿、血红蛋白尿、急性肾衰竭，如不及时救治，患者可迅速死亡。

3. 应急预案

（1）预防：按无菌要求采血、储血和输血，严格按照标准对血器具进行消毒、运输和储存；输血前对血制品进行检查，如有明显的外观改变，慎重使用。

（2）处理：①立即停止继续输血并通知医生，将剩余血袋内的血液保留，送检验科行涂片染色细菌检查或血培养细菌检查；②遵医嘱行抗感染和抗休克治疗，密切监测患者的生命体征。

五、循环超负荷

1. 发生原因 输血速度过快，或在较短时间内输入大量液体，可导致循环血量急剧增加，心肺负荷严重超过代偿范围、心肌受到一定程度损伤可致心力衰竭或急性肺水肿，尤其好发于有基础心肺疾病的患者。

2. 早期识别 患者可突然出现呼吸困难、胸闷、心悸，咳嗽、咳粉红色泡沫痰，重者痰液可从口鼻涌出等症状。肺部听诊可闻及全肺弥漫性湿啰音，心率增快或节律不齐。

3. 应急预案

（1）预防：在输血过程中，注意控制在一定时间内输入液体的量和输液速度，尤其是对于老年人、儿童、体弱患者、低蛋白血症及原有心肺功能代偿不全的患者。

（2）处理：①出现上述表现者，首先应减慢或停止输血并迅速通知负责医生，采取紧急处理措施，使患者取端坐位，双腿自然下垂，减少右心回血量。向患者解释病情，缓解焦虑情绪。②遵医嘱给予镇静、平喘、强心、利尿和扩血管药物，通过减少循环容量降低心脏负荷。

第三节 医护人员发生职业暴露的应急预案

医护人员在临床工作中职业暴露的危险因素包括生物因素、化学因素、物理因素和社会心理因素。生物因素主要包含血源性传染病；化学因素涉及细胞毒性药物；物理因素大体分为电离辐射和非电离辐射；社会心理因素则是由工作环境及医患关系决定的。以上各种因素导致的职业暴露均会对医护人员造成一定的伤害，因此针对不同的暴露因素及时采取适当的应急预案对减少医护人员自身危害、提高医护人员自我保护能力具有重要的意义。

一、血源性传染病职业暴露

医务人员血源性传染病职业暴露是指医务人员在从事诊疗、护理、医疗垃圾清运等工作过程中意外被血源性传染病感染者或携带者的血液、体液污染了破损的皮肤或黏膜，或被含有血源性传染病的血液、体液污染了的针头及其他锐器刺破皮肤，还包括被这类患者抓伤、咬伤等。我国血源性传染病主要有乙型肝炎、丙型肝炎、艾滋病等。医务人员在从事临床工作中难免会接触患者的血液、体液等，因此，熟悉并了解血源性传染病职业暴露应急预案对减少医护人员自身危害、提高自我保护能力具有重要的意义。

（一）医务人员的防护措施

医务人员指在医疗机构中可能接触各类感染性患者及各种感染性物质的所有人员，不仅仅指医生和护士，还包括各类检查室（如心电图室、内镜室、微生物室、临床病理科等）的工作人员、临床药师、实习医师、保洁人员和污物处理人员等。

1. 医护人员的防护措施

（1）防护重点是避免与患者或携带者的血液和体液直接接触。

（2）加强对医护人员防范意识的宣传教育，树立良好的消毒灭菌观念。

（3）医护人员应遵守标准预防的原则，视所有患者的血液、体液及被血液和体液污染的物品为具有传染性的物质，在护理、操作或手术时，必须严格执行正规操作程序，并采取适当的防护措施。

（4）医护人员在接触患者前后必须洗手，接触任何含病原体的物质时应采取以下防护措施。

1）进行有可能接触患者血液和（或）体液的诊疗、护理及其他操作时必须戴手套，操作完毕脱去手套后立即洗手，必要时进行手消毒。

2）在操作中患者的血液、体液可能溅起时，必须戴手套、防渗透的口罩、护目镜；在操作时若患者血液、体液可能发生大面积飞溅或可能污染医护人员身体时，医护人员还必须穿防渗透隔离衣，以提供有效的保护。

3）建议医护人员如暴露部位有伤口、皮炎等应避免参与血源性传染病感染者的护理工作，也不要接触污染的仪器设备。

4）医护人员在进行侵入性诊疗和护理操作过程时，应保证充足的光线，注意规范的操作程序，防止发生意外针刺伤事件。

（5）污染的针头和其他一次性锐器应用后立即放入耐刺、防渗透的锐器盒或进行安全处置。

（6）禁止回套针帽，禁止用手直接接触使用后的针头、刀片等锐器，禁止拿着污染的锐器在工作场所走动，避免意外刺伤他人或自伤。

2. 实验室等其他工作人员的防护措施

（1）实验室应保持清洁，工作台面溅有标本液时应立即消毒。

（2）操作时必须穿工作服，防止头发接触标本或培养物，手上有伤口时应戴手套。

（3）标本采集和接收时不能污染容器的外部，运送过程中防止破碎和外溢以防交叉感染。

（4）尽量少用注射器针头和其他锐器或机械吸取器，必须使用时，应注意防护意外刺割伤。

（5）工作完毕应彻底洗手，必要时进行手消毒。

（二）血源性传染病职业暴露的应急处理程序（图 4-1）

1. 紧急处理

（1）如有伤口，应当由近心端向远心端轻轻挤压，避免挤压伤口局部，尽可能挤出损伤处的血液，再用肥皂水和流动水进行冲洗。受伤部位的伤口冲洗后，应当用消毒液，如70%乙醇或0.5%碘伏进行消毒，并包扎伤口；被接触的黏膜应当反复用生理盐水冲洗干净。

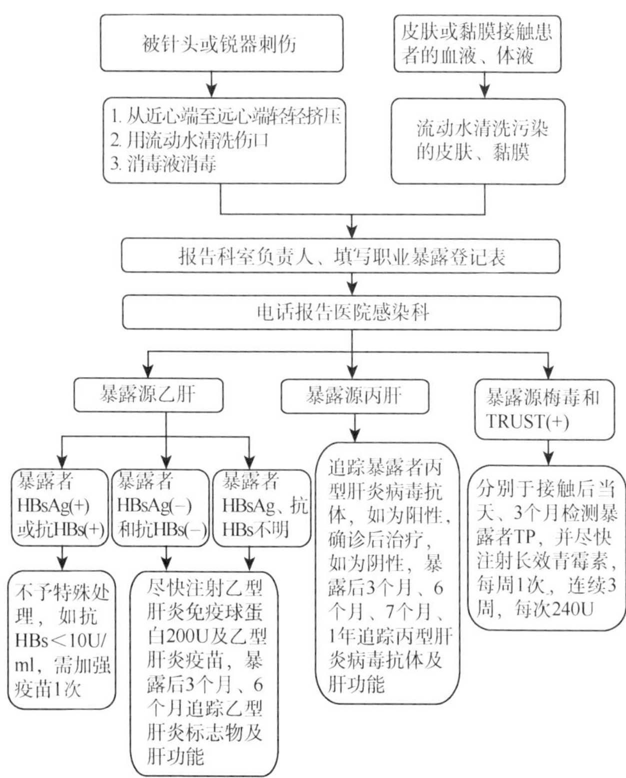

图 4-1 血源性传染病职业暴露的处置流程

HBsAg，乙肝表面抗原；抗 HBs，乙肝表面抗体；TRUST，甲苯胺红不加热血清试验；TP，梅毒螺旋体

（2）如果是皮肤/黏膜暴露，则用肥皂水和流动水清洗被污染的皮肤，用生理盐水冲洗被污染的黏膜。

2. 当事医务人员应认真填写医疗锐器伤登记表，科室主任或护士长签署意见后分别交护理部、感染管理科和预防保健科，并到预防保健科办理相关手续。

3. 预防保健科对医务人员外伤事件发生的情况进行登记，包括发生的时间、地点、经过、具体部位和损伤的情况等，同时进行相关检查和处理。

4. 工作人员发生意外事件后应在 24～48h 完成自身和接触源患者血清的人类免疫缺陷病毒 HIV 和乙肝表面抗原（HBsAg）相关调查，血清学随访时间为 1 年。同时，根据具体情况进行相应处理。

（三）血源性传染病职业暴露后的预防措施及随访

1. 乙型肝炎

（1）接触后预防措施：与接种疫苗的状态紧密相关。

1）未接种疫苗者，应采取注射乙肝免疫球蛋白和接种乙肝疫苗的措施。

2）以前接种过疫苗，已知有反应者，无须处理。

3）以前接种过疫苗，已知没有反应者，应采取注射乙肝免疫球蛋白和接种乙肝疫苗的措施。

4）抗体反应未知者进行抗原抗体检测，如检测结果不充分，应采取注射乙肝免疫球蛋白和接种乙肝疫苗的措施。

（2）随访与咨询：对接种乙肝疫苗的接触者开展跟踪检测。在最后一剂疫苗接种 1～2 个月之后进行病毒抗体追踪检测；如果 3～4 个月前注射过乙肝免疫球蛋白，则抗原抗体反应不能确定为接种疫苗后产生的免疫反应。

2. 丙型肝炎

（1）接触后预防措施：没有推荐采用的接触后预防措施。

（2）随访与咨询

1）接触 4～6 个月之后进行丙型肝炎抗体和丙氨酸转氨酶基线检测及追踪检测。

2）如想早期诊断丙型肝炎病毒感染，应在接触 4～6 周后检测丙型肝炎病毒 RNA。

3）通过补充检测，反复确认丙型肝炎病毒抗体酶免疫水平。

3. 艾滋病

（1）接触后预防措施：尽快采取接触后预防措施，预防性用药应当在发生 HIV 职业接触后 4h 内实施，最迟不得超过 24h。但即使超过 24h，也应实施预防性用药。对所有不知是否妊娠的育龄妇女进行妊娠检测，育龄妇女在预防性用药期间，应避免或终止妊娠。预防性用药的注意事项如下。

1）如果存在用药指征，则应当在接触后尽快开始接触后预防。

2）接触后 72h 内应当考虑对接触者进行重新评估，尤其是获得了新的接触情况或感染源患者资料时。

3）在接触者可耐受的前提下，给予 4 周的接触后预防性用药。

4）如果证实感染源患者未感染血源性病原体，则应当立即中断接触后预防性用药。

（2）随访与咨询

1）接触后应于 6 个月内开展 HIV 追踪检测，包括在接触后的第 4 周、第 8 周、第 12 周及第 6 个月时对 HIV 抗体进行检测，对服用药物的毒性进行监测和处理，观察和记录 HIV 感染的早期症状等。

2）如果疾病伴随反复出现的急性症状，则开展 HIV 抗体检测。

3）接触者应采取预防措施，以防止随访期间再次传染。

4）在接触后 72h 内评估接触者的接触后预防水平，并进行至少 2 周的药品毒性监测。

二、细胞毒性药物职业暴露

伴随着肿瘤发病率逐年上升，细胞毒性药物（化疗药物或抗肿瘤药物）被广泛应用于临床治疗中，细胞毒性药物在治疗肿瘤领域中发挥着不可替代的作用。然而，在医护人员使用细胞毒性药物的过程中难免会发生药物泄漏，这类事件将对医护人员造成严重的健康危害，熟悉并了解细胞毒性药物职业暴露应急预案对减少医护人员自身危害、提高自我保护能力具有重要的意义。

（一）液体细胞毒性药物溢出应急预案

1. 正确穿戴手套、帽子、口罩，对操作人员进行保护。
2. 取有生物安全标识的垃圾袋备用。
3. 取纱布对破碎溢出药物进行清理。
4. 取纱布对药物包装碎片进行清理。
5. 用生理盐水对污染范围中溢出的药品进行稀释清理。
6. 用乙醇进行二次清理。
7. 将处理后的废物统一装入生物安全标示的垃圾袋内，然后扎紧垃圾袋。
8. 按照损伤性废物对废物进行统一处理。
9. 对破碎药品进行登记。
10. 评估本次细胞毒性药物溢出的伤害，以及医学暴露程度进行上报。

（二）普通区域粉剂细胞毒性药物暴露应急预案

1. 正确穿戴手套、帽子、口罩，对操作人员进行保护。
2. 取有生物安全标识的垃圾袋备用。
3. 使用氯化钠对粉剂进行溶解，防止药物飞散。
4. 用乙醇进行二次清理。
5. 取纱布对药物包装碎片进行清理。
6. 将处理后的废物统一装入生物安全标示的垃圾袋。
7. 按照损伤性废物对废物进行统一处理。
8. 对破碎药品进行登记。
9. 评估本次细胞毒性药物溢出的伤害，以及医学暴露程度进行上报。

（三）净化间内皮肤接触细胞毒性药品的处理流程

1. 使用纱布对皮肤上残留的药物进行擦拭。

2. 用清水对细胞毒性药物接触范围进行冲洗。

3. 评估本次细胞毒性药物溢出的伤害，以及医学暴露程度进行上报。

（四）净化间细胞毒性药品入眼的处理流程

1. 使用大量的清水对眼部进行冲洗，冲洗时间不少于15min。

2. 上报医院感染控制科。

3. 联系眼科对眼部进行检查。

4. 评估本次细胞毒性药物溢出的伤害，以及医学暴露程度进行上报。

三、其他职业暴露应急预案

（一）辐射后应急预案

1. 立即脱离放射工作环境，并通知同工作场所的医务人员离开。

2. 上报感染管理科、医务科、院长和市疾病预防控制中心，进行辐射事故的调查和处置；对被辐射人员做进一步的鉴定和治疗。

（二）医患突发事件应急预案

1. 医患冲突发生时，作为医护人员，首先保持冷静，避免情绪化，及时通知保卫科，科室其他医务工作人员应及时劝止冲突双方，及时做好沟通、解释工作，做好现场控制，防止冲突进一步加大或加剧。

2. 保卫科接到通知后，应同时指令安保机动人员及可抽调的固定岗位安保人员赶赴现场进行处理，保卫科负责人应赶到现场进行指挥，相关科室医务人员积极配合安保人员进行处置。

3. 报告医院分管领导及相关职能科室，分管领导及相关职能科室负责人及时赶赴现场进行处置。

4. 经调解或劝阻无效的，立即向公安机关报警，同时报告当地卫生健康委员会，积极配合公安机关及有关部门调查处理。加强人员值班，维护医疗秩序，确保医院工作正常开展。

（余　琴　刘晓艳）

第五章　静脉输液技术新进展

第一节　输液治疗专科护士的发展

一、概　　述

随着诊疗技术的发展和医学分科的不断细化，护理也在朝着专业化的方向发展，在护理工作的众多实践领域中，静脉输液治疗是现如今最常用的临床治疗手段之一，据统计我国住院患者平均输液率为 73.35%，在二级医院甚至可达到 95%以上。而随着护理专业的不断发展，静脉输液治疗也由一项单纯的护理操作技术，衍变为涉及护理、医疗、药剂、感染管理、放射等多学科的交叉科学，由此可见静脉输液治疗也正在走向专业化及现代化，以期提高静脉输液治疗质量，规范静脉输液操作技术，实施成功的静脉穿刺，减轻患者痛苦，减少静脉输液并发症的发生。

二、专 科 护 士

（一）专科护士的概念

专科护士（clinical nurse specialist，CNS）是指在某一特殊或专门的护理领域具有较高水平和专长的专家型临床护士。国内也有学者将“CNS”译为临床护理专家。作为高级实践护士（advanced practice nurse，APN）的一个重要角色，其工作目标在于加快护理专科化、高效率完成专科护理目标、提高护理服务质量和患者满意度、降低医疗成本效益。

（二）专科护士的起源

1900 年美国护理杂志中一篇题为“Specialties in

Nursing”的论文首次提出了专科护理的概念。从1954年开始，在不断提高临床护理质量和护士专业技术能力的形势驱动下，美国专科护士的培养逐渐定位于硕士以上水平的教育，并扩展到临床的许多专业，包括重症监护治疗病房（ICU）护理、急救护理、糖尿病护理、瘘口护理、癌症护理、临终护理、感染控制等各领域，目的是为临床培养高质量的专科护士，提高临床护理实践水平。加拿大、英国等在20世纪60年代也开始实施专科护士培养制度，但与美国所不同的是专科护士的培训并非全部定位于硕士研究生学历教育，而是根据专科特点，设置包括理论、实践、研究等方面在内的专科教育课程进行培训。日本护理协会于1993年成立了专科护士认定制度委员会，并开始在ICU护理、糖尿病护理、感染管理、癌症护理、社区护理、精神护理等13个护理专科领域培养专科护士。20世纪80年代末至90年代初，我国也有护理专家提出在临床专科护理领域培养临床护理专家，我国的专科护士培养也开始逐步发展起来。1996年香港伊利沙伯医院创立了第一间伤口造口护士诊所，同时提供专科护士课程。2000年浙江大学医学院附属邵逸夫医院率先在国内设立了高级临床护士培训班，培养了第一批伤口护士和糖尿病专科护士。2005年香港特别行政区医院管理局对核心能力进行了界定，使之在国内逐渐引起护理管理者的重视。目前，我国专科护士核心能力实践研究主要集中在ICU、急诊科、造口、糖尿病、手术室等领域。相比于欧美西方国家，我国专科护理培养起步较晚，专科护士学历相对较低，专科护士核心能力培养尚处于探索阶段。

三、输液治疗专科护士

（一）输液治疗专科护士的概念

1. 输液治疗 是指将各种药物包括血液输入血液循环

的治疗方法。

2. 输液治疗专科护士 又称静脉治疗专科护士，由于静脉输液护士不局限于掌握静脉通路给药的技术，还包括各种途径的用药——肌内注射、骨髓腔内注射等，同时他们还需要具备药理、儿科、感染控制等多方面的知识，现多称为输液治疗专科护士。他们在输液临床护理领域具有丰富的工作经验，具有先进的专业知识和高超的临床技能，能给患者提供最高质量的护理，能预防或降低差错及减少对患者造成的危害。他们不再是简单的技术操作者，而是以专业、多元、整体的理论，综合考虑医疗、护理、管理、教育和提高患者生活质量等各方面的专门人才。

（二）美国输液治疗专科护士的发展现状

美国于1972年成立了美国静脉输液护理学会(AIVN)，1973年更名为全国静脉输液治疗学会（NITA），1980年更名为静脉输液护士学会（INS）。输液护士资格认证组织（Infusion Nurses Certification Corporation，INCC）成立于1983年,在1985年INCC进行了第一次专科资格认证考试，对通过者颁发了静脉输液专科护士资格证书。在美国，一名专科护士首先必须是一名全科护士，在掌握了全科护士应该掌握的理论和技术的基础上，符合特定的专业护士的准入条件，还要经过专门的培训，才能成为一名专科护士。所以输液治疗专科护士首先必须是一名注册护士，再通过学习输液治疗相关理论知识及操作技能，使其拥有输液治疗护理所必需的专业知识和技能。

美国的静脉输液护理已发展成为一门专业的学科，它不但拥有完善的资格考核与认证制度、规范的继续教育内容与项目、活跃的学术交流与科学研究，还拥有影响力大的协会、实践的标准。美国静脉输液护士协会出版物包括：《静脉输液护理杂志》双月刊,其是一本回顾性的专业杂志，该杂志集中反映了静脉治疗专业领域中临床、管理、人文学和技术发展方面所存在的问题；《新闻专线》双月刊，其是全美国发行的新闻刊物，汇集临床、健康保险条例、药理学、教育及有成就者的最新信息；《静脉输液治疗：临床理论与实践》，其是美国当今标准教材，由广大的静脉输液护理人员编写，该书被视为静脉输液专科护士临床操作的标准参考教材。美国静脉输液护士学会（INS）是目前全球输液治疗护理领域的权威，拥有 50 多个分会，10 000 多名会员，会员遍布世界 30 多个国家，其中 93.5%为注册护士，6.5%为其他专业人员（医生及药剂师），30%的注册护士拥有静脉输液专科护士资格认证证书（CRNI）。

（三）我国输液治疗专科护士发展现状

我国输液治疗护理专业化发展起步较晚，1999 年 12 月，成立了中华护理学会静脉输液专业委员会。专业委员会通过定期举办静脉输液理论与技能学习班的形式，推广静脉输液治疗护理的新理论、新技术、新方法。2000 年以后在全国其他地区成立了静脉输液专业委员会，专业委员会主要开展静脉输液治疗学术交流与主题讲座。2005 年元旦前，四川大学华西医院正式开班培训静脉输液专科护士，随后，成立了静脉输液小组，专门从事静脉输液护理。近几年，专科护士培训基地得到很大的发展，全国大部分省市已有确定的三级甲等医院专科护士培训基地，包括理论课程和操作技能的学习，理论与实践的课时比通常为 1∶2，培训时间 3 个月至 1 年。专科护士的学历以大专为主，经过理论及专业技能培训合格后获得相应资格证书，为输液专科护士的职业生涯带来一定的机遇和挑战。有相关调查结果显示，2012 年北京地区的 59 所医院中有 43 所医院成立了静脉输液小组（72.88%）；56 所（94.92%）医院每年进行静脉输液相关培训；47 所医院的 198 名护士曾接受过静脉输液专科护士培训。2012～2013 年，对新疆地区 17 所医院进行问卷调查的结果显示，17 所医院中有 9 所（52.94%）设立了静脉输液管理委员会，5 所（29.41%）设立了经外周静脉置管门诊，所调查医院均进行了静脉输液专科护士的培训。

（四）输液治疗专科护士工作职责

美国静脉输液护理学会认为：输液治疗专科护士应参与整个输液治疗的实施过程，保证提供安全、优质的输液治疗护理，同时应注意控制成本。主要工作职责如下。

1. 进行静脉穿刺及与输液相关的所有操作、护理，检查外周静脉导管穿刺点，常规更换敷料、导管、穿刺部位等。每日进行各种静脉穿刺，导管的收集整理、观察和维护，以及化疗给药、血液成分输注、血气技术操作、胃肠外营养等。

2. 在美国《输液治疗护理实践标准》的基础上制订、实施和严格遵守输液的制度和程序。

3. 通过主动参与专业教育、科研和发展新技术来推进输液治疗护理的专业实践。

4. 为医疗专业人员、患者、患者家属、社区及相关行业的人员提供咨询。

5. 对临床使用的医疗产品（用于静脉治疗方面的）进行评估。

6. 参与管理程序预算，保证以最经济有效的支出达到最满意的护理质量。

7. 参加相应的管理委员会，参与护理质量、护理效果的考核评价工作和成本效益的核算工作。

（朱红彦　廖　霞）

第二节　《输液治疗实践标准》解读

一、概　　述

美国静脉输液护理学会（INS）是目前全球静脉治疗领域中公认的权威机构，组织成员包括静脉治疗护士、药剂师及医生。INS 有诸多出版物，其中《输液护理实践标准》是指导临床达到输液最佳实践的重要指南。从 1980 年起至今先后发布了 7 版静脉输液的标准，尤其是 2006 年后每 5 年更新一版，这充分说明了输液实践在患者输液安全方面的重要性。2016 年 11 月，在北京护理学会举办的第三届国际静脉治疗大会上，美国 INS 2016 版《输液治疗实践标准》中文版发布。该标准在护理操作、患者护理、文书记录、感染控制、设备、工具、穿刺部位的护理和维护、并发症的处理、专业人员培训等方面进行了全面的规范，将安全输液放在了非常重要的位置，为我国护士在解决临床输液中出现的问题提供了参考和帮助，将有助于促进我国静脉治疗专业的发展。美国 INS 2016 版《输液治疗实践标准》共有九部分 64 个章节，以最新临床研究为依据，以循证为基础更新输液理念，同时提供了指导临床安全实践的框架，以保证患者获得最好的预后。

（一）输液治疗科学演变的循证依据

新版标准循证依据的分级标准及强度排序发生了一定变化，在 2011 年旧版标准中，Ⅰ级证据占 3.8%，属于最高级，在 2016 年新版标准中，Ⅰ级证据增长至 5.8%，证明文献中有更多结果一致的可靠研究来支持实践。与此相反，最低等级Ⅴ级证据百分比从 2011 年旧版的 67%下降至 2016 版的 46%，同时 2016 年新版标准新增 350 多条参考文献以支持标准的可参考性和专业性，更多强有力的证据为临床工作者提供信息和数据。

（二）名称调整

首次将题目《输液护理实践标准》更名为《输液治疗实践标准》，由“护理”到“治疗”，这一变化是输液实践理念的重要变化，顺应了当今医疗领域的跨专业合作趋势，输液治疗不再专属于某一类临床工作者，而是所有在临床实践中接触到输液治疗的临床工作者的责任。例如，药剂师、医生、B 超技师等都有相应责任。

（三）针对治疗方案评估的更新

与旧版标准相比，新版标准在治疗方案评估和患者情况评估方面作了较多的更新和修订，比旧版更具体、更有可操作性，传递出开拓静脉治疗思维模式的信息，从临床工作者和患者的角度出发，为输液治疗实践提供理论指导。新版标准全面综合社会心理学和社会经济学因素、静脉血栓的风险因素、输液治疗目的、输液疗程、输液速度，以及 pH 和渗透压等药液性质等制订输液治疗方案。其包括以下方面。

（1）新版标准对患者护理适用场所进行了修订，适用于所有血管通路装置置管和维护的患者护理场合和实践输液治疗的场所。

（2）血管通路装置的新版标准首次将新生儿、儿童、孕妇和老年患者独立为专科患者群体，为其提供个性化、可以配合和适龄的护理，同时要求对专科患者群体实施治疗实践时考虑并评价社会心理学和社会经济学因素。

（3）血管通路装置的新版标准推荐对于侵入性操作（如中心静脉通路装置的置入）和治疗须获得知情同意，旧版标准尚未细化到提及侵入性操作的知情同意。

（4）血管通路装置的病历记录新增了适宜于专科患者群体（如年龄特异性）的标准化评估，建议根据需要和组织政策提供照片，评估内容包括静脉炎、渗出和外渗，可保证首次部位确定及随后每一次部位评估的准确性和可靠性。

（四）血管通路装置的选择与置入

该部分是新标准修订中变动最大的一处。血管通路装置的选择与置入中的穿刺部位评估、穿刺工具选择等与旧版标准相比，新版标准将安全输液放在了非常重要的位置。

1. 血管通路装置的选择　新版标准建议制定血管通路

的治疗计划时应考虑外周静脉的保护，对于头皮钢针仅适用于单剂量给药，不可留置。选择适用于规定的治疗和满足患者需要的最小规格的外周导管，大多数输液治疗应考虑 20～24G 的导管，新生儿、儿童及老年人应考虑 22～24G 的导管，需要快速输血时考虑更大规格的导管，在旧版标准中无相关内容。新版标准建议根据患者治疗时间选择外周静脉导管长度。输液时间少于 6d，建议使用外周静脉短导管；治疗时间为 1～4 周，建议使用中等长度导管；对于静脉穿刺困难的患者，建议使用血管可视化技术来提高穿刺成功率。同时也明确提出外周静脉短导管应避免连续输注发疱剂、肠外营养液、渗透压超过 900mOsm/L 的液体。如果需要使用留置针短时间输注发疱性药物，其时间应限制在 30～60min，禁止通过输液泵进行给药，每推注 2～5ml 或滴注 5～10min 就应评估并确认静脉回血情况。制定中心静脉通路装置应用指征的循证列表，以减少建立不必要的中心静脉通路，这也是 2016 年新版标准的新增内容，选择 PICC 时应权衡患者的风险与利益。

2. 穿刺部位的选择 留置针应既满足整个治疗疗程的需要，又便于留置，对于成年患者，2016 年新版标准推荐使用前臂血管穿刺并留置，其可增加留置时间，减少留置期间的疼痛，有助于自我护理，并防止意外脱管和堵管，除非有必要，否则应避免使用下肢静脉，因为它会导致组织损伤、血栓性静脉炎和溃疡，避开手腕内侧、关节和疼痛区域，避免疼痛和桡神经损害，避开有开放性损伤、感染的远端部位，偏瘫侧肢体、乳腺手术侧、行腋窝淋巴结清扫术侧、动静脉造瘘侧均应避免穿刺。对于儿童，可选用手背、前臂及腋窝以下的上臂部位的静脉，避免肘部区域。对于婴幼儿，可选用头皮静脉，尚未行走的小儿可选择脚部的静脉。婴幼儿进行先天性心脏病治疗过程后，锁骨下动脉的血流可能会减少，因此，右上臂的静脉应避免使用。相对于旧版标准，新版标准对新生儿及儿童输液提供了更具体、更有可操作性的指导。

3. 穿刺次数 由于多次不成功穿刺将造成患者疼痛、延迟治疗、限制将来的血管穿刺、增加成本和并发症的风险，因此，2016 年新版标准明确规定每位操作者血管穿刺的次数不应超过 2 次，总尝试次数不得超过 4 次。对于穿刺困难的患者需对其血管通路装置需求进行评估，并通过与团队合作共同讨论最佳方案。

4. 穿刺部位的准备 2016 年新版标准进行皮肤消毒时首选含量大于 0.5%氯己定乙醇作为皮肤消毒剂，在外周静脉短导管置入时保持无菌操作。但对于早产儿、体重低及出生不足 14d 的新生儿，谨慎使用，因其对皮肤有化学性灼伤，同时应该避免使用碘酊，因其对新生儿的甲状腺有潜在的毒害作用。外周静脉穿刺不严格要求使用无菌手套，但应使用一双新的一次性非无菌手套及“非接触式”技术，即在皮肤消毒后不能碰触穿刺部位。

5. 冲封管标准 2016 年新版标准对冲管和封管标准进行了修订，推荐在每次输液之前，应冲洗血管通路装置并抽回血，以评估导管功能，预防并发症。而旧版指南仅推荐冲洗血管通路装置，并未要求抽回血。新标准推荐所有血管通路装置的冲管和封管应该使用单剂量系统，如单剂量小瓶或有标签的预充式冲洗器，不可将静脉输注溶液的容器（如输液袋或输液瓶）及无菌水作为冲管液的来源。因为有大量的文献和循证支持预充式导管冲洗器在减少污染、提高工作效率等方面都有卓越表现。如果使用输液袋中的生理盐水，不仅会带来污染及针刺伤的风险，而且也不便储存，如果标识不当，还会带来错误用药的风险。

6. 导管的拔除 应每日评估每个经外周静脉置入中心静脉导管和非隧道式中心静脉导管通路装置，当出现未能解决的并发症、终止输液治疗或护理计划中确实不需要时，应该拔除血管通路装置。导管最佳留置时间尚不可知，不能仅根据留置时间的长短而判断是否拔除血管通路装置。对于不再需要或≥24h 未使用的外周静脉留置针应拔除，经颈外静脉置入的外周静脉留置针应 96h 内尽快更换位置重新置管，任何在紧急情况下或不理想无菌条件下插入的导管应在24～48h内尽快拔除。当拔除中心血管通路装置时，排除禁忌证的情况下让患者处于平仰卧位或特伦德伦伯卧位（垂头仰卧位），防止发生空气栓塞。静脉导管拔除后应检查导管的完整性，PICC、CVC、植入式静脉输液港（PORT）还应保持穿刺点24h密闭。

（五）危险废弃物和锐器物的安全性

所有医疗机构都应按照职业安全与健康管理局的血源性病原体预防标准制定暴露控制方案，工作场所应配有安全设计装置并持续使用，例如，可以隔离或消除血源性病原体危害的自带护套的针头，考虑使用安全设计装置预防针刺伤害。据不完全统计，80%～90%的医护人员医源性感染是由针刺伤害所造成的职业暴露而引发的。全球每年约有20万名护士被针头刺伤，存在感染20多种血源性疾病的风险。由此可见，医护人员的针刺伤是一个无法回避的问题。

（六）静脉治疗输液团队

2016年新版标准新增了静脉治疗输液团队，此团队根据满足患者和医疗机构需求的服务范畴设立，强调血管通路装置置入和维护交由经培训、有能力的专人/专业团队完成，包括外周静脉穿刺、血管通路装置的每日评估、敷料更换、输液工具的评估。

（廖　霞　钟尚洁）

第三节　静脉输液治疗的发展

一、概　　述

随着医学护理学的发展，从单纯的疾病护理发展到以患者为中心的整体护理，静脉输液的安全性、科学性和有效性也在不断提升。静脉输液治疗始于 17 世纪，历经近 500 年的波折，在 20 世纪逐渐形成一套完整的体系，在静脉治疗理论、技术、工具、设备等方面取得长足进步，从单纯的输液工具——头皮针，发展到静脉留置针、CVC、PICC、PORT 等各种输液工具的选择。目前各种输液工具正以前所未有的速度在临床上普及和应用。只有掌握各种输液工具的应用、掌握更多的新技术，才能使我们更加科学有效地进行时间管理，提高工作效率，减轻患者痛苦，提高护理水平。

二、静脉输液治疗的发展历程

（一）静脉输液治疗的早期实践（17 世纪）

输血概念是静脉输液治疗的开端，人类输血史上最早的记载出现于 1492 年罗马教皇英诺森八世。虽然从现代观点来看，这样的输血无异于谋杀，但它毕竟是人对人输血的开端，具有重要的历史意义。1615 年，德国化学家将输血方法编著成书，重新提出人对人输血的概念，但当时还不能进行实际操作。经过几个世纪后，人对人输血才成为可能，又经过了更长的时间才出现安全输血技术。

（二）静脉输液治疗发展的里程碑（19 世纪）

1. 输血治疗 1834 年，英国生理学家及产科医生 James 成为第一位同种输血的成功者，但是当时由于对血型缺乏了解，输血并发症的发生率极高，输血的成功或失败也缺乏科学解释，只能被认为是运气。

2. 静脉输液治疗 1831 年的欧洲霍乱是静脉输液治疗发展史上的一个重要事件。英格兰医生经静脉给霍乱患者输入大量煮沸后冷却的盐水，使患者的症状得到较前显著的改善，被认为是第一位成功奠定人体静脉输液治疗模式的医生。但 1835～1890 年，静脉输液技术发展缓慢。

3. 输液相关的感染控制　19 世纪中后期，对细菌学、药学、病理学的不断了解促进了新方法的产生。维也纳产科医生首次发现洗手与预防感染之间的相关性，从而减少了 1846 年期间 90%的产妇死亡。德国病原细菌学家罗伯特·科赫分离出多种病原微生物，使人类对疾病的认识进入全新时代，无菌技术日益受到重视。

（三）静脉输液治疗的快速发展（20 世纪）

1. 输血治疗　1900 年，奥地利维也纳大学病理解剖研究所助教发现有些人的血清会与某些人的红细胞发生凝集，确定了人类最初的三种血型，即 A 型、B 型、O 型，开辟了现代输血的道路。1902 年，捷克医生发现人的第四种血型（AB 型），从而确立了 ABO 血型分类，使得经静脉输血成为安全的急救手段。

2. 静脉输液治疗　当时困扰医生的主要问题是静脉输液治疗过程中发生的感染和热原反应。1925 年，最常用的静脉液体是生理盐水。1925 年之后，葡萄糖被广泛制造等渗液体并提供热量。20 世纪 60 年代，静脉输液治疗迅速发展，有超过 200 种静脉输注的液体可供选择，静脉给药方式变得多样化，滤器和电子输注装置得到广泛应用。

三、静脉输液治疗器材的发展

（一）静脉输液穿刺工具的发展

1. 1956 年，英国医生克里斯多夫和罗伯特用羽毛针头将药物注入犬的静脉内，后来羽毛针头被金属针头代替。

2. 1957 年，发明头皮针，在针头固定方面起了积极作用。

3. 1964 年，发明套管针，可在外周静脉留置。至今套管针的材质、功能也发生了很大变化，从原来满足输液需要套管针发展到降低患者输液并发症、减少医护人员针刺伤等安全留置针。

4. 20 世纪 40 年代，中国引入静脉输液治疗，自静脉输液技术开展以来，长期使用的头皮钢针作为外周浅静脉输液工具。20 世纪 80 年代，静脉留置针进入中国，当时仅限于手术室、ICU 及急诊科使用，初期使用的静脉留置针为生物原材料制成的开放式套管针。20 世纪 90 年代后静脉留置针逐渐在临床广泛应用。2003 年，安全型静脉留置针上市。

（二）中心静脉输液穿刺工具

1. 1929 年，德国医生 Forssman 在患者肘部通过穿刺针将 4F 的导尿管置入上腔静脉，成为历史上将外周静脉插入中心导管的第一人。

2. 1952 年，Arbaniac 首次报道经锁骨下静脉置入中心静脉导管。

3. 20 世纪 20 年代，经外周静脉置入中心静脉导管，其效果和安全性获得一致肯定。

4. 20 世纪 80 年代又出现了 PORT。

5. 20 世纪 90 年代末，PICC 从美国引入中国，北京协和医院率先在临床使用。PICC 因其具有留置时间长、安全性较高、并发症少、感染发生率较低等优点，在临床得到广泛使用。21 世纪初期，完全 PORT 进入中国，CVC 的应用得到进一步发展。

随着各种 CVC 穿刺技术日趋成熟,CVC 逐渐在临床得到推广应用，减少了患者长期反复穿刺的痛苦，降低了静脉穿刺并发症，为患者提供了安全、方便的静脉途经。

四、输液辅助工具的进展

（一）输液敷贴的种类

目前市场上输液敷贴数不胜数，常见的敷贴包括纱布敷料、透明敷料、水胶体敷料等，以下就敷料在使用过程中的优缺点作一个简单的比较。

1. 纱布敷料　由编织或非编织材料制成，以棉花材料居多，有多种不同形状和尺寸，纱布敷料应该每 2 天更换 1 次。纱布敷料的优势是便宜、易于获取。缺点：妨碍对穿刺点的观察；去除局部纱布敷料时，由于看不见，导管移动风险增加；固定导管不牢固等。

2. 透明敷料　也称薄膜类敷料，通常由聚氨酯等聚合材料制成，美国疾病控制与预防中心、美国静脉输液护理学会等权威机构首推使用透明敷料来固定导管，透明敷料应该每 5～7 天更换 1 次（注意透明敷料之下放置纱布敷料应被视为是纱布敷料，应每 2 天更换 1 次）。如果穿刺部位出现渗液、疼痛或感染的其他症状，或在敷料下发现潮湿、渗液或血液时，以及敷料有可见污渍、失去完整性、松动或移位时，应立即进行穿刺部位的护理，包括皮肤消毒和更换敷料。透明敷料的优势：便于观察穿刺点、贴合性较好；具有半通透性，允许氧气和水蒸气透过，同时可以阻止水和细菌通过。缺点是易出现卷边、潮湿等情况。

3. 水胶体敷料　具有一定的渗液吸收能力，含有胶体颗粒，如甲基纤维素、明胶或果胶，当与渗液接触时可以转变为胶冻样物质。水胶体敷料一般具有较强的黏性，使用时需要一定的技巧和遵循厂家的使用指导等，如无明显渗液，可以 5～7d 更换 1 次。水胶体敷料不同于普通输液薄膜，临床上常用于静脉炎的预防和治疗，具有较好的吸收性和透气性，可吸收皮肤汗液和穿刺点渗液、渗血，防止浸渍和膜下积液，降低多汗患者的 PICC 滑脱率，延长输液管道留置时间。渗出物的吸收有利于预防细菌滋生，同时，水胶体的亲水微粒与创面渗出液相互作用，在创面形成一层湿润的胶状物，防止细菌入侵。有研究证实，水胶体透明敷料能够降低 PICC 置管的感染率。缺点：摩擦部位的敷料边缘容易卷边；由于黏性较大，如果使用较短时间就去除，皮肤可能被损伤。

（二）液体容器的发展

1. 玻璃瓶 传统的输液容器为玻璃瓶，其已有近百年的发展历程，经过几次变革，至今仍有各种玻璃瓶在临床应用。

2. 塑料瓶 塑料精炼技术促进了输液器具的发展，塑料被广泛用于生产输液器具和液体容器。日本在1965年率先开发出聚乙烯塑料瓶作为输液容器。塑料瓶最大的缺陷是只能采取半开放输液方式，药液易受污染。

3. PVC 软袋 玻璃瓶和塑料瓶输液容器存在一个共同缺点，即输液产品在使用过程中需形成空气回路，外界空气进入瓶内形成内压使药液流出，因而增加输液过程中的二次污染和交叉感染的机会。为了解决玻璃瓶和塑料瓶自身特性造成的缺点，PVC 软袋包装应运而生。PVC 软袋材料含有聚乙烯单体，不利于人体健康，目前国家已基本禁止此类产品的生产和使用。

4. 非 PVC 软袋 非 PVC 多层共挤膜是由聚丙烯、聚乙烯等原料以物理兼容组合而成，因其具有材质稳定、无须空气回路、具有自身平衡压力、无交叉污染且可回收、无环保风险等特点，自20世纪80年代末得到迅速发展，成为第三大输液中的主力产品。

（三）静脉输液辅助器械的发展

1. 静脉穿刺辅助设备 常规静脉穿刺是在灯光或自然光下凭借护士的个人经验及触觉、视觉等进行。20世纪以来，人们尝试将静脉显示仪、静脉定位仪用于手背浅静脉穿刺，红外线照射皮肤时，由于静脉血液中的血红蛋白吸收峰值最高，静脉影像即在皮肤表面显现出来，可以协助护士快速准确定位血管，成功进行静脉穿刺。特别是在外周血管条件较差的情况下，其能提高穿刺成功率。目前这类仪器较多，有国产的静脉穿刺引导仪、进口的 AccuVein AV300 和近红外线血管成像系统（near-infrared vascular imaging system）等。

2. 输液泵　现代的输液方法采用泵控驱动的原理，在依靠重力完成输液的同时还可以通过滴数计数系统来控制速度，当滴数超过预设值时会引发系统发出报警，对药物进行精确剂量的控制和监测，使输液治疗精确和安全。国外对智能型输液泵的研发较早，日本、美国、德国等于20世纪80年代末开始研制输液泵。

（四）静脉输液方式的演进

1. 全开放式输液　20世纪30年代以前，全开放式输液方式广泛应用于临床。20世纪70年代以后，玻璃瓶全开放式输液方式逐渐被淘汰。20世纪80年代以前，我国静脉输液方式以全开放为主，且输液橡胶管消毒后重新使用。

2. 半开放式输液　中国大冢制药有限公司于20世纪80年代引进第一条塑料瓶生产线，从而我国塑料输液包装开始正规的工业化生产，推动了我国半开放式输液的开展。虽然半开放式输液系统管采用一次性和相对封闭的处理方式，但在使用过程中仍需在瓶口胶塞处插入空气排气针，因此，空气中的微生物及微粒可通过空气排气针进入输液，对人体造成不良影响。

3. 全密闭式静脉输液　自从20世纪50年代塑料软袋包装输液问世以来，一种更新概念的全封闭式输液开始在临床应用。软袋输液采用聚异戊二烯胶塞可明显减少输液中微粒数目，提高输液安全性。1970年，美国百特国际有限公司成功推出全封闭式静脉输液软袋，成为第一个获得美国FDA认可的输液软袋。我国于20世纪90年代末引入全封闭式静脉输液。

五、静脉输液学术组织

（一）美国静脉输液治疗学会

1972年12月，美国成立静脉输液护理学会（AAIVN），

1987 年改为静脉输液治疗学会（INS）。其宗旨是使静脉输液治疗这项特殊的实践标准化，最终目标是在世界范围内使所有需要接受静脉输液治疗的个体和所有接受静脉治疗的患者在静脉治疗与花费上得到最有效的保证。

（二）美国血管通路协会

美国血管通路协会创始于 1985 年，旨在促进新兴的血管通路专业知识，利用专业化实践及公众教育的方式提高患者治疗效果，并与设备制造界的合作伙伴带来血管通路的循证创新。

（三）中华护理学会

中华护理学会是中国护士的群众性学术团体，于 1908 年 8 月在江西成立，1999 年静脉输液分会成立。其宗旨是团结广大护理工作者，繁荣和发展中国护理科学事业，促进护理科学技术的普及、推广和进步，为人民健康服务。

（廖　霞　李成燕）

第四节　静脉输液理念的变化

一、“一针治疗”“无钢针”病房

1. 钢针：在临床工作中，“以患者为中心”，根据患者的病情、疗程、药物来选择合适的静脉输液工具，除了静脉采血外，应对“钢针”零容忍。美国 INS 2016 年《输液治疗实践标准》指出，制定血管通路的治疗计划时应考虑对外周静脉的保护，头皮钢针仅适用于单剂量给药，不可留置。

2. 穿刺工具的选择：输液时应根据疗程选择相应的穿刺工具，2016 年新版标准指出，在满足输液治疗要求和患者需要的前提下，以选择最小、最细、最少腔的导管为宜。大多数输液治疗应考虑20～24G的导管，新生儿、儿童、老年人应考虑22～24G的导管，需要快速输血应考虑更大规格的导管。一般头静脉适合留置针的穿刺与置管，贵要静脉适合PICC置管，锁骨下静脉适合CVC置管。

3. 穿刺导管的留置时间：2016年新版标准指出，血管通路装置的拔除不能仅依据留置时间，因为目前并未确定最佳的留置时间，短导管若不再属于护理计划的一部分或已有24h或更长时间未使用，应拔除外周静脉导管。2013年，国家卫生和计划生育委员会发布的《静脉治疗护理技术操作规范》中明确规定，一般静脉留置针的留置时间为72～96h，中等长度导管为2～4周，经颈静脉穿刺的CVC为1～7d，PICC可留置4周至1年或以上。对于外周静脉留置针，在输注对血管有刺激的药物如造影剂、麻醉药物后宜进行更换，出现静脉炎等并发症时应立即拔管，更换新的部位重新置管。在临床工作中，应结合患者的情况，如患者的病情、血管情况、穿刺点周围有无红肿热痛等来决定导管的留置时间。

4. 穿刺部位的选择：传统的静脉输液教学中输液血管的选择是从远心端向近心端，从小血管到大血管，随着输液工具的变化、输液需求的提高及对静脉输液的危险原因认识的深入，现在输液治疗应根据患者的病情、疗程的长短、输液的速度、药物的特性选择不同的血管及不同穿刺工具。在2016年新版标准中推荐使用前臂血管穿刺，选择比较粗、直，避开静脉窦的血管进行穿刺，可以适当增加留置针的留置时间，减少留置期间的疼痛，并可以有效防止意外脱管或堵管。

5. 在输入化疗药、刺激性强、pH高、渗透压大、毒性大、发泡剂等药物时，应选择管壁粗、血流快的血管，并进行相应的输液工具选择，如根据疗程选择CVC或PICC置管，以防止并发症如药物外渗等的发生。

二、合 理 用 药

（一）国家层面

2013 年，国家卫生和计划生育委员会发布的合理用药十大核心内容中提到，要遵循“能不用就不用，能少用就不多用；能口服不肌内注射，能肌内注射不输液”的原则。

（二）医院层面

根据国卫办医发〔2015〕43 号文《抗菌药物临床应用指导原则》，笔者所在医院更新颁发了《四川大学华西医院围手术期预防性应用抗菌药物指南及规定（2015 年修订版）》，明确指出在有预防用药指征的情况下，规定的围术期抗菌药物的使用规则。

（三）科室管理层面

在科室临床工作中，已由单一的医生下医嘱、护士执行，转变为多学科合作，即由医生、护士、药剂师共同合作。

1. 每个科室配有专门的临床药剂师，专门为各个科室提供临床药物的使用规范，答疑解惑，促进科室正确地使用药物，定期对科室医生、护士进行合理用药的培训；临床药师在审核医嘱进行发药时，如果发现临床用药不规范、不正确，会及时通知临床科室，督促正确用药。

2. 医生在医院管理信息系统下达医嘱时，可查询药物的剂量、用法，医院管理信息系统还会针对毒麻药、高危药等弹出重要提示信息，督促医生正确下达医嘱。

3. 护士在查看医嘱时，如果对医嘱中用药有疑问，可与医生进行有效沟通，可电话咨询临床药剂科，以便在临床工作中能有效地合理使用药物。临床护士在进行静脉输液治疗时可根据药物的性质进行有效的血管通路、输液器材选择。

4. 在有新药物进入临床或某种药物有新的使用规定时，临床药剂师会到科室和医生、护士一起学习。

三、安全输液

在新标准中，首次将《输液护理实践标准》更名为《输液治疗实践标准》，由“护理”到“治疗”，这是在输液实践理念的重要变化，意味着输液治疗已经不再是护士的专属工作，而是所有在临床实践中接触到输液治疗的临床工作者的责任，如医生、药剂师等都有相应的责任。

1. 医生根据患者的病情，正确合理地用药，下达准确的医嘱。

2. 临床药剂师对临床医嘱药品进行审核、发药。

3. 有良好的配液环境，严格进行无菌技术及手卫生，防止药物在配置时发生污染，药品应现配现用。

4. 在配液、输液治疗时应严格执行查对制度，防止发生用药错误。

5. 选择合适的输液工具，有效地保护血管，减少反复穿刺及静脉治疗的并发症。

6. 在输液过程中，加强巡视，防止或及早发现输液反应的发生，并进行积极有效的处理。

四、主动静脉治疗

随着护理技术的不断发展、医疗水平的不断提高及患者需求的增高，静脉治疗理念也从以前的“被动静脉治疗”转变为“主动静脉治疗”。

1. 被动静脉治疗　是指以完成任务性质、习惯性的器材使用，不对患者做全面、准确的评估；患者入院后使用外周通道器材进行静脉输液，导致频繁地更换外周静脉治疗器材，对患者进行反复的穿刺；有可能因为药物的特性引起严重的并发症，可能最终丧失外周静脉穿刺的机会、延误给药、中断治疗等。

2. 主动静脉治疗 是指在患者入院后，进行静脉治疗前，对患者的病情、治疗、血管的情况、置管器材进行评估，选择合适的血管通路器材的工作模式。对患者进行有效的评估后，选择合适的穿刺留置工具对患者进行静脉治疗，并对患者进行健康宣教。此方式可以减少静脉治疗引起的并发症，使治疗不会因为血管通路的问题而中断，保证输液治疗的持续性，提高患者的满意度。

（李成燕　廖　霞）

第五节　拔针与按压方法

在临床工作中，静脉输液是临床护理最基础的内容之一，拔针是静脉输液的最后一道环节，但拔针后却常遇到穿刺点渗血、皮下肿胀、局部瘀斑等并发症，给患者带来不必要的疼痛，甚至被误认为其是护士穿刺技术不熟练造成的，同时也不利于护士进行下一次穿刺。有研究认为，拔针的最佳时机为输液瓶内的液体流尽，输液管内残留液面下降速度明显减慢或停止，此时残留量为（2.2±0.7）ml，可为每位患者减少 18ml 药液的浪费。当输注贵重药物时，可嘱患者平卧，将输液器提高，液面不再下降时拔针，可最大限度地减少药物的“合理浪费”；也可以使用生理盐水进行冲管。在临床工作中，为了减少拔针后的并发症，经过各位护理前辈、同仁的研究，以及临床经验的累积，总结出了多种拔针和按压方法，其都是以患者为中心，能有效地减轻患者的疼痛和并发症。

一、拔 针 方 法

（一）快速拔针法（传统拔针法）

1. 方法 在输液完成后，关闭输液器开关，取下出穿刺部位固定的胶布，用棉签按压穿刺点上方快速拔除针头，并按压 3～5min。

2. 缺点 血管壁被压扁，针头紧贴血管壁，针尖斜面受到的压力越大，摩擦力越大，产生的切割力也随之增大，拔针后可出现疼痛、皮下血肿。

（二）缓慢拔针法

1. 方法 其是吉爱平等研究的缓慢拔针法，用干棉签轻压穿刺部位缓慢拔针 1～2s，再施压 1～5min 至不出血。

2. 优点 可避免由于快速拔针对血管壁和皮肤产生的切割力和摩擦力，从而达到减轻患者痛苦的目的。

（三）先慢后快拔针法

1. 方法 李宏研究的先慢后快拔针法是用左手拇指和示指按压穿刺部位皮肤，右手顺血管缓慢拔针至穿刺部位时加快拔针速度；周家群等研究的反折头皮针先慢后快拔针法是在拔针前将头皮针反折，缓慢拔针，当针头即将拔出血管壁时加快拔针速度，拔出体外，同时按压敷贴。

2. 优点 减少针头与血管壁的摩擦，不产生切割力，对血管壁的损伤很小，所以患者痛苦小，皮下淤血的发生率也小，患者容易接受。

（四）反折式拔针法

1. 方法 在输液完毕时，不关闭输液器，不提前按压穿刺点，左手用干棉签置于穿刺点上方或轻轻按压带有无菌脱脂棉的输液贴上方，右手反折头皮针软管，拔除针头。

2. 优点 可降低拔针后皮下出血率。吕凤丽研究显示，关闭输液器后拔针皮下淤血的发生率可达 11.9%，而反折式拔针法皮下淤血发生率为 1.98%。

（五）抬针柄拔针法

1. 方法 沈静之研究表明，在输液完毕时，分离输液贴，用左手示指按压针尖的近心端，右手持针柄略抬高与皮肤成一定角度，快速拔针。

2. 优点 针柄与皮肤表面成一定角度的夹角拔针，可明显减少摩擦力，从而显著减轻拔针时的痛感。

（六）不施压拔针法

1. 方法 吉爱平等采用不施压拔针法进行按压，在输液完毕时取下胶布，以干棉签先轻微按压穿刺部位，拔出针头后再施压穿刺部位 1～5min 至不出血为止。

2. 优点 能有效减轻疼痛。汤小春等研究显示，拔针时左手将无菌棉签放于穿刺点上方，切忌用力，拔针后迅速用左手拇指按压穿刺点上方 3min，此法拔针后无痛率达 74%，轻微疼痛为 26%，很痛为 0。

（七）抬臂快速拔针法

1. 方法 在输液即将完毕时嘱患者抬高输液肢体前臂 45°，保持 1～3min，待输液完毕时，不关闭输液器开关，用左手的拇指顺血管纵轴方向按压穿刺部位，在针头拔出刚要离开皮肤时，迅速用棉签压住穿刺点 3～5min，力量适当。

2. 优点 当肢体抬高后可减少肢体远端浅静脉压力，血管相对充盈，血流减少，血管内压力降低，血液不易渗到皮下，减少皮下淤血；同时，血流减少可使皮肤温度下降，末梢神经敏感性降低。不关闭输液器开关，针梗在没有施压的漂浮状态下拔出，减少了针梗和皮肤及血管壁的直接摩擦力，使疼痛和出血率降至最低。

二、按 压 方 法

（一）护患协作式按压法

1. 方法 王翠等研究的护患协作式按压手法是指护士

指导患者将一手的示指和中指垂直血管方向压于输液贴上方，护士左手示指与中指贴于患者示指与中指指背上与患者同时按压，另一手迅速将针拔出，嘱患者按压 5min，护士则不再按压，患者对此方法的满意度达 100%。于芳的研究方法是快速拔针的同时抓住患者未穿刺侧小鱼肌部位，向下稍用力按压患者的手，嘱患者按压 4min 后再去除敷贴。

2. 优点　这种新型的“非交换式按压”方法使局部血液形成阻断-凝血过程，无恢复过程，有效避免了皮下淤血的发生。研究结果显示，拔针后疼痛、针眼出血、皮下淤血等情况明显低于传统按压法。

（二）大面积按压法

在临床实际操作中，每位护士的进针手法不同，很多时候针头先穿刺皮肤，后在血管上方平移一小段距离后再刺入血管壁，这样就会使得皮肤和血管的针眼不在同一位置。在按压时如果只是小面积按压针眼而忽视血管针眼就很容易出现皮下淤血、血肿的迹象，从而破坏皮肤和血管的条件，给再次穿刺带来困难，也给患者带来痛苦，影响后续治疗。

1. 方法　单伟颖等在拔针时先用大拇指横向按压针眼处，当针头拔出后拇指逆转与受刺血管平行按压，使皮肤针眼与血管针眼同时受压。

2. 优点　结果显示，传统按压法出血率为 3.66%，瘀斑率为 15.85%，而大面积按压法出血率为 1.22%，瘀斑率为 4.88%，效果明显。

（三）纵行棉签按压法

1. 方法　郗奉菊等研究了保留输液贴加纵行棉签按压法是将干棉签平行血管轻放于穿刺针眼上，左手示指和中指固定棉签和输液贴，右手拔针后嘱患者按压 4min。

2. 优点　此方法总淤血率为 8%，相比传统按压法能有效降低总淤血率。

三、拔针后的按压时间

正常人的凝血时间为3～5min,故拔针后按压的时间与针眼出血、皮下淤血有密切的关系。由于患者输液完毕后急于如厕或回家，或护士在拔针时未对患者或家属讲解正确的按压方式及时间，从而穿刺处的按压时间不够长，出现针眼或皮下出血的情况，造成不良后果。因此，有效地延长按压时间及对患者及其家属进行相应的健康宣教，可有效地减少出血及皮下血肿。王小利等研究认为，静脉输液拔针后用正确的按压方法按压 4～6min 较为合适，能最大限度地减少皮下淤血。黄琳等统计学处理结果表明，凝血机制正常的患者，拔针后按压 4min 为宜，时间过长患者会不太配合，过短则易发生针眼出血或皮下淤血，至少3min。综上所述，在临床工作中，拔针后的按压时间应根据患者的凝血情况、留置针的型号大小来决定。针对凝血机制正常的患者，按压时间应至少在 3min 以上，一般 4～6min 为宜,针对凝血机制异常的患者应适当延长按压时间，按压至穿刺点不出血为准。

（李成燕　朱红彦）

参考文献

顾怡蓉，李春燕. 2013. 北京地区静脉输液专业化发展状况的调查研究. 护理管理杂志，13（5）：316-318.

胡明明，洪震，顾平. 2018. 国内外输液治疗专科护士培训及国内使用现状. 护理研究，32（8）：1196-1198.

华苏,张振路. 2010. 静脉输液治疗护理学. 北京:人民军医出版社:155-170.

黄琳，陈维. 1998. 静脉输液拔针后按压血管时间的临床研究. 护士进修杂志，13（12）：9-10.

吉爱平，郜晓红，武国涛，等. 2004. 静脉穿刺针拔出速度临床研究. 中国实用护理杂志，20（8）：38-39.

姜玉，雷永慧，冯苹，等. 2018. 专科护士核心能力培养状况与策略. 中国医刊，53（5）：489-492.
靳杨，李欣欣. 2016. 中美静脉输液治疗专科护士的发展现状. 国际护理学杂志，35（20）：2737-2740.
李春燕. 2017. 美国 INS 2016 版《输液治疗实践标准》要点解读. 中国护理管理，17（2）：150-153.
李宏. 2008. 缓慢拔针法缓解患者疼痛. 护理学杂志，23（6）：65.
刘蕾. 2014. 静脉输液拔针方法的探讨. 中国临床医生，42（3）：32-33.
刘明. 2009. 专科护士核心能力架构之探讨. 中国护理管理，9（4）：27-29.
刘雪喻，罗平，支素珍. 2011. 专科护士在医院护理质量控制中的作用及效果评价. 齐鲁护理杂志，17（21）：20-21.
卢根娣，杨亚娟. 2015. 静脉输液质量控制指南. 上海：第二军医大学出版社：43-58.
吕凤丽. 2009. 静脉穿刺后两种不同拔针方式的对比性研究. 护士进修杂志，24（17）：1566.
麻春英，李萍，裴丽萍. 2010. 专科护士培训的现状及存在问题. 国际护理学杂志，29（9）：1286-1288.
马东芹. 2014. 静脉输液后拔针按压的研究进展. 中国医药导报，11（17）：167-169.
彭娜. 2017. 2016 年 INS 输液治疗实践标准：血管通路装置的选择和置入. 现代医药卫生，33（9）：1285-1287.
乔洁. 2017. 将安全输液进行到底——美国 INS 2016 版《输液治疗实践标准》要点解读. 特别健康，18：296-297.
秦洁，周丽娟，梁英. 2013. 军队心血管病专科护士核心能力的调查研究. 中国实用护理杂志，29（18）：18-21.
单伟颖，刘恩君，何仲. 2008. 静脉输液后两种拔针按压法的效果观察与分析. 浙江临床医学，10（7）：966.
沈静之. 2006. 静脉输液拔针方法的探究. 解放军护理杂志，23（10）：56
孙红. 2016. 静脉治疗护理实践研究进展. 中国护理管理，6（16）：723-728.
唐英，王笑笑. 2014. 新疆地区静脉治疗专业化发展的现状调查. 护理学杂志，29（12）：9-11.
王翠，李东柱，巩长青. 2012. 护患协作式静脉拔针按压法在社区静脉输液患者中的应用. 护理杂志，18（3）：89-90.
王小利，刘侠，胡媛媛. 2010. 107 例患者静脉输液拔针后按压血管时间的比较研究. 安徽医学，31（7）：835-836.
韦莲丝，唐姣燕，黄名贵. 2012. 静脉输液工具的研究进展. 当代护士（中旬刊)，7：131-132.

吴胜梅，王金明. 2006. 影响静脉穿刺的相关因素. 中国实用护理杂志，22（10）：73-74.

吴欣娟，孙文彦，曹晶. 2013. 规范静脉治疗保障病人安全——《静脉治疗护理技术操作规范》的起草与编制. 中国护理管理，13（3）：1-3.

郗奉菊，卢艳芳. 2008. 改良后静脉输液拔针按压方法对降低皮下淤血的发生率的影响. 中国出境卫生保健，22（7）：60-61.

杨瑛，曹耀萍. 2013. 输液治疗专科护士的发展现状. 中华现代护理杂志，19（19）：2340-2342.

于芳. 2010. 静脉输液拔针后按压方法的研究. 吉林医学，31（1）：116-117.

张娜，白丽梅，王立杰. 2011. 静脉穿刺拔针研究现状. 现代中西医结合杂志，20（11）：1414-1415.

Alexander M，Corrigan A，Gorski LA，et al. 2013. Core curriculum for infusion nursing. 4th ed. Philadelphia：Lippincott Williams & Wilkins：247-298.

Chassin MR，Galvin RW. 1998. The national roundtable on health care quality，institute of medicine. measuring the quality of health care. JAMA，280（11）：1000-1005.

Dennis MM，Ours JL. 2001. Competent Ⅳ management. Nursing Management，32（8）：21-23.

Gorski LA. 2017. The 2016 Infusion therapy standards of practice. Home Healthcare Now，35（1）：10-18.

Gray-Miceli D，Wilson L，Stanley J，et al. 2014. Improving the quality of geriatric nursing care：enduring outcomes from the geriatric nursing education consortium. J Prof Nurs，30（6）：447-455.

Hedrick C. 2002. Test your knowledge：preparing to take the CRNI exam. J Infus Nurs，25（4）：242-243.

Weinstein SM，Hagle ME. 2014. Plumer's principles and practice of infusion therapy. 9th ed. Philadelphia：Lippincott Williams & Wilkins：50-72.

下　　篇

第六章　骨科患者术中输液部位与手术体式

术前液体管理的目标是让患者在入手术室时无明显脱水，血容量基本正常。术中液体管理的目标是维持液体出入的相对平衡和正常血容量，避免水盐超负荷。这些液体管理都离不开从静脉留置针中补充足够的液体。对于不同的疾病，手术医生选择的位置不一样，手术体位的要求也不同，术中留置针穿刺的部位也因此有所不同，即术中留置针穿刺部位的选择及输液体式既要满足手术医生的习惯，又要符合手术体位的要求。因此，骨科临床护士有必要熟悉并掌握不同手术患者的手术体式及术中输液部位。

同时，关于手术患者术中留置针型号的选择，基本都是选择大号（18～20G）留置针，而且要选粗、直的血管。由于个别的静脉麻醉药对血管刺激性大，患者疼痛感明显，大的静脉通路能减少疼痛刺激；另外，手术室患者可能有突发情况，如麻醉药过敏、失血等情况需马上抢救，快速给药或输血都需要大的血管通路。

第一节　骨肿瘤患者术中输液部位与手术体式

一、概　　述

骨肿瘤是发生于骨骼或其附属组织的肿瘤，有良性、恶性之分。恶性骨肿瘤又称骨癌，其发展迅速，预后不佳，死亡率高。恶性骨肿瘤分为原发性和继发性。从体内其他组织或器官的恶性肿瘤经血液循环、淋巴系统转移至骨骼的肿瘤为继发性恶性骨肿瘤。还有一类病损称肿瘤样病变，肿瘤样病变的组织不具有肿瘤细胞形态的特点，但其生态和行为都具有肿瘤的破坏性，一般较局限，易根治。目前骨肿瘤还没有确切的病因。内因有素质学说、基因学说、内分泌学说等；外因有化学元素物质和内外照射慢性刺激学说、病毒感染学说等。部分多发性骨软骨瘤和纤维样增殖症与家族遗传有关。良性骨肿瘤也可以恶性变。

骨肿瘤的临床表现如下。

1. 疼痛 为骨肿瘤早期出现的主要症状，病初较轻，呈间歇性，随病情的进展，疼痛可逐渐加重，发展为持续性。多数患者在夜间疼痛加剧以致影响睡眠，其疼痛可向远处放射。

2. 肿胀或肿块 位于骨膜下或表浅的肿瘤出现较早，可触及骨膨胀变形。如肿瘤穿破到骨外，则可产生固定的软组织肿块，表面光滑或凹凸不平。

3. 功能障碍 骨肿瘤后期，因疼痛肿胀而使患部功能障碍，可伴有相应部位的肌肉萎缩。

4. 压迫症状 向颅腔和鼻腔内生长的肿瘤可压迫脑部和鼻部的组织，因而出现颅脑受压和呼吸不畅的症状；盆腔肿瘤可压迫直肠与膀胱，产生排便及排尿困难；脊椎肿瘤可压迫脊髓而产生瘫痪。

5. 畸形 肿瘤影响肢体骨骼的发育及坚固性而合并畸形，以下肢明显。

6. 病理性骨折 肿瘤部位只要有轻微外力就易引起骨折，骨折部位肿胀疼痛剧烈，脊椎病理性骨折常合并截瘫。

7. 全身症状 骨肿瘤患者于后期由于肿瘤的消耗、毒素的刺激和痛苦的折磨，可出现一系列全身症状，如失眠、烦躁、食欲缺乏、精神萎靡、面色苍白、进行性消瘦、贫血、恶病质等。

二、骨肿瘤髋关节置换术

股骨近端是骨肿瘤的好发部位，早期症状常为关节疼痛不适、活动受限；严重时出现局部肿块，甚至发生病理性骨折，从而需要手术治疗。目前，临床手术治疗方法较多，如单纯刮除植骨、刮除植骨内固定、扩大切除瘤骨灭活回植、扩大切除人工假体重建等。临床需根据骨肿瘤病变良性、恶性及严重程度选择合适的治疗方案，目的在于彻底清除肿瘤，保持股骨负重能力，恢复髋关节功能。但如果肿瘤清除不彻底，肿瘤易复发。近年来，随着医疗技术的快速发展，人工假体广泛应用于疾病治疗中。定制型髋关节根据肿瘤切除长度设计合理的假体柄，较符合人体生理学特点，且操作方便、治疗费用低，常用于股骨近端骨肿瘤的治疗。

1. 麻醉方式　全身麻醉。

2. 手术体位　健侧卧位。

3. 穿刺部位　为避免妨碍术者操作及术中生命体征的监测，应选择患侧上肢静脉。因术中体位为健侧卧位，健侧输液会导致输液不畅，故禁止健侧输液；同时，因上肢静脉离心脏近，上肢静脉给药或输液达心脏的速度比下肢快，上肢开通静脉通路可以使药物在短时间内到达心脏，快速发挥作用，有利于术中用药和抢救，同时上肢静脉瓣少，可减少血栓和静脉炎的发生。头静脉穿刺部位见图 6-1。

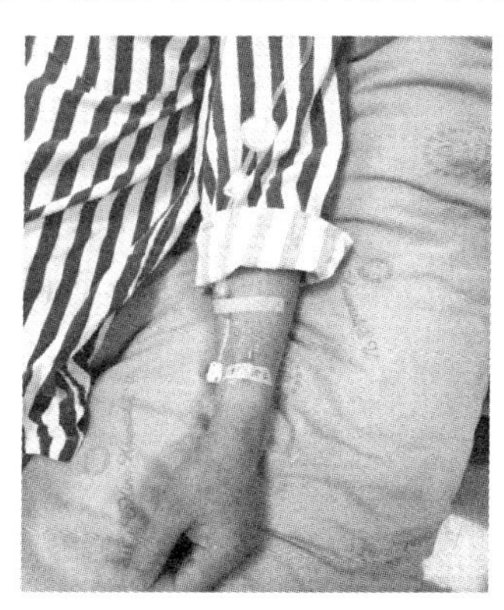

图 6-1　头静脉穿刺部位

上肢静脉一般可选择手背静脉、头静脉（腕部、前臂）、前臂掌侧静脉、肘正中静脉、贵要静脉等（图 6-2）。这些静脉都各有优点及缺点，美国 INS 2016 版《输液治疗实践标准》指出，留置针首选前臂静脉。但是在临床中我们也会依据每个患者的特殊要求及情况选择合适的静脉。一般首选前臂头静脉，前臂头静脉粗、直、弹性好；表浅，易于固定；不影响患者活动；保留时间也相对比较长。

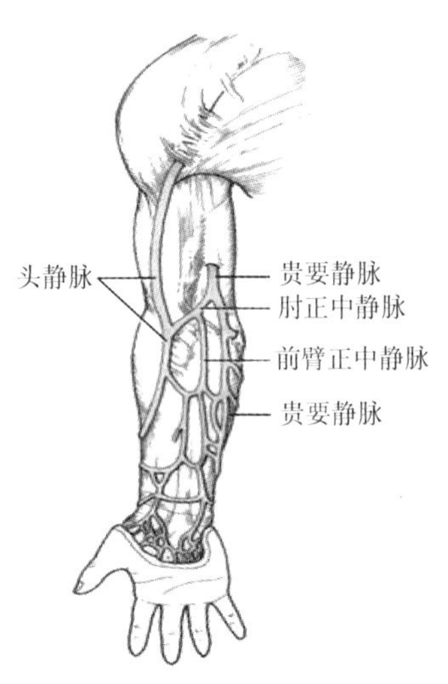

图 6-2　头静脉解剖

如果患者的前臂头静脉条件不能满足穿刺需要，还可以选择手背静脉、腕部头静脉、腕部掌侧静脉、肘窝静脉等。手背静脉丰富，表浅易见，且符合由远心端到近心端使用血管的原则，穿刺成功率高；但因患者的活动，手背皮肤易于出汗而造成敷贴卷边、敷贴内水汽形成，因而不利于固定，最终造成留置针脱出、液体渗漏，甚至穿刺处感染，因而不利于保留。如果手背静脉穿刺困难，还可选择腕部头静脉，它粗、直、弹性好。但是在临床上选择桡骨茎突部位进行头静脉穿刺时，如果操作不当或失误，极易碰触桡神经浅支，并由此引发相应的症状，患者会立即感到针刺或电击样疼痛，并向手背拇指、示指、虎口等处放射，可能伴有不自主抽搐或颤抖等症状，因此对穿刺者技术要求高。肘窝静脉含有头静脉、肘正中静脉、贵要静脉，是可见的静脉中最粗、易固定、最易穿刺的，但它位于肘关节处，不利于患者活动而易致关节僵硬，且不符合由远心端向近心端使用血管的原则，故不推荐常规使用。但在患者其他血管都满足不了穿刺需求时可考虑。前臂掌侧静脉表浅且易固定，不影响患者活动，因此保留时间长。但由于此处皮肤薄，皮下脂肪少，血管表浅，液体及血液易自针眼处外渗而形成淤青肿胀，特别是一些皮肤敏感的患者更易产生淤青肿胀。只要注意日常护理和观察，此部位也可作为留置针部位的选择。

三、骨肿瘤膝关节置换术

膝关节周围骨肿瘤的整体发病率较低，但多发于25岁以下青少年，且致残率、致死率高，其发病率近年来也呈上升趋势。随着新成像技术、新辅助化疗、手术技术、骨重建等治疗方法的发展，截肢率最小化，骨肿瘤保肢手术治疗越来越受到患者青睐，全膝关节置换术成为膝关节周围骨肿瘤重建的黄金标准和主要治疗方式。

1. 麻醉方式　全身麻醉。

2. 手术体位　平卧位。

3. 穿刺部位　为避免妨碍术者操作及术中生命体征的监测，优先选择患侧上肢的前臂静脉。

四、半骨盆肿瘤置换术

原发性骨盆肿瘤占全身原发性骨肿瘤的10%～15%。对于累及髋臼的骨肿瘤，传统的治疗方法是半骨盆离断术，此术式给患者的精神和躯体带来很大创伤。随着影像学检查的发展、新辅助化疗的配合及外科技术和器械的进步，骨盆肿瘤切除人工半骨盆置换保肢手术已逐步开展应用，骨盆肿瘤以恶性肿瘤居多，由于其解剖位置深、骨松质组成及血供丰富等生理解剖特点，发现时多处于晚期，手术困难且出血多。以往的骨盆恶性肿瘤多采用半盆离断术，手术风险大，义肢功能差，无法弥补下肢的重要功能。半骨盆置换术是近年来发展起来的保肢手术。

1. 麻醉方式 全身麻醉。

2. 手术体位 漂浮体位，是指体位不用牢固固定，术中可以根据需要调整患者体位。

3. 穿刺部位 为避免妨碍术者操作及术中生命体征的监测，应优先选择上肢的前臂静脉，也可选择颈外静脉。颈外静脉上段较表浅，直径达（0.6±0.2）mm，是较理想的穿刺部位，穿刺点通常在下颌角与锁骨上缘中点连线中上 1/3 处，穿刺时患者取仰卧位，肩下稍垫起，头尽量后仰偏向左侧，左手示指压迫静脉的回流端，以保持静脉充盈。

五、骨肿瘤肩关节置换术

肩胛骨恶性肿瘤约占全身恶性肿瘤的 3%，传统的保肢手术如肩胛胸壁间 1/4 肢体离断术，在切除肿瘤后仅保留了外观，肩部及肘关节功能基本丧失，严重影响患者术后生活质量。近年来，随着基础研究的深入和临床经验积累，针对该领域的治疗方法日趋增多。特制人工肩关节置换术尤其引人注目，该技术使患肢功能得到最大限度的保留，并可有效防止肿瘤复发。

1. 麻醉方式 臂神经丛阻滞或全身麻醉。

2. 手术体位 仰卧位。

3. 穿刺部位 为避免妨碍术者操作及术中生命体征的监测，不应在扎止血带或测血压的袖带侧及受伤肢体进行静脉穿刺，以免影响输液速度和给药效果；另外，应避开静脉瓣、静脉炎和有血栓的血管穿刺。建议选择健侧下肢静脉进行穿刺。

下肢静脉一般可选用内踝大隐静脉、外踝小隐静脉、内侧缘静脉及足背静脉，首选内踝大隐静脉。内踝大隐静脉较其他静脉粗、直，能满足术中补液需求（如图 6-3、图 6-4 所示）。2016 年美国静脉输液护理学会（INS）制定的《输液治疗实践标准》指出，成人不宜选择下肢静脉进行穿刺，所以术后患者返回病房后补液完毕需立即拔除下肢静脉留置针，如需补液再选择健侧上肢进行留置针穿刺。

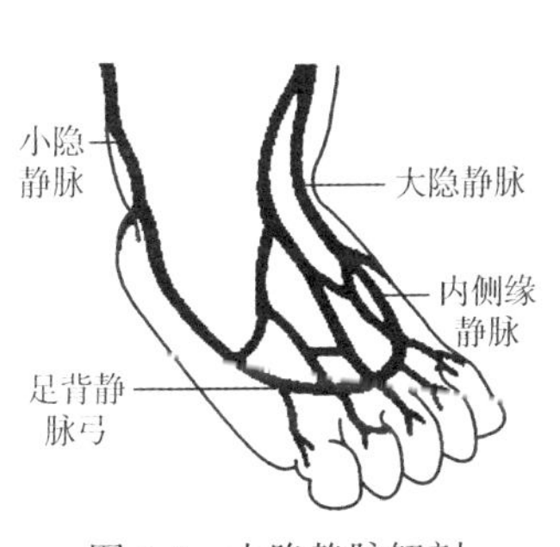

图 6-3　大隐静脉解剖

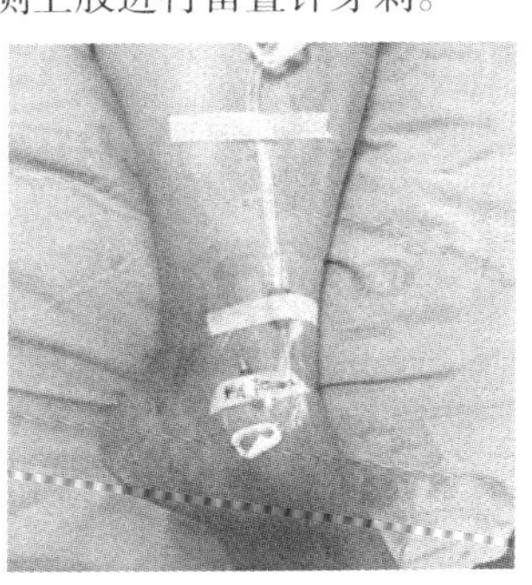

图 6-4　大隐静脉穿刺部位

六、骨肿瘤下肢手术

下肢良性肿瘤早期临床表现以肿胀、疼痛表现为主，晚期患者患肢会出现功能障碍、畸形、肿瘤压迫等表现。有研究显示，我国下肢骨肿瘤发病率呈不断上升趋势，其中以股骨下端与胫骨上端的骨肉瘤最为常见。下肢骨肿瘤可破坏骨骼生理结构，压迫周围软组织，致使患者患肢发生病理性骨折，严重影响患者生活。下肢肿瘤根据病变程度有良性和恶性之分，良性肿瘤一般可以根治，且预后较好；而恶性肿瘤容易从病变部位发生转移，从而危及患者生命。下肢良性肿瘤手术解除占位性压迫后，病患肢体功能的恢复情况基本良好。但往往由于原发肿瘤侵蚀、手术过程中对骨关节重建和软组织覆盖所造成的外伤，对下肢原有组织结构破坏一般较为严重，患者需要较长的恢复周期和系统的肢体功能训练才能达到预期理想疗效。

1. 麻醉方式 硬膜外麻醉或全身麻醉。

2. 手术体位 仰卧位（使用牵引床）。

3. 穿刺部位 为避免妨碍术者操作及术中生命体征的监测，应选择健侧上肢的前臂静脉。即左下肢手术，穿刺部位优先选择右上肢；右下肢手术，优先选择左上肢；如果是双下肢手术，优先选择左上肢。

七、骨肿瘤上肢手术

治疗肢体恶性肿瘤患者，首要的是挽救生命，减少患者痛苦，所以一般主张高位切肢。但在一定条件下也应尽可能保存患者的肢体功能，我国早在 1969 年采用肢体肿瘤段切除再植术，对某些上肢肿瘤提供了一种新的治疗方法。

1. 麻醉方式 臂神经丛阻滞或全身麻醉。

2. 手术体位 仰卧位。

3. 穿刺部位 为避免妨碍术者操作及术中生命体征的监测，应优先选择健侧下肢踝部的大隐静脉。

八、骶骨肿瘤手术

骶骨是参与构成骶髂关节、连接脊柱和骨盆的重要部分。骶骨肿瘤体积一般较大，而骶骨部分或全部切除的根治性手术通常能够获到较好的治疗效果。骶骨肿瘤较少见，占所有骨肿瘤的 1%～4.3%，累及第 3 骶椎以下的低位骶骨肿瘤则更少见，早期生长隐匿，临床表现不明显，一般就诊时瘤体已较大，临床症状较重。目前手术切除仍是治疗骶骨肿瘤的首选方法，但是骶骨周围解剖复杂，同时由于肿瘤较大，并发症较多，如大出血、伤口感染、神经损伤、脑脊液漏等，严重威胁患者的生命，影响患者生活质量，增加住院费用，甚至导致手术失败。

1. 麻醉方式　全身麻醉。

2. 手术体位　仰卧位。

3. 穿刺部位　为避免妨碍术者操作及术中生命体征的监测，应优先选择上肢的前臂静脉和颈外静脉。

（詹瑜佳　刘　莉　李　沐）

第二节　关节置换患者术中输液部位与手术体式

一、概　　述

人工关节置换术是指采用金属、高分子聚乙烯、陶瓷等材料，根据人体关节的形态、构造及功能制成人工关节假体，通过外科技术植入人体内，代替患病关节，达到缓解关节疼痛、恢复关节功能的目的。目前，膝关节置换和髋关节置换是人工关节置换术中最常见的两类手术，其 10 年的成功率已经超过 90%，更有 80%以上的患者可以正常使用植入的假体长达 20 年以上，甚至伴随其终生。除此以外，肩关节、肘关节、踝关节等关节置换也在不断发展，取得了良好的中长期结果。随着生物材料与外科技术的进步，陆续出现了腕关节、指间关节、跖趾关节等小关节置换术，为患有严重小关节疾病的患者带来了希望。髋关节及膝关节置换患者大多为老年患者，其血管较细小、表浅，皮下脂肪少、弹性差，血管缺少组织支持活动度较大，从而穿刺困难。因此，穿刺前要仔细了解手术体式及血管特点或生理异常。

二、全髋关节置换术

髋关节是全身受力最重的关节，由球状的股骨头及杯状的髋臼构成，外层包裹着关节囊、肌肉及韧带以维持关节的稳定。全髋关节置换术的适应证为髋臼破坏严重或有明显退变、疼痛剧烈、关节活动受限明显、严重影响生活及工作的患者，如股骨头缺血坏死、类风湿髋关节炎、股骨颈骨折等。

1. 麻醉方式 全身麻醉。

2. 手术体位 后路手术，健侧卧位；前路手术，仰卧位。

3. 穿刺部位 为避免妨碍术者操作及术中生命体征的监测，应优先选择患侧上肢的前臂静脉，血管条件不好时，可选择健侧上肢。但不能选择双下肢，一是因为关节置换术后患者术后自主活动时间较早，留置针在活动时易脱落、打折或敷贴卷边；二是因为下肢静脉瓣多，离心远，血流缓慢，易发生静脉炎或血栓。

三、膝关节置换术

膝关节是人体中最大的关节，由股骨远端、胫骨及髌骨构成，关节内有半月软骨及韧带，可承受身体重量，执行各种动作。膝关节一旦出现问题，会影响生活与工作，严重时甚至会导致双膝功能受限。全膝关节置换术的适应证为退行性骨关节炎、类风湿膝关节炎、严重的创伤性膝关节炎、血友病性关节炎等。

1. 麻醉方式 全身麻醉。

2. 手术体位 仰卧位。

3. 穿刺部位 为避免妨碍术者操作及术中生命体征的监测，应优先选择患侧上肢的前臂静脉，血管条件不好时，可选择健侧上肢，但不能选择双下肢。

四、腓骨切除术

腓骨参与构成膝关节及踝关节，为下肢部分韧带、肌肉及骨间膜的附着部位。腓骨近端切除术多被应用于四肢骨缺损的植骨重建，术中重建附着于腓骨头的韧带及肌腱，术后可能会有膝关节不稳、腓总神经损伤、踝关节不稳、腓骨截骨远端骨质疏松、腓骨截骨远端再生及足趾肌力减弱等并发症的发生。

1. 麻醉方式　全身麻醉。

2. 手术体位　仰卧位。

3. 穿刺部位　为避免妨碍术者操作及术中生命体征的监测，应优先选择患侧上肢的前臂静脉，尽量不要选择前臂外侧肌肉丰富突出的位置，血管条件不好时，可选择健侧上肢。

五、臀肌挛缩松解术

臀肌挛缩综合征是由多种原因引起的臀肌及其筋膜纤维变性、挛缩，引起髋关节功能受限所表现的特有步态、体征的临床综合征。自 1970 年 Valderrama 报道以来国内外已有众多报道，但病因尚不十分明确。多数学者认同该病与反复多次的臀部注射有关，肌内注射后局部形成硬块即为肌纤维炎表现。Lloycl-Roberts 和 Thomas 提出在肌内注射的患儿病理组织检查中发现注射部位存在水肿和出血，这些地方可能发生纤维化，以后瘢痕收缩导致挛缩。行挛肌筋膜松解加切除部分挛缩臀肌或臀肌挛缩松解术是治疗臀肌筋膜挛缩综合征的有效方法。

1. 麻醉方式　全身麻醉。

2. 手术体位　仰卧位。

3. 穿刺部位　为避免妨碍术者操作及术中生命体征的监测，应优先选择患侧上肢的前臂静脉。

（郑　珊　侯晓玲）

第三节　脊柱疾病患者术中输液部位与手术体式

一、概　　述

脊柱外科是诊断及治疗脊髓及其支撑结构的医学，治疗范围主要包括：①脊柱退行性疾病，如颈椎病、腰椎间盘突出等，这些最为常见的疾病占各种脊柱手术的 80%以上；②脊柱、脊髓外伤；③椎管肿瘤；④脊柱畸形。脊柱疾病患者常用的手术类型有颈椎前路、颈椎后路手术，胸腰椎前路、胸腰椎后路手术，腰骶椎前路、腰骶椎后路手术之分。护士根据患者的手术方式及手术体位采取规范的静脉通路，保障患者安全。

二、颈椎前路手术

1. 麻醉方式　全身麻醉。

2. 手术体位　颈椎前路融合手术体位为仰卧位，头旋向左侧 20°～30°，摆放体位时，双肩部及上肢用宽胶带粘贴并向下牵拉固定于手术床两侧，上肢用中单固定于身体两侧；颈椎椎间盘置换手术体位为仰卧中立位。

3. 穿刺部位　护士在术前建立静脉通路时，不应选择双上肢，因其不便于观察穿刺部位及影响输液速度，应选择双下肢建立静脉通路，大隐静脉为首选静脉，留置针型号为 18G，以满足手术需要。

三、颈椎后路手术

1. 麻醉方式　全身麻醉。

2. 手术体位　颈椎后路手术体位为俯卧位或侧卧位，摆放体位时双手用中单或布束手带固定于手术床两侧。

3. 穿刺部位 避免妨碍术者操作及术中生命体征的监测，应选择双下肢建立静脉通路，大隐静脉为首选静脉。

四、胸腰椎手术

1. 麻醉方式 全身麻醉。

2. 手术体位 胸腰椎前路手术体位为侧卧位或俯卧位，胸腰椎后路手术体位为俯卧位或仰卧位。在摆放体位时，右下肢或健侧下肢屈曲，左下肢或患侧下肢伸直膝关节之间垫软枕并用束腿带固定。

3. 穿刺部位 为避免妨碍术者操作及术中生命体征的监测，应优先选择双上肢建立静脉通路，前臂头静脉为首选静脉，避开关节部位。由于术中的特殊体位，术前护士在建立静脉通路时，不应选择双下肢，以免影响输液速度及血运循环。

五、腰骶椎前路手术

1. 麻醉方式 全身麻醉。

2. 手术体位 腰骶椎前路手术体位为仰卧位。

3. 穿刺部位 在术中摆放体位时，由于下肢膝关节处用束腿带固定，所以为避免妨碍术者操作及术中生命体征的监测，应优先选择双上肢建立静脉通路，前臂头静脉为首选静脉，并避开关节部位。

（李 晔 朱红彦）

第四节 创伤患者术中输液部位与手术体式

一、概 述

开放性骨折是创伤骨科的常见病、多发病。随着社会发展，现代化高速工具所造成的开放性骨折日趋严重，病情越发复杂，治疗更加困难。

开放性骨折的治疗历经 4 个发展阶段：20 世纪初期为第一阶段，此阶段治疗的主要目的仅为挽救生命；第二次世界大战期间为第二阶段，治疗的主要目的为保存肢体；20 世纪 60 年代中期为第三阶段，治疗的焦点主要集中于如何预防感染；20 世纪 60 年代至今为第四阶段，随着抗生素的应用增多及骨科医生临床治疗经验提高，治疗的主要目的转移为如何保留受伤肢体的完整功能。从以上 4 个阶段可以看出，开放性骨折治疗要求越来越高，治疗原则也不断发生变化。

对严重创伤的患者来讲，迅速建立快速有效的静脉通道是抢救成功的关键步骤。只有迅速建立了静脉通道，才能更快、更有效的维持循环。一般选择 18～20G 静脉留置针，至少建立两路通道，快速输液。

二、骨 盆 骨 折

骨盆骨折是指骨盆壁的一处或多处连续性中断，常见的原因有交通事故、砸伤及高处坠落。骨盆骨折可伴有直肠、膀胱、尿道损伤及髂内外动静脉损伤，常造成大量内出血，出现创伤性失血性休克及盆腔器官的合并伤。在严重的骨盆创伤的救治中，防止危及生命的出血和及时诊断治疗合并伤是降低病死率的关键。根据骨盆环的稳定程度确定是否手术，必要时采用骨盆骨折切开复位内固定。

1. 麻醉方式 全身麻醉。

2. 手术体位 仰卧位。

3. 穿刺部位 为避免妨碍术者操作及术中生命体征的监测，应优先选择上肢的前臂静脉，也可选择颈外静脉。

三、上 肢 骨 折

（一）锁骨骨折

锁骨骨折多发于锁骨中外 1/3 交界处，是最常见的骨折之一，约占全身骨折的 6%，直接暴力或间接暴力均可造成锁骨骨折。根据骨折和移位的情况可采用手法复位、外固定、切开复位内固定，损伤严重的骨折应采取切开复位内固定。

1. 麻醉方式 臂神经丛阻滞或全身麻醉。

2. 手术体位 仰卧位。

3. 穿刺部位 为避免妨碍术者操作及术中生命体征的监测，应优先选择健侧下肢踝部的大隐静脉。

（二）肱骨骨折

肱骨骨折是发生在肱骨外科颈下 1～2cm 至肱骨髁上 2cm 段内的骨折，直接暴力或间接暴力均可造成肱骨骨折。根据骨折和移位的情况可采用手法复位、外固定、切开复位内固定进行治疗。

1. 麻醉方式 臂神经丛阻滞或全身麻醉。

2. 手术体位 仰卧位。

3. 穿刺部位 为避免妨碍术者操作及术中生命体征的监测，应优先选择健侧下肢踝部的大隐静脉。

（三）尺骨骨折、桡骨骨折

前臂是由尺骨、桡骨两骨组成。尺骨上端为构成肘关节的重要组成部分，桡骨下端为构成腕关节的主要组成部分，两骨由上下尺桡关节和骨膜相连。损伤严重的骨折应切开复位，并用钢板螺钉或髓内钉内固定。

1. 麻醉方式 臂神经丛阻滞或全身麻醉。

2. 手术体位 仰卧位。

3. 穿刺部位 为避免妨碍术者操作及术中生命体征的监测，应优先选择健侧下肢踝部的大隐静脉。

四、下 肢 骨 折

（一）股骨颈骨折

股骨颈骨折是指股骨头下端至股骨颈基底部之间的骨折，多发生于中老年人，与骨质疏松导致的骨质量下降有关。其可采用牵引或闭合复位石膏内固定的方法，也可采用闭合复位外固定、切开复位内固定、人工髋关节置换术治疗。

1. 麻醉方式 硬膜外麻醉或全身麻醉。

2. 手术体位 仰卧位（使用牵引床）。

3. 穿刺部位 为避免妨碍术者操作及术中生命体征的监测，应优先选择上肢的前臂静脉。

（二）股骨干骨折

股骨是人体中最长的管状骨，股骨干为三组肌肉所包围，由于大腿的肌肉发达，骨折后多有错位及重叠。股骨下 1/3 骨折时，由于血管位于股骨骨折的后方，而且骨折远端常向后成角，故易刺伤该处的腘动静脉。此处骨折可采用切开复位内固定术。

1. 麻醉方式 硬膜外麻醉或全身麻醉。

2. 手术体位 仰卧位。

3. 穿刺部位 为避免妨碍术者操作及术中生命体征的监测，应优先选择健侧上肢的前臂静脉。

（三）胫骨骨折、腓骨骨折

胫骨骨折、腓骨骨折在全身骨折中最为常见，胫骨是连接股骨下方的支撑体重的主要骨骼；腓骨是附连小腿肌肉的重要骨骼，并承担 1/6 的体重。胫骨中下 1/3 处易于骨折。胫骨上 1/3 骨折移位，易压迫腘动脉，造成小腿下段严重缺血坏死；胫骨中 1/3 骨折，淤血潴留在小腿的骨筋膜室，增加骨筋膜室内压力，造成缺血性肌挛缩；胫骨中下 1/3 骨折，使滋养动脉断裂，易引起骨折延迟愈合。胫骨骨折、腓骨骨折可采用切开复位内固定、外固定支架、闭合复位髓内钉内固定术治疗。

1. 麻醉方式　硬膜外麻醉或全身麻醉。

2. 手术体位　仰卧位。

3. 穿刺部位　为避免妨碍术者操作及术中生命体征的监测，应优先选择健侧上肢的前臂静脉。

（四）踝部骨折

踝部骨折是指踝关节的胫骨远端、腓骨远端和距骨所发生的骨折，包括内踝、外踝、后踝、前踝骨折。踝部骨折为最常见的关节内骨折，占全身骨折的 3.83%，多见于青少年，治疗不当会并发创伤性关节炎。其可采取切开复位内固定术治疗。

1. 麻醉方式　硬膜外麻醉或全身麻醉。

2. 手术体位　仰卧位。

3. 穿刺部位　为避免妨碍术者操作及术中生命体征的监测，应优先选择健侧上肢的前臂静脉。

（娄　倩　刘晓艳）

第五节　运动医学患者术中输液部位与手术体式

一、概　　述

运动医学是在医疗卫生和体育运动相结合的过程中发展起来的，主要研究与体育运动有关的医学问题。擅长治疗的疾病有膝、肩、踝、肘等关节损伤和骨关节病，关节软骨损伤，关节内游离体，半月板损伤，交叉韧带损伤，髌股关节疼痛，肩袖撕裂，肩关节脱位不稳，肩周炎等，对骨骼肌损伤、肌腱损伤也有独特的疗法；常采用全关节镜下或关节镜辅助下的微创技术，手术创伤小，疗效好，患者恢复快，痛苦少。

二、下 肢 手 术

运动医学下肢的手术主要包括髋关节、膝关节、踝关节及趾关节等部位的手术。

1. 麻醉方式 全身麻醉。

2. 手术体位 仰卧位。

3. 穿刺部位 为避免妨碍术者操作及术中生命体征的监测，应优先选择左上肢的前臂静脉。因为此类手术关节镜设备是放在患者右上侧，手术医生主要位于患者下肢左右两侧及足外侧，为了满足中途补液的需求及无菌原则，液体挂于患者左上侧，所以留置针优先选择左上肢的静脉。

三、上 肢 手 术

运动医学上肢手术主要包括肩关节、肘关节、手指关节病变的手术，以及一些脂肪瘤、血管瘤的手术。

1. 麻醉方式 全身麻醉。

2. 手术体位 仰卧位。

3. 穿刺部位 为避免妨碍术者操作及术中生命体征的监测，应优先选择双下肢的静脉。因为手术时关节镜设备放于患者右外侧，手术医生位于患者左右两侧，为了满足术中补液的需求及无菌原则，液体挂于患者双下肢两侧，所以留置针应选择于双下肢，首选内踝大隐静脉。

四、小　　结

1. 手术用首选 18G 留置针，血管条件不允许时，可选择 20G（需提前与医生及手术室沟通）。

2. 遵循从远心端到近心端的原则选择血管。

3. 术前置有 PICC 的患者仍需重新安置留置针备用，并选择对侧。

4. 肘关节上下 20cm 范围内的血管，易于固定，且血流量大，药物进入血管后很快被稀释，对血管刺激小，可避免在同一部位穿刺，造成血管壁损伤，以及血栓形成，造成堵管和留置失败。

5. 不同的手术及体位对输液的部位有不同的要求，仔细了解，提前与医生沟通，选择最佳穿刺部位，使手术进行顺利，手术室操作方便，减轻患者的痛苦。

（刘　莉　李　沐　郑　珊）

第六节　造影检查留置针部位的选择

一、造影检查

造影检查是指对于缺乏自然对比的结构或器官，将密度高于或低于该结构或器官的物质引入器官内或共用网间隙，使之产生对比以显影，被引入的物质称为造影剂或对比剂。一类造影剂是易透过 X 线的气体；另一类是不易透过 X 线的物质如碘剂和硫酸钡。造影剂导入人体，可以通过不同的途径，如口服、静脉注射、插管后直接注射，这取决于不同的检查目的和所采用不同种类的造影剂。口服造影剂多用硫酸钡制剂，注射用造影剂为有机碘的水溶液（三碘苯甲酸衍生物），注射用造影剂其亲水性好，毒性低，反应小，也适用于心肾功能不全、年老体弱病者，因此在临床上被广泛使用。

然而，造影剂也有一定的副作用，特别是对碘过敏的患者，可能会产生严重的不良后果。因此，造影检查前后需向患者及其家属交代注意事项，并密切观察患者反应。

二、骨科常用造影检查及注意事项

骨科常见的造影检查有胸部、腹部、头部、颈部、四肢等各个部位的增强 CT、增强 MRI、CT 三维重建、薄层扫描及血管增强 CT（CTA）等，也包括各个部位的灌注、冠状动脉造影、心脏及小肠薄层的三维重建。下面以增强 CT、增强 MRI 和冠状动脉造影为例进行介绍。

（一）增强 CT 检查

CT 增强扫描对于明确疾病性质、范围有着非常重要的诊断价值，进行检查时需注意以下几个方面。

1. 向患者交代清楚检查的目的及意义，以减轻焦虑，腹部增强 CT 需交代患者空腹，并取下身上的金属物品及首饰等。

2. 检查当日在病房提前放置好浅静脉留置针。

3. 绝对禁忌证：甲状腺功能亢进、碘过敏、患有严重系统性疾病者。

4. 相对禁忌证：心脑血管及肾脏疾病，造影剂进入血液后经肾脏排泄，故肾功能不全的患者慎做。

5. CT 检查后需注意观察患者是否发生过敏反应及其他不适情况，需留观 30min，并嘱患者多饮水以加速造影剂排泄。

（二）增强 MRI 检查

MRI 增强扫描是经静脉注射造影剂，这样可提高检查的敏感性和特异性，有助于发现病变及鉴别病变的良恶性，进行检查时，除了检查当日提前放置好留置针，取下首饰、手机及金属物品外，还需注意以下几点。

1. 严重肾功能不全及肾小球滤过率＜30ml/L的受检者不建议使用造影剂。

2. 有过敏倾向者使用造影剂时需慎重。

3. 在注射造影剂前一般需禁食2h。

4. 患者检查完30min后离开。

5. 检查后24h要根据身体情况尽量饮水，以加速排泄。

（三）冠状动脉造影检查

冠状动脉造影检查是诊断冠心病的一种常用且有效的方法，具有无创、安全、痛苦小、经济、快捷等优点。进行检查时需注意以下几点。

1. 禁忌证 对碘或造影剂过敏者；有严重心肺功能不全，不能耐受手术者；未控制的严重心律失常者；电解质紊乱，严重肝肾功能不全者。

2. 造影前准备 患者和家属签署手术知情同意书并完善超声心动图、X 线片、生化、血常规、凝血等检查；备皮及安置静脉留置针。

3. 造影后注意事项 监测患者有无不适，观察心电图及生命体征等；需补足液体以防迷走神经反射，但心功能差的患者补液需做好出入量的管理；注意观察穿刺点有无渗血、红肿，穿刺的肢体动脉搏动情况、皮肤颜色、张力、温度及活动有无异常。桡动脉穿刺造影的患者，在拔除鞘管后对穿刺点压迫 4～6h 后可以拆除加压绷带；股动脉入路冠状动脉造影后，可即刻拔管，常规压迫穿刺点20min，若穿刺点无活动性出血，可进行制动并加压包扎。

三、造影检查的留置针选择

（一）CT增强扫描

在CT增强扫描中，保持造影剂给药途径的持续通畅在检查过程中至关重要。静脉留置针可减少或杜绝造影剂的渗漏，减轻患者的痛苦。目前常用于 CT 检查的造影剂的渗透压均为 600～800mOsm/kg，远高于人体血液的渗透压，高渗的造影剂渗漏，可使患者局部肿胀、剧痛，出现水疱、皮肤溃烂甚至组织坏死等。静脉留置针的套管由先进的生物性材料制成，留置针套管管壁薄、管腔大，具有独特的弹性功能，可减少注射阻力，并且在血管内呈漂浮状态，快速高压力的注射也能保证单位时间内有较大的造影流量。

1. 穿刺部位的选择 最好选择前臂正中静脉、贵要静脉、头静脉及桡静脉。这些静脉粗、直、弹性好、易固定。因为此处血管粗直、暴露明显，活动相对影响小。对于肢体检查的患者需将留置针置于健侧，如果检查项目包含颈部血管，最好在右上肢建立静脉通道，这样可以减少静脉伪影的产生，提高颈部血管造影的图像质量。

2. 穿刺方法 穿刺前以穿刺点为中心进行皮肤消毒，范围直径不小于 8cm，护士左手绷紧穿刺处皮肤，固定静脉，右手持针座以 15°～30°直刺静脉，缓慢进针，观察针芯侧孔处是否有回血，若见回血，压低 5°～10°角，再将穿刺针推进 0.2～0.5cm，右手固定导管针，左手将针芯退入导管内 0.5～1cm，右手再将外导管全部送入静脉，然后将针芯回到针套内，放入锐器盒，避免针刺伤，妥善固定留置针（以穿刺点为中心，无张力粘贴无菌透明敷贴，延长管 U 形固定，肝素帽应高于导管尖端水平，以防血液回流至导管内引起导管阻塞），若无异常，嘱患者等候检查。穿刺尽量一次成功，避免反复穿刺造成周围组织损伤而增加渗漏的危险。尽量不使用患者之前进行输液的留置针通道，因为在病房时使用了多种有刺激性的药物造成了潜在的静脉炎，在高压注射下易产生渗漏。

3. 留置针型号的选择（表 6-1） 虽然临床上 18～22G 的静脉留置针都可以应用于 CT 增强扫描检查，但是不同型号的静脉留置针对注射压力、注射速度及 CT 增强效果可产生一定程度的影响。Behrendt 等研究指出，22G 静脉留置针用于增强检查时其压力较大，注射速度较低，可明显影响 CT 增强效果。CT 增强检查过程中达到设定的流速，未出现报警信号，则可减少护士对药液外渗的担心，保证检查的顺利进行。临床上一般推荐使用 20G 静脉留置针。

表 6-1　增强 CT 检查留置针型号的选择

	留置针型号的选择	备注
胸部、腹部、头部、颈部等各个部位增强 CT 及三维重建、薄层扫描等	22G（蓝色）	做肢体检查的患者，需要将留置针置于健侧
胸部、腹部、头部、颈部、四肢等各部位血管类增强 CT 扫描、血管类三维重建；各个部位的灌注、脑卒中、冠状动脉造影、夹层动脉瘤、先天性心脏病、活体肝移植、心脏三维重建、小肠薄层三维重建	20G（红色）	检查项目是或包含了颈部血管增强，最好在右上肢建立静脉通路
婴幼儿（<1 岁）	24G（黄色）	
婴幼儿（1～3 岁）	22G（蓝色）	

4. 做好患者的心理护理　交代注射时的注意事项，检查完毕后先不要将留置针拔除，在候诊室观察 30min，因为 85%左右的不良反应在此期间发生，患者一旦出现不良反应，可经静脉通路及时给予抢救用药，赢得抢救时间，待患者无不适再拔除留置针。

（二）增强 MRI

1. 穿刺部位的选择　一般选择直、粗、弹性好的静脉，且卧位不易受压，避开关节和静脉瓣、易于固定的静脉。多选择上肢静脉的贵要静脉、头静脉、肘正中静脉。同样做肢体检查的患者需将留置针置于健侧，由于检查体位的影响，一般不选择下肢静脉，下肢静脉容量大，回流时间长，距离心脏远，可影响图像质量，并且静脉炎和静脉血栓的发生率下肢明显高于上肢。

2. 穿刺方法 与常规静脉留置针穿刺方法相同。

3. 留置针型号的选择（表 6-2） 根据血管的情况选择 18～22G 的留置针，原则上易大勿小，最好是 20G 留置针，以满足造影剂高压注射的要求，血管条件很差时也可以选择 24G 留置针。

表 6-2 增强 MRI 检查留置针型号的选择

	留置针型号的选择	备注
胸部、腹部、头部、颈部等各个部位增强 MRI 及三维重建、薄层扫描等	22G（蓝色）血管条件很差时也可选择 24G（黄色）	做肢体检查的患者，需要待留置针置于健侧
乳腺、心脏、灌注、头部多模态或临床医生科研需求	20G（红色）	脱内衣
婴幼儿（＜1 岁）	24G（黄色）	
婴幼儿（1～3 岁）	22G（蓝色）	

4. 穿刺后的护理 加强巡视，了解患者局部自觉症状，留置针的肢体应避免下垂、受压、负重；检查穿刺部位及静脉走向有无红、肿、热、痛及静脉硬化；保持敷贴清洁干燥，一旦污染立即更换，检查完毕后不要立即拔除留置针，为用药后观察或抢救提供便利。

（三）冠状动脉造影

冠状动脉造影检查需高流量团注造影剂，在造影剂注射的压力、速度、浓度方面有严格的要求，冠状动脉造影检查主要选择肘部大血管。

1. 血管的选择 一般选择肘正中静脉、头静脉、贵要静脉及前臂大血管，因其血管管径粗、侧支血液分流量大，能够承受高压、快速注射。

2. 穿刺方法 冠状动脉造影穿刺方法与常规留置针静

脉穿刺方法相同。

3. 留置针型号的选择　一般选择 20G 留置针进行静脉穿刺。

四、其他注意事项

1. 所有行增强 CT、增强 MRI 的患者均应在检查当日建立静脉通路，将针芯全部送进血管内，否则会增加造影剂渗漏风险；另外要求患者去除手腕部首饰如手镯等。

2. 有深静脉置管的患者，除头端为深紫色的置管可耐高压外，其他均不能用于增强 CT、增强 MRI。

3. 原则上应选择粗、直、弹性好、易固定的前臂血管建立静脉通道。

4. 乳腺癌术后患者，应该将静脉通道建立在健侧上肢。

5. 分不清选择哪种型号留置针时，建议选择大号留置针。对于<1 岁婴幼儿，做增强 CT、增强 MRI 时选择用 24G 留置针；对于 1～3 岁的婴幼儿，则可以选择 22G 留置针。

6. 建议固定留置针时，生理盐水空针接肝素帽一端，而不是端帽，留置针延长管最好不与下方的留置针敷贴粘在一起。

7. 检查后静脉留置针保留 30min，便于患者出现不良反应时及时给予抢救用药，若无异常反应将静脉留置针拔除，拔除留置针时至少按压 5min，防止发生皮下淤血。

8. 检查后的留置针不能再进行静脉输液，以免增加静脉炎及外渗的风险。患者回病房后评估穿刺点情况，拔除留置针，严密观察，发现问题时进行针对性处理并做好交接班。

（向茂英　李　晔　段闪闪）

参 考 文 献

陈敏，汤彩敬，许杰雄. 2017. 增强 MRI 检查在诊断早期股骨头坏死中的应用价值. 当代医药论丛，15（18）：164-165.

高芳，于玲玲. 2017. 围手术期静脉留置针护理的应用研究. 兵团医学，51（01）：72.

高亚莉. 2013. 改进老年患者静脉留置针穿刺送管方法的临床观察. 淮海医药，31（6）：573-574.

江丽娜，廉法英. 2013. 80 岁以上反复输液老年人巧用远端血管输液探讨. 中国实用医学，8（28）：234-235.

李勇. 2002. 骨关节系统影像进展. 当代医学，（02）：53-55.

刘坤. 2018. 增强 CT 检查患者出现不良反应的综合护理干预及效果评价. 影像研究与医学应用，2（05）：134-136.

罗艳丽，李俊英，刁永书. 2012. 静脉输液治疗手册. 北京：科学出版社：37-41.

罗艳丽，杨小玲. 2014. 静脉治疗穿刺工具的合理选择与应用. 中国护理管理，14（6）：574-576.

乔爱珍. 2013. 安全输液. 北京：科学普及出版社：55-59.

苏婷. 2018. 系统化护理在 CT 冠状动脉造影扫描中的应用分析. 护理实践与研究，15（23）：136-138.

第七章　骨科常用静脉药物相关知识

第一节　抗骨肉瘤药物相关知识

一、概　　述

骨肉瘤是一种能直接产生肿瘤骨或类骨质的高度恶性骨肿瘤，是骨科最常见的原发性恶性肿瘤。化疗作为骨肉瘤的主要辅助治疗手段，在骨肉瘤的临床治疗过程中起着非常重要的作用。手术和化疗的联合治疗将骨肉瘤的 5 年生存率提高到 75%左右，骨肉瘤患者化疗所用的药物属于细胞毒性药物，细胞毒性药物的分类如表 7 1 所示，常用的有多柔比星、甲氨蝶呤、异环磷酰胺（匹服平）、顺铂等。

表 7-1　细胞毒性药物的分类

分类	药名
烷化剂类	异环磷酰胺（匹服平）、达卡巴嗪
铂制剂类	顺铂、卡铂
抗肿瘤生物碱类	紫衫醇、多西他赛
抗代谢物类	吉西他滨、阿糖胞苷、甲氨蝶呤
抗肿瘤抗生素类	多柔比星、依达比星
其他	天冬酰胺酶

二、多 柔 比 星

1. 适应证　血浆半衰期为 43h，本品用于霍奇金病及淋巴肉瘤、网状细胞肉瘤；未分化小细胞性和非小细胞性肺癌、乳腺癌；急性淋巴细胞及粒细胞白血病；骨肉瘤及软组织肉瘤；卵巢癌、睾丸肿瘤、膀胱癌、肾母细胞癌、前列腺癌、甲状腺癌、神经母细胞癌、食管癌、胃癌、肝癌、宫颈癌及头颈癌；多发性骨髓瘤、胰腺癌、子宫内膜癌及脑瘤。

2. 禁忌证 本品能透过胎盘，故孕妇及哺乳期妇女均禁用，过去曾用过足量柔红霉素或多柔比星者、心脏病患者禁用。

3. 用法用量 临用前加生理盐水或配备的注射用水使之溶解，浓度一般为2mg/ml，缓慢静脉或动脉注射。成人常用量：40～60mg/m^2（或50～60mg/次），每3周1次；或每周20～25mg/m^2，连用3周。联合用药时可用单用量的2/3。每周分次用药的心肌毒性、骨髓抑制和胃肠道反应（包括口腔溃疡）较每3周1次为轻，3d连续给药的胃肠道反应较大，不宜采用。儿童用量约为成人的1/2。

三、甲 氨 蝶 呤

1. 适应证 鞘内注射血药浓度最长可维持6d，用于各种急性白血病、绒毛膜上皮细胞癌、恶性葡萄胎、宫颈癌、乳腺癌、恶性淋巴瘤、骨肉瘤等；动脉插管用于头颈部肿瘤、肝癌，能抑制初次及再次免疫应答，抑制组织对炎症介质的反应，具有较强的抗炎效果。本品还可用于银屑病、多发性肉芽肿、葡萄膜炎及防治骨髓移植后引起的移植物抗宿主（GVH）反应。

2. 禁忌证 孕妇及肝肾功能不全患者禁用。

3. 用法用量 静脉使用前用5%葡萄糖注射液稀释。治疗白血病通常成人口服2.5～10mg/d，总量为50～150mg，儿童1.5～5mg/d；治疗绒毛膜上皮细胞癌等10～20mg/d，肌内注射或口服，也可静脉滴注，连用5～10d，疗程量为80～100mg；治疗头颈部癌或妇科癌剂量为10～20mg/次，动脉插管给药，每日或隔日1次，7～10次为1个疗程；治疗一般实体瘤且肝肾功能正常者，30～50mg/次，静脉注射，5～10d 1 次，5～10 次为 1 个疗程；也可每次 0.4mg/kg，静脉注射，每周 2 次。

四、异环磷酰胺（匹服平）

1. 适应证 血浆半衰期为 16h，而分次小剂量（1.6～2.4g/m^2）的血浆半衰期为 6.9h。适应证：骨及软组织肿瘤、转移性骨瘤、睾丸肿瘤；恶性淋巴瘤、胰腺癌、宫颈癌、卵巢癌、乳腺癌等。

2. 禁忌证 对本品过敏者、严重骨髓抑制患者和儿童禁用。

3. 用法用量 常为 5d 1个疗程，每日剂量 1.2～2.5g/m^2，加入 5%葡萄糖氯化钠注射液 250～500ml 中，输入 4～6h。

五、顺 铂

1. 适应证 血浆清除曲线呈双相，半衰期分别为 25～49min 和 58～73h，本品用于治疗睾丸肿瘤、卵巢癌、乳腺癌、膀胱癌疗效良好，对于头颈部癌、肺癌、食管癌、肾癌、黑色素瘤、恶性淋巴瘤、软组织肿瘤均有一定疗效，本品也常用于癌性胸腹水的治疗。

2. 禁忌证 对顺铂或其他铂制剂过敏者，肾损伤、严重骨髓抑制者，听力受损者及孕妇禁用。

3. 用法用量 静脉滴注：普通剂量为 20mg/m^2，加入生理盐水 200ml 稀释，每日 1 次，连用 5 天，总量约为 100mg，间隔 3～4 周可重复用药；高剂量为 80～120mg/m^2，每间隔 3～4 周可重复用药，高剂量用药应在有经验的医生指导下进行。胸腹腔注射每次 30～60mg，间隔 7～10d 1 次。

六、抗骨肉瘤药物的不良反应

1. 骨髓抑制 一般于化疗后1周左右出现，表现为白细胞、红细胞和血小板减少。因此，化疗前必须查血常规，化疗后每周复查血常规2次。观察患者有无发热、咳脓痰及皮肤化脓性病变等感染表现，观察皮肤黏膜有无出血倾向。对于Ⅳ度骨髓抑制的患者须采取保护性隔离，加强预防感染的措施（患者住单间，尽量控制探视人员和人员流动，病室每日消毒，可用复方茶多酚含漱液漱口3次/日，避免生冷食物，加强营养，提高机体抵抗力）。

2. 消化道反应 化疗药物均易引起恶心、呕吐、食欲缺乏等胃肠道反应。化疗前可静脉滴注维生素B_6、盐酸昂丹司琼注射液（欧贝）等，化疗前后可用甲氧氯普胺（胃复安）等药物减轻恶心、呕吐症状。进食少者可适当进行静脉补液，维持水、电解质、能量及氮的平衡。甲氨蝶呤可引起口腔黏膜炎或溃疡、咽喉炎、腹泻、假膜性肠炎和出血性肠炎等，注意检查患者的口腔黏膜，观察大便的颜色、性状。

3. 肝功能损害 化疗前后均应检查肝功能，观察患者皮肤、巩膜有无黄疸，出现Ⅳ级肝功能损害时患者应卧床休息，使用护肝降酶药物，加强营养。

4. 泌尿系统损害 甲氨蝶呤、顺铂均可导致肾功能损害，异环磷酰胺（匹服平）可导致出血性膀胱炎。化疗前1～3d开始水化和碱化尿液，每日补液3000～4000ml、静脉滴注5%碳酸氢钠250ml碱化尿液，并注意保持水、电解质平衡。嘱患者每日饮水2000ml以上，化疗前检查肾功能、电解质、尿常规、尿pH，记录出入量。化疗后继续水化2～3d，复查肾功能、电解质，观察患者有无血尿、尿路刺激征等出血性膀胱炎的表现。

5. 心脏损害 多柔比星的毒性主要为心肌损害，化疗前需行心电图检查，化疗期间行心电监护，并询问患者有无胸闷、心悸、呼吸困难等表现。

6. 静脉炎　骨肉瘤化疗疗程长、药物剂量大，对血管有较强的刺激性，很容易引起血管壁损害而发生静脉炎和静脉硬化。为防止药物外渗引起皮下组织坏死，推荐使用PICC进行化疗，不能使用PICC的患者应选用粗、直的血管，有计划地安排血管，避免在同一血管上方反复穿刺。加强巡视，严密观察局部血管情况，避免药物漏出血管外。如果发生药物外渗，可使用普鲁卡因2ml＋地塞米松5mg＋生理盐水10ml局部封闭；若发生静脉炎，可用硫酸镁冷湿敷或使用新型水胶体敷料。

7. 化疗诱导性周围神经病变（chemotherapy induced peripheral neuropathy，CIPN）　顺铂可诱导CIPN发生，临床表现：四肢末梢对称性感觉减退，如麻木、温度辨别障碍；感觉异常，如针刺感、灼热感、痛觉过敏；有的患者可产生运动症状，如肢体无力、肌束震颤；此外，还可出现自主神经功能异常，如多汗、直立性低血压、便秘、尿便障碍等，男性患者有勃起障碍。2014年美国临床肿瘤学会（American Society of Clinical Oncology，ASCO）发布的针对CIPN的新指南指出，防治周围神经病变的方案几乎不存在。因此，我们应做到早期诊断、准确评估CIPN的严重程度来合理调整化疗药物的剂量或适当延迟化疗，在确保患者生存率的同时，尽可能地降低CIPN的发生率及严重程度。

七、抗骨肉瘤药物的注意事项

（一）现配现用

细胞毒性药物因其特殊性，应现配现用，即使不能现配现用，也应以适当的环境妥善保管，一般需2～8℃冷藏。

（二）药物输注顺序

由于细胞毒性药物的特殊危害性，能产生多种不良反应，因此医生下达医嘱和护士审核医嘱时，处理输液顺序尤为重要。细胞毒性药物不宜安排在首组或最后一组输注，以免引起患者血管及皮肤损伤，输注时应使用PICC置管通道，以免药物渗漏到皮下组织，引起组织坏死；止吐类药物应在细胞毒性药物之前输注，以免增加恶心、呕吐等胃肠道反应的发生率。部分细胞毒性药物配伍使用时应注意使用顺序，氟尿嘧啶与甲氨蝶呤合用时，应先给予甲氨蝶呤，4～6h后再给予氟尿嘧啶，否则会减效。

（三）控制滴速

细胞毒性药物对滴注时间都有明确要求，不同药物其刺激性强弱、作用机制不同，选择不同给药速度对降低不良反应、提高疗效有着重要影响。异环磷酰胺（匹服平）滴注时间为3～4h，甲氨蝶呤滴注时间为4～6h。

（四）配置和防护

大多数抗肿瘤药物都存在包括骨髓抑制等对身体伤害较大的不良反应，接触抗肿瘤药物的时间越长，发生毒性反应的可能性越高。当药物粉针剂安瓿打开时、瓶装药液抽取后及拔针时均有肉眼看不到的药物溢出，形成的含有毒性微粒的气溶胶或气雾通过皮肤、呼吸道和消化道等进入人体，危害配药者并污染配药周边环境。因此，管理、调配和使用此类药物的医护人员的自我防护显得尤为重要。细胞毒性药物应在静脉用药调配中心（PIVAS）配置，如因条件限制药物也应在有生物安全柜的基础上配置。进入洁净区应穿洁净隔离服，戴双层手套且隔离服袖口必须卷入手套之中，戴双层口罩，严格按照正确的操作方法调配，最大限度地减少污染和伤害。

（陈善玉　侯晓玲）

第二节　抗骨质疏松症药物相关知识

一、概　　述

骨质疏松症是一种骨组织显微结构退化、单位体积内骨量减少、骨脆性增高的骨病，该病病因较为复杂，老年、各种慢性疾病及女性围绝经期等均为该病的危险因素。骨质疏松症导致的骨折给老年人带来的不仅是难以忍受的病痛，还使其生活质量受到严重影响，增加心理、社会和经济负担。抑制破骨细胞的骨吸收是骨质疏松症主要的治疗措施，治疗药物分类详见表 7-2，骨科常用的抗骨质疏松药物有鲑鱼降钙素注射液（密盖息，皮下注射）、阿仑膦酸钠片（福善美，口服）、唑来膦酸注射液（密固达，静脉输注）。

表 7-2　抗骨质疏松症药物的分类

分类	药名
双膦酸盐类	阿仑膦酸钠片、骨膦、唑来膦酸注射液（密固达）等
雌激素及其受体调节剂	雷洛昔芬等
降钙素类	鲑鱼降钙素注射液（密盖息）等

二、唑来膦酸注射液（密固达）

1. 适应证　用于治疗绝经后妇女的骨质疏松症和 Paget 病（变形性骨炎）。

2. 禁忌证　对唑来膦酸或其他双膦酸盐或药品成分中任何一种辅料过敏者，低钙血症患者，妊娠和哺乳期妇女禁用。

3. 用法用量　对于骨质疏松症、Paget 病的治疗，推荐剂量为一次静脉滴注 5mg 密固达，每年 1 次，目前尚无足够的证据支持可连续用药 3 年以上。

4. 注意事项 密固达体内最终清除半衰期是146h，主要的不良反应有发热、肌痛、头晕、头痛、恶心、呕吐、流感症状等，还会影响肾功能及血钙水平。

（1）患者在接受静脉给药前，需检查患者肾功能及血钙水平，肌酐清除率＞35ml/min、血钙在正常水平方可输注；如果血钙值较低，则需遵医嘱静脉输注葡萄糖酸钙，血钙恢复正常之后才能输注。

（2）为预防流感、肌痛及发热的发生，输注前可嘱患者遵医嘱口服酚麻美敏片1片，每日3次，口服1～2d，同时还需密切观察患者的体温。

（3）输注前后应输入生理盐水各500ml，以保证患者充分的水化。密固达的滴速一般不超过40滴/分，滴注时间不得少于15min。密固达在静脉输注时不可与平衡液等任何含钙溶液接触，也不能与其他治疗药物配伍或同时静脉给药，必须由专门的静脉通道且使用单独的输液器给药，以免与残留在输液管的其他药物发生反应。

（4）输注前后嘱患者多饮水，注射过程中应密切观察患者生命体征及病情变化并记录，对于发生头晕、头痛的患者，应预防跌到；对于高热的患者，则先给予物理降温，如高热持续不退，则应遵医嘱给予柴胡2ml＋复方氨林巴比妥注射液2ml肌内注射。经过对症处理所有出现的不良反应症状均可在输注的3～4d后逐渐消失。

5. 合并心功能不全患者的注意事项 骨科髋膝置换术患者以老年人居中，合并心血管疾病的居多，使用密固达出现的不良反应易诱发或加重原有心脏疾病。在使用密固达过程中应观察此类患者有无出现急性肺水肿，如胸闷、气促等，输注过快容易诱发心功能不全，严重者出现急性心力衰竭，使用输液泵输注能有效控制输注速度，以防患者随意调快滴速；及时评估患者心肾功能情况，密切监测和防止电解质紊乱的情况发生。心血管患者尿量过少或过多都应引起重视，特别是服用利尿剂的患者；出现疼痛时需关注疼痛的部位、性质、持续时间，并与心绞痛、胸痛等进行鉴别诊断，必要时行床边心电图检查。

6. 密固达与天晴依泰的区别 两者化学成分均为唑来膦酸注射液，密固达为进口药品，主要用于治疗绝经妇女的骨质疏松症，5mg/100ml，每年输注 1 次，不超过 3 年；天晴依泰为国产药品，主要用于治疗恶性肿瘤溶骨性骨转移引起的骨痛，其为 4mg 粉剂，用 100ml 的生理盐水或 5% 葡萄糖注射液稀释后静脉滴注，滴注时间不少于 15min，每 3～4 周给药 1 次或遵医嘱。

（陈善玉 段闪闪）

第三节 镇痛类药物相关知识

一、概 述

骨科手术由于术后疼痛强度大、持续时间长、可引起炎症等特点，不仅会影响患者手术后的恢复，延长治疗周期，同时也会对患者心理造成一定负担。随着全球对疼痛的关注度逐渐提高，继其被纳入第五大生命体征之后，许多医院的优质护理质量考核的目标中包含了疼痛，对于静脉给药后，观察疼痛缓解时间的记录也纳入考核，骨科采用多模式镇痛，常见镇痛药物的分类如表 7-3 所示，常用的静脉镇痛药物有氟比诺芬酯、注射用帕瑞昔布钠（特耐）、地佐辛等。

表 7-3 镇痛类药物的分类

分类	药名
阿片受体激动剂	吗啡、哌替啶等
阿片受体激动-拮抗剂	喷他佐辛、地佐辛等
非麻醉性镇痛药	罗通定、注射用帕瑞昔布钠（特耐）、氟比洛芬酯等

二、氟比洛芬酯

1. 适应证 用于术后及癌症的镇痛。

2. 禁忌证 消化道溃疡，严重的肝、肾及血液系统功能障碍，严重的心力衰竭、高血压，对本制剂成分有过敏史，正在使用依洛沙星、洛美沙星、诺氟沙星的患者禁用。

3. 用法用量 成人每次静脉注射 50～100mg，每日 1 次或 12h 1 次。

4. 注意事项 氟比洛芬酯注射 6～7min 后血药浓度达到最高，半衰期为 5.8h。主要的不良反应有恶心、呕吐，转氨酶升高，有时出现发热，偶见头痛、倦怠、嗜睡、畏寒；偶见血压升高、心悸；偶见瘙痒、皮疹等过敏反应，还可引起注射部位血管疼痛，因此护理人员在静脉注射过程中应缓慢注射，不少于 1min。

三、注射用帕瑞昔布钠（特耐）

1. 适应证 适用于手术后疼痛的短期治疗。

2. 禁忌证 对注射用帕瑞昔布钠活性成分有过敏史的患者；已知对磺胺类药物超敏者；活动性消化道溃疡或胃肠道出血者；处于妊娠后 1/3 孕程或正在哺乳的患者；严重肝功能损伤（血清白蛋白＜25g/L 或 Child-Pugh 评分≥10）；炎性肠病患者；充血性心力衰竭患者；冠状动脉搭桥术后疼痛患者；已确定的缺血性心脏病，外周动脉血管和脑血管疾病患者禁用。

3. 用法用量 推荐剂量为 40mg，静脉注射或肌内注射给药，后需要间隔 6～12h 给予 20mg 或 40mg，每日总剂量不超过 80mg。本品可直接进行快速静脉推注，或通过已有静脉通路给药。

4. 注意事项 注射用帕瑞昔布钠为白色或类白色冻干块状物，属于水溶性药物，进入人体后会在 7～13min 起效，镇痛效果明显，可持续 6～12h，常见不良反应有术后贫血、低钾血症、焦虑、失眠、感觉减退、高血压、呼吸功能不全、咽炎、消化不良、胃肠气胀、瘙痒、肌肉骨骼及结缔组织异常、背痛、少尿、外周水肿、肌酐升高等。在使用过程中，应严密观察患者有无上述不良反应，使用前询问患者有无磺胺类药物过敏史，15min 后记录患者用药后疼痛是否缓解及进行 VAS 评分。

5. 配伍禁忌 盐酸昂丹司琼注射液（商品名：欧贝）为止吐药，用于化疗和细胞毒性药物化疗引起的恶心，也用于预防手术后的恶心、呕吐。骨科术后患者经常需要同时使用镇痛药及止吐药，但欧贝与帕瑞昔布钠存在配伍禁忌，两者同用可产生白色混浊并伴有白色沉淀。帕瑞昔布还和左氧氟沙星、莫西沙星、头孢他啶、头孢替安、复方氨基酸注射液、转化糖电解质注射液、葡萄糖酸钙、氨甲苯酸、氨溴索、长春西汀、维生素 B_6 等存在配伍禁忌，必须同时使用时，应在其间用生理盐水冲管，同时在床旁密切观察液体有无混浊、絮状物、沉淀等，加强巡视，询问患者有无不适主诉，防止发生配伍禁忌的不良反应。有哮喘病史的患者，使用该药物时，应密切观察患者有无呼吸困难，警惕哮喘急性发作。

四、地　佐　辛

1. 适应证 用于急性疼痛的治疗，如术后中重度疼痛、内脏绞痛、晚期癌痛等。

2. 禁忌证 对阿片类过敏者、妊娠及哺乳期妇女、对麻醉药品有依赖的患者禁用。

3. 用法用量 肌内注射或静脉滴注，每隔 2～4h 给药 1 次，每次 2.5～10mg。

4. 注意事项 地佐辛静脉注射 15min 内起效，血浆半衰期为 2.2～2.8h，不良反应为嗜睡、恶心、呕吐等，发生率较其他镇痛药低，也有报道称本品可出现头晕、厌食、定向障碍、幻觉、出汗、心动过速及注射部位皮肤反应，静脉注射后有可能引起急性呼吸抑制。在使用过程中，应密切观察患者有无呼吸困难、气紧等不适，如出现呼吸抑制，遵医嘱给予纳洛酮拮抗。有报道此药还会引起患者昏迷、呼之不应，在使用过程中，排除其他原因，怀疑是药物引起，应立即停药，同时予以对症支持治疗，必要时可予以特异性的血清素受体拮抗药纳洛酮肌内注射。

5. 配伍禁忌 地佐辛与注射用阿洛西林钠、注射用兰索拉唑、呋塞米存在配伍禁忌，必须同时使用时，应在其间用生理盐水冲管，同时在床旁密切观察液体有无混浊、絮状物、沉淀等，加强巡视，询问患者有无不适主诉，防止发生配伍禁忌的不良反应。

五、枸橼酸芬太尼注射液

1. 适应证 是目前最常用的麻醉性镇痛药，用于各种疼痛或术后镇痛，也可作为麻醉辅助药。

2. 禁忌证 支气管哮喘、呼吸抑制、对本品特别敏感的患者及重症肌无力患者禁用。

3. 用法用量 静脉注射。体外循环手术初剂量为0.02～0.05mg/kg，维持量为初剂量的1/2。骨科机械通气患者成人用量为0.5mg，将其加生理盐水40ml中稀释后应用微量泵泵入，泵入剂量遵医嘱用药。

4. 注意事项 脂溶性强，作用起效快，但持续时间短，血浆半衰期短，半衰期为20min，血浆蛋白结合率约为80%。肌内注射0.1mg后3～5min起效，静脉注射后1min起效，一般剂量不会引起呼吸抑制，反复应用可能有积蓄而发生呼吸抑制。静脉注射可能引起胸壁肌肉强直，一旦出现，需用肌肉松弛剂对抗。静脉注射太快时，还可能出现呼吸抑制，烯丙吗啡能对抗其呼吸抑制作用，且镇痛作用随之消失。本品属强效镇痛药，在骨科患者机械通气时，为增强镇静和镇痛效果，常与丙泊酚联合使用（芬太尼0.1mg：

丙泊酚 5mg)；与咪达唑仑合用，能提高咪达唑仑的镇静效果，提高人机顺应性。

（陈善玉　付勤琴）

第四节　抗菌药物相关知识

一、概　　述

抗菌药物是临床上最常使用的一类药物，在外科手术中，抗菌药物不仅是治疗细菌性传染和各种细菌感染的主要武器，而且已成为推动相关医学学科发展的有力助手。在骨科领域，细菌感染仍是常见的术后并发症，已成为影响骨科治疗成败的重要因素。一旦发生感染，则患者住院时间延长、治疗费用增加，严重者可能面临再次手术，给患者术后功能康复造成不利影响。围术期应用抗菌药物是控制术后感染的常用措施，同时也是抗生素合理应用的一个重要环节。因此，只有掌握抗感染治疗的基础知识，才能合理应用抗菌药物，充分发挥这类药物的确切疗效。骨科常用的抗菌药物主要有三类：头孢类（头孢唑林钠、头孢呋辛钠、头孢西丁）、林可酰胺类（克林霉素磷酸酯）、氨基糖苷类（阿米卡星）。

二、头孢类抗菌药物

头孢类主要分为第一代头孢及第二代头孢，第一代头孢主要包括头孢噻吩钠、头孢氨苄、头孢羟氨苄、头孢唑林钠、头孢硫脒等；第二代头孢主要包括头孢呋辛钠、头孢呋辛酯、头孢克洛、头孢美唑、头孢西丁等。

（一）注射用头孢唑林钠

头孢唑林钠为第一代头孢，抗菌谱广，对革兰氏阳性球菌有良好的抗菌活性。

1. 适应证 常作为外科手术前的预防用药，也可用于治疗敏感细菌所致的呼吸道感染、尿路感染、皮肤软组织感染、骨和关节感染、败血症、感染性心内膜炎、肝胆系统感染及耳鼻喉科感染等。

2. 禁忌证 对头孢菌素过敏者及有青霉素过敏史者禁用本品。

3. 用法用量 成人常用剂量为一次 0.5～1g/kg，每日 2～4 次，严重感染可增加至每日 6g，分 2～4 次静脉给药。儿童常用剂量为每日 50～100mg/kg，分 2～3 次给药。预防外科手术后感染时，一般术前 0.5h 或 1h 肌内注射或静脉给药 1g，手术超过 6h 者术中加用 0.5～1g，术后每 6～8h 0.5～1g，至手术 24h 为止。

4. 注意事项 约 1%的用药患者可出现直接和间接 Coomb 试验阳性及尿糖假阳性反应。

5. 不良反应 本品的不良反应发生率低。

（1）静脉注射发生的血栓性静脉炎和肌内注射区疼痛均较头孢噻吩少而轻。

（2）药疹发生率为 1.1%，嗜酸性粒细胞增高的发生率为 1.7%，偶有药物热。

（3）个别患者可出现暂时性血清氨基转移酶、碱性磷酸酶升高。

（4）肾功能减退患者应用高剂量（每日 12g）本品时可出现脑病反应。

（5）偶见白念珠菌双重感染。

（二）注射用头孢呋辛钠（西力欣）

临床上头孢呋辛钠是一种杀菌性的头孢类抗生素，可抵抗大多数的 β-内酰胺酶，并对多种革兰氏阳性菌和革兰氏阴性菌有效。

1. 适应证 主要应用于呼吸道感染、耳鼻喉感染、尿路感染、皮肤和软组织感染、败血症、脑膜炎、淋病、骨和关节感染、产褥期和妇科感染等特定微生物敏感菌株引起的感染。

2. 禁忌证 对头孢类抗生素过敏者禁用本品。

3. 用法用量

（1）肌内注射：本品加入注射用水 3ml，轻轻摇匀，配成不透明的混悬液。在同一肌内注射部位，注射量不得超过 750mg。

（2）静脉注射：将本品溶解于注射用水中，需至少加入注射用水 6ml。短时间的静脉滴注（如长达 30min）时，则将本品 1.5g 溶于 50ml 注射用水中。

（3）本品成人常用量：大多数感染可肌内注射或静脉注射本品治疗，每次 750mg，每日 3 次。对于较为严重的感染，剂量应增至每次 1.5g，每日 3 次，静脉注射给药。如果需要，肌内注射或静脉注射的时间可增至每 6h 1 次，每日总剂量为 3～6g。

（4）婴儿与儿童：每日剂量为 30～100mg/kg，分 3～4 次给药。对于大多数感染，每日剂量以 60mg/kg 较为适合。

4. 注意事项

（1）有青霉素过敏史者慎用。

（2）使用本品时，应注意监测肾功能，特别是对接受高剂量的重症患者，肾功能不全者每日剂量应减少。

（3）合并应用强效利尿药或氨基糖苷类抗生素治疗的患者应特别注意，因为曾有合并治疗引起肾功能损害的报道，对于这些患者，最好进行肾功能监测。

（4）有报道使用本品时患者曾出现假膜性肠炎，其严重程度从轻度至危及生命。因此，对于使用抗菌药物的过程中或使用抗菌药物后出现腹泻的患者，应考虑上述诊断。若患者长期腹泻或出现严重的腹泻或腹部绞痛，应立即停止治疗并进一步检查。

（5）有报道少数患儿使用本品时出现轻中度听力受损。

（三）注射用头孢西丁钠

头孢西丁是头霉素类抗生素。它由链霉菌产生的头酶素经半合成制得，本药抗菌作用机制是通过与细菌细胞一个或多个青霉素结合蛋白结合，抑制细菌分裂活跃细胞的胞壁合成，从而杀灭细菌。本药抗菌作用特点如下：对革兰阴性杆菌产生的 β-内酰胺酶稳定；对大多数革兰氏阳性球菌和革兰氏阴性杆菌具有抗菌活性。

1. 适应证 本品适用于对本品敏感的细菌所引起的腹腔内感染、下呼吸道感染、妇科感染、败血症、泌尿生殖道感染、骨关节感染、皮肤软组织感染、细菌性心内膜炎等。

2. 禁忌证 对本品及头孢类抗菌药物过敏者禁用；有青霉素类过敏史患者确有应用指征时，必须充分权衡利弊后在严密观察下使用；患者如以往曾发生青霉素过敏性休克，则不宜再选用本品。

3. 用法用量 本品可以肌内注射、静脉推注或静脉滴注。

（1）成人：可根据病情，常用量为每次 1～2g，每 6～8h 1 次，静脉滴注。单纯性感染（肺炎、尿路感染、皮肤感染），每 6～8h 1g 肌内注射或静脉滴注，3～4g/d；中重度感染，每 4h 1g 或每 6～8h 2g，静脉滴注，6～8g/d；需大剂量抗菌药物治疗的感染（如气性坏疽），每 4h 2g 或每 6h 3g，静脉滴注，12g/d；外科手术围术期预防感染，术前 1～1.5h 静脉注射 2g，之后 24h 内每 6h 用药 1 次，每次 1g。

（2）3 个月以上儿童：每次 13.3～26.7mg/kg，每 6h 1 次；或每次 20～40mg/kg，每 8h 1 次。3 个月以内婴儿不宜使用本品。

4. 注意事项

（1）交叉过敏：对一种头孢类药过敏者对其他头孢类也有可能过敏，对青霉素类、青霉素衍生物或青霉胺过敏者也可能对头孢药过敏。

（2）青霉素过敏者慎用。

（3）肾功能损害者及有胃肠疾病史者（特别是结肠炎患者）慎用。

（4）本品与氨基糖苷类抗生素配伍时，会增加肾毒性。

（5）高浓度头孢西丁可使血肌酐及尿肌酐、尿17-羟皮质类固醇出现假性升高，铜还原法尿糖检测出现假阳性。

5. 不良反应

（1）本品耐受性良好，最常见的不良反应为静脉注射或肌内注射后局部反应，静脉注射后可发生血栓性静脉炎，肌内注射局部疼痛、硬结。

（2）偶可出现过敏反应如皮疹、荨麻疹、瘙痒、嗜酸性粒细胞增多、药物热、呼吸困难、血管神经性水肿等，罕见过敏性休克症状。

（3）也可有腹泻、肠炎、恶心、呕吐等消化道反应，偶见尿素氮、肌酐升高。

（4）偶见间质性肾炎报道，高血压、重症肌无力患者症状加重等。

（5）长期大剂量使用本品可致菌群失调，发生双重感染，还可能引起维生素K、维生素B缺乏。

三、注射用克林霉素磷酸酯

注射用克林霉素磷酸酯和青霉素、头孢类抗生素无交叉过敏反应，可用于对青霉素过敏者。本品对革兰氏阳性菌及厌氧菌具有良好的抗菌活性，为化学合成的克林霉素衍生物，它在体外无抗菌活性，进入机体迅速水解为克林霉素而发挥抗菌活性。本品与阿片类镇痛药合用，可能使呼吸中枢抑制现象加重，所以不宜与阿片类镇痛药合用。

1. 适应证 本品用于革兰氏阳性菌引起的各种感染性疾病，如扁桃体炎、化脓性中耳炎、鼻窦炎、急性支气管炎、慢性支气管炎急性发作、肺炎、肺脓肿、支气管扩张合并感染、皮肤和软组织感染（如疖、痈、脓肿、蜂窝组织炎）、创伤和手术后感染、尿路感染（如急性尿道炎、急性肾盂肾炎、前列腺炎）等。本品也可用于厌氧菌引起的下列各种感染性疾病：肺脓肿、脓胸、厌氧菌性肺炎、皮肤和软组织感染、腹腔内感染、女性盆腔及生殖器感染等。

2. 禁忌证 本品与林可霉素、克林霉素有交叉耐药性，存在克林霉素或林可霉素过敏史者禁用。

3. 用法用量 静脉滴注时，每0.3g需用50～100ml生理盐水或5%葡萄糖溶液稀释成小于6mg/ml浓度的药液，缓慢滴注，通常每分钟不超过20mg，需间隔6～12h给药。

（1）成人：可经深部肌内注射或静脉滴注给药。轻中度感染，成人每日0.6～1.2g，分2～4次给药。重度感染，成人每日1.2～2.7g，分2～4次给药。

（2）儿童：静脉滴注给药。轻中度感染，每日15～25mg/kg，分2～4次给药。重度感染，每日25～40mg/kg，分2～4次给药。

4. 注意事项

（1）本品和青霉素、头孢类抗生素无交叉过敏反应，可用于对青霉素过敏者。

（2）本品禁止与氨苄西林、苯妥英钠、巴比妥类、氨茶碱、葡萄糖酸钙及硫酸镁配伍。

（3）肝功能、肾功能损害者慎用。

（4）如出现假膜性肠炎可选用万古霉素0.125～0.5g口服，每日4次进行治疗。

5. 不良反应

（1）胃肠道反应：常见恶心、呕吐、腹痛、腹泻等；严重者有腹绞痛、腹部压痛、严重腹泻（水样或脓血样），伴发热、异常口渴和疲乏（假膜性肠炎）。腹泻、肠炎和假膜性肠炎可发生在用药初期，也可发生在停药后数周。

（2）血液系统：偶可发生白细胞减少、中性粒细胞减少、嗜酸性粒细胞增多和血小板减少等，罕见再生障碍性贫血。

（3）过敏反应：可见皮疹、瘙痒等，偶见荨麻疹、血管性水肿和血清病反应等。

（4）肝功能、肾功能异常，如血清转氨酶升高、黄疸等。

（5）其他：耳鸣、眩晕、念珠菌感染等。

国内有报道称使用克林霉素磷酸酯和盐酸克林霉素注射剂还可能引起肾功能损害和血尿，另有极少数严重病例会出现呼吸困难、过敏性休克、急性肾衰竭、过敏性紫癜、抽搐、肝功能异常、胸闷、心悸、寒战、高热、头晕、低血压、耳鸣、听力下降等。

四、硫酸阿米卡星注射液

硫酸阿米卡星是一种氨基糖苷类抗生素，本品最突出的优点是对许多肠道革兰氏阴性杆菌所产生的氨基糖苷类钝化酶稳定，不会为此类酶钝化而失去抗菌活性。临床分离的肠杆菌科细菌中对庆大霉素、妥布霉素和奈替米星等氨基糖苷类耐药者 60%～70%对本品仍敏感。革兰氏阳性球菌中本品除对葡萄球菌属中甲氧西林敏感株有良好抗菌作用外，肺炎链球菌、各组链球菌及肠球菌属对其大多耐药。

1. 适应证 本品适用于铜绿假单胞菌及部分其他假单胞菌、大肠埃希菌、变形杆菌属、克雷伯菌属、肠杆菌属、沙雷菌属、不动杆菌属等敏感革兰氏阴性杆菌与葡萄球菌属（甲氧西林敏感株）所致的严重感染，如菌血症或败血症、细菌性心内膜炎、下呼吸道感染、骨关节感染、胆道感染、腹腔感染、复杂性尿路感染、皮肤软组织感染等。由于本品对多数氨基糖苷类钝化酶稳定，故尤其适用于对卡那霉素、庆大霉素或妥布霉素耐药的革兰氏阴性杆菌所致的严重感染。

2. 禁忌证 对阿米卡星或其他氨基糖苷类过敏的患者禁用。

3. 用法用量 肌内注射或静脉滴注。

（1）成人：单纯性尿路感染对常用抗菌药耐药者每12h 0.2g（1支）；用于其他全身感染每12h 7.5mg/kg，或每24h 15mg/kg。成人每日不超过1.5g（7.5支），疗程不超过10d。

（2）小儿：首剂为10mg/kg，继以每12h 7.5mg/kg，或每24h 15mg/kg。

（3）肾功能减退者：肌酐清除率为50～90ml/min者每12h给予正常剂量（7.5mg/kg）的60%～90%；肌酐清除率为10～50ml/min者每24～48h用7.5mg/kg的20%～30%。

4. 注意事项

（1）交叉过敏，即对一种氨基糖苷类过敏的患者可能对其他氨基糖苷也过敏。

（2）在用药过程中应注意进行下列检查：尿常规和肾功能测定，以防止出现严重肾毒性反应；听力检查或听电图检查，尤其注意高频听力损害，这对老年患者尤为重要。

（3）疗程中有条件时应监测血药浓度，尤其新生儿、老年和肾功能减退患者。

（4）下列情况应慎用本品：失水，可使血药浓度增高，易产生毒性反应；第8对脑神经损害，因本品可导致前庭神经和听神经损害；重症肌无力或帕金森病，因本品可引起神经肌肉阻滞作用，导致骨骼肌软弱；肾功能损害者，因本品具有肾毒性。

（5）氨基糖苷类与β-内酰胺类（头孢菌素类与青霉素类）混合时可导致相互失活。本品与上述抗生素联合应用时必须分瓶滴注。阿米卡星也不宜与其他药物同瓶滴注。

（6）应给予患者足够的水分，以减少肾小管损害。

（7）配制静脉用药时，每500mg加入氯化钠注射液、5%葡萄糖注射液或其他灭菌稀释液100～200ml。成人应在30～60min缓慢滴注，小儿患者稀释的液量相应减少。

5. 不良反应

（1）患者可发生听力减退、耳鸣或耳部饱满感；少数患者也可发生眩晕、步履不稳等症状。听力减退一般于停药后症状不再加重，但个别在停药后可能继续发展至耳聋。

（2）本品有一定肾毒性，患者可出现血尿、排尿次数减少或尿量减少、血尿素氮和肌酐增高等。大多是可逆性，停药后即见减轻，但也有个别报道出现肾衰竭。

（3）其他不良反应有头痛、麻木、针刺感染、震颤、抽搐、关节痛、药物热、嗜酸性粒细胞增多、肝功能异常、视物模糊等。

（杨　璐　向茂英　姚　满　娄　倩）

第五节　特殊感染患者用药相关知识

一、概　　述

术后感染是骨科手术术后常见且最严重的并发症，常见的感染类型包括多重耐药菌感染、伤口感染、假体周围感染、肺部感染、尿路感染等，具有感染强度大、持续时间长等特点，不仅会影响患者术后的恢复，延长治疗周期，同时也会对患者心理和经济造成一定负担。对于骨科特殊感染患者，使用特殊抗生素也是必然的，骨科常采用的特殊感染药物有注射用盐酸万古霉素、注射用利福平（维夫欣）、注射用亚胺培南西司他丁钠（泰能）、注射用头孢曲松钠（罗氏芬）等。

二、注射用盐酸万古霉素

1. 适应证　对甲氧西林耐药的葡萄球菌引起的感染；对青霉素过敏的患者且不能使用其他抗生素或试用后治疗无效的葡萄球菌、肠球菌和棒状球菌、类白喉杆菌属等感染的患者。

2. 禁忌证 对本品过敏者、严重肝肾功能不全者、孕妇及哺乳期妇女禁用。

3. 用法用量 成人，每日常用剂量为200万U，可分为每6h 50万U或每12小时100万U，含有50万U万古霉素的溶液，必须用稀释液稀释至少100ml，每次静脉滴注时间至少60min以上或应以不高于1万U/min的速度给药，特殊情况遵医嘱。儿童，每次总量1万U/kg，每6h滴注1次，每次给药时间至少60min以上。

4. 注意事项 快速给药可能伴严重的低血压包括休克，罕见心脏停搏现象，稀释溶液静脉滴注时间至少在60min以上，如出现滴注过快引起的反应则停止滴注，该反应会消失。

患者接受本品治疗可发生暂时性或永久性耳毒性，但多数发生于用药过量的患者，或原本有失聪现象或正同时接受其他耳毒性药物治疗时；肾功能不全患者须慎用，几乎所有广谱抗生素包括万古霉素都有可能引发假膜性肠炎，程度不等，可能从轻度到威胁生命。因此，本品不应推荐常规用药或用于轻度感染者；当治疗的患者存在肾功能不全或正同时接受氨基糖苷类药治疗时，为了减少肾毒性的危险，应进行连续的肾功能监测，连续进行听力功能试验，其有助于使耳毒性的危险性降至最低。

三、注射用利福平（维夫欣）

1. 适应证 不能耐受口服治疗时，本品可作为利福平口服制剂的替代，与其他抗结核药联合用于治疗各种类型的结核病，包括初治、进展期、慢性及耐药病例。本品与其他抗生素联合用于治疗军团菌属及重症葡萄球菌感染。

2. 禁忌证 对利福平及其任何组分或利福霉素过敏者禁用，利福平禁用于已接受利托那韦、沙奎那韦治疗的患者，因其可致严重肝毒性风险增加。利福平还具有酶诱导特性，包括诱导 δ-氨基乙酰丙酸合成酶。由于脑膜炎球菌性脑膜炎可能对其迅速出现耐药，因此利福平仅限于短期治疗无症状携带者，不能用于脑膜炎球菌性脑膜炎的治疗。

3. 用法用量　本品仅供静脉滴注，须即配即用，将10ml 注射用水加入利福平管制注射剂瓶中，振摇，待利福平完全溶解之后，加入 500ml 5%葡萄糖溶液或生理盐水中，输液应在 2～3h 完成。

用量：①对于治疗结核病，成人每次 10mg/kg，每日 1次，每日剂量不超过 0.6g；儿童患者每次 10～20mg/kg，每日 1 次，每日剂量不超过 0.6g。②军团菌属或重症葡萄球菌感染，成人建议每日剂量为 0.6～1.2g，分 2～4 次给药。

4. 注意事项

（1）本品仅用于静脉滴注，不能肌内注射和皮下注射，输注时避免药液外渗。

（2）输液应现配现用，配制药液仅限一次使用。

（3）不能与其他药物混合使用，以免发生沉淀，与其他静脉注射药物合并治疗时，需通过不同部位注射。

（4）利福平单独用于治疗结核病时可迅速产生细菌耐药性，因此本品必须与其他抗结核药物合用。

（5）须告知患者利福平可使尿液、唾液、泪液变成浅红色，可使隐形眼镜永久着色。

（6）酒精中毒、肝功能损害患者慎用。利福平已证明可致肝功能障碍，同时服用利福平与其他肝毒性药物的肝病患者有致黄疸死亡的病例发生，这些患者应密切监测肝功能，尤其是谷丙转氨酶和谷草转氨酶应在治疗前及治疗期间每隔 2～4 周监测 1 次。如果出现肝功能受损迹象应停用本品。

（7）利福平可引起白细胞和血小板减少，并引起齿龈出血和感染、伤口愈合延迟等。此时应避免拔牙，并注意口腔卫生，刷牙及剔牙需谨慎，直至血常规恢复正常。

四、注射用亚胺培南西司他丁钠（泰能）

1. 适应证 本品用于治疗由敏感的需氧菌/厌氧菌株所引起的混合感染；本品对许多耐头孢菌素类的细菌，包括需氧和厌氧的革兰氏阳性菌及革兰氏阴性菌引起的感染仍具有较强的抗菌活性；本品用于预防已经污染或具有潜在污染性外科手术的术后感染。

2. 禁忌证 不适用于脑膜炎的治疗，禁用于对本品任何成分过敏的患者。

3. 用法用量 本品仅用于静脉滴注。泰能的推荐剂量以亚胺培南使用量表示，也表示同等剂量的西司他丁。每日的总剂量根据感染的类型和严重程度而定，并按照病原菌的敏感性、患者的肾功能和体重，考虑将每日的总剂量等量分次给患者。为预防成人的术后感染，可在诱导麻醉时给本品静脉滴注 1000mg，3h 后再给予 1000mg，对预防高危性外科手术的感染可在诱导后 8h 和 16h 分别再给予 500mg 静脉滴注。静脉滴注用的本品与乳酸盐不相容，因此使用的稀释液不能含有乳酸盐，但可经正在进行乳酸盐滴注的静脉输液系统中给药。不能与其他抗生素混合或直接加入其他抗生素中使用。

4. 注意事项 使用本品前应详细询问患者有无 β-内酰胺类抗生素过敏史，若在使用本品时出现过敏反应，则应立即停药并做相应处理。有文献表明，合并碳青霉烯类用药，包括亚胺培南，患者接受丙戊酸或双丙戊酸钠会导致丙戊酸浓度降低，由于药物相互作用，丙戊酸浓度会低于治疗范围，因此，癫痫发作的风险增加。事实上，已有报道几乎所有抗生素都可引起假膜性结膜炎，其严重程度由轻度到危及生命不等，因此，对曾患过胃肠道疾病尤其是结肠炎的患者，抗生素均需小心使用，对在使用抗生素过程中出现腹泻的患者，应考虑假膜性结肠炎的可能。有研究显示，梭状芽孢杆菌所产生的霉素是在使用抗生素期间引起结肠炎的主要原因。本品其他与 β-内酰胺类抗生素一样，可产生中枢神经系统的副作用，如肌阵挛、精神错乱或癫痫发作，尤其当使用剂量超过根据体重和肾功能状态所推荐的剂量时，因此需严格按照推荐剂量安排使用，已有癫痫发作的患者，应继续使用抗惊厥药来治疗。发生病灶性震颤、肌阵挛或癫痫时，应做神经病学检查评估，如原来未进行抗惊厥治疗，应给予治疗，如中枢神经系统症状持续存在，应减少本品的剂量或停药。肌酐清除率≤5ml/（min・1.73m^2）的患者不应使用本品，除非在 48h 内进行血液透析，血液透析患者也仅在使用本品的益处大于癫痫发作的危险性时才可考虑。

五、注射用头孢曲松钠（罗氏芬）

1. 适应证　对本品敏感的致病菌引起的感染，如脓毒症、脑膜炎，肺部感染及骨、关节、软组织、皮肤及伤口感染；肾脏及尿路感染、呼吸道感染、耳鼻喉感染、生殖系统感染；术前预防。

2. 禁忌证　已知对头孢曲松、本品任何辅料或其他任何头孢类药物过敏患者禁用罗氏芬。本品禁用于矫正胎龄不足 41 周的早产儿，不得用于新生儿高胆红素血症的治疗。

3. 用法用量　成人及 12 岁以上儿童，本品的通常剂量是 1～2g，每日 1 次（每 24 小时）；危重病例或由中毒敏感菌引起的感染，剂量可增至 4g，每日 1 次。疗程取决于病程，与一般抗生素治疗方案一样，在发热消退或得到细菌被清除的证据后，应继续使用本品至少 48～72h。

4. 注意事项　本品应在专业的医生指导下给药，且医院能对过敏反应采取急救措施。使用本品前，需详细询问病史，询问要有针对性，包括青霉素类、头孢菌素类、其他任何药物过敏史，过敏体质家族史（是否有过敏性休克、过敏性哮喘、过敏性鼻炎、荨麻疹等疾病病史）等。对于有过敏史特别是药物过敏史的患者应谨慎使用本品。用药后，尤其首次用药的 30min 内严密观察，如发现过敏性休克及时予以处理。

六、在骨科的应用

革兰氏阳性感染和伤口感染首选注射用盐酸万古霉素，其主要用于耐甲氧西林金黄色葡萄球菌及其他细菌所致的感染，如败血症、骨髓炎、关节炎、灼伤或手术创伤等浅表性继发感染，对于骨科假体感染患者，术中使用万古霉素对其骨进行浸泡 10min，静脉使用万古霉素＋头孢呋辛或头孢唑林钠效果显著。

维夫欣与其他抗生素联合用于治疗军团菌属及重症葡萄球菌感染，维夫欣在骨科中主要用于骨结核和伤口感染，属于联合用药。

泰能为一种非常广谱的抗生素，特别适用于多种病原体所致和需氧菌/厌氧菌株所引起的混合感染、感染鲍曼不动杆菌骨科患者，以及在病原菌未确定前的早期治疗。泰能主要用于由敏感细菌所引起的感染，如腹腔内感染、下呼吸道感染、败血症、泌尿生殖道感染、骨关节感染、皮肤软组织感染，在骨科也适用于耐甲氧西林金黄色葡萄球菌感染。

注射用头孢曲松钠（罗氏芬）是应用非常广泛的第三代头孢，抗菌谱广，它对医院获得性感染的病原菌抗菌力有限，特别是不动杆菌、铜绿假单胞菌、肠球菌和金黄色葡萄球菌。罗氏芬在肺炎链球菌等社会致病菌的抗菌力方面表现不错，主要是对敏感的致病菌引起的感染，如脓毒症，脑膜炎，肺部感染及骨、关节、软组织、皮肤及伤口感染，任何年龄的患者都不宜混合使用或同时使用罗氏芬与含钙液体，包括持续输入含钙液体（如胃肠道外营养），即使是在不同的部位使用不同的给药方式。出于半衰期的考虑，任何患者在使用罗氏芬 48h 之内不宜使用含钙溶液。在骨科本品主要适用于伤口感染及肺部感染。

（文守琴　侯晓玲）

第六节　胃黏膜保护剂相关知识

一、概　　述

骨科手术应激会导致患者自主神经系统功能紊乱、下丘脑功能失调、神经递质分泌失衡、腹腔内脏血管收缩，从而胃黏膜血流量减少、胃黏液分泌减少，胃酸分泌相对增多、黏膜上皮细胞变性坏死，最终引起黏膜充血、水肿、糜烂及溃疡形成而致出血，而导致应激性溃疡的发生。为预防应激性溃疡的发生，骨科术前和术后常规使用保护胃黏膜的药物，常用的有奥美拉唑钠（洛赛克）、注射用泮托拉唑钠（韦迪）、注射用埃索美拉唑钠（耐信）等。

二、奥美拉唑钠（洛赛克）

1. 适应证　为“质子泵”抑制剂，适用于胃和（或）十二指肠溃疡、反流性食管炎及胃泌素瘤，还可用于预防应激性溃疡和出血。

2. 禁忌证　对本品过敏者及孕妇和哺乳期妇女禁用。

3. 用法用量　静脉滴注，现配现用。本品用100ml生理盐水稀释，禁止用其他溶剂或其他药物溶解和稀释，剂量为40mg，每日1次。

4. 注意事项　奥美拉唑钠的血浆半衰期为0.5～1h，主要的不良反应为恶心、上腹痛等，偶有皮疹。酚磺乙胺是临床最常用的止血药物，但与奥美拉唑钠配伍会出现白色混浊现象，因此，两种药物应分开应用，期间可用生理盐水或其他液体隔开。

三、注射用泮托拉唑钠（韦迪）

1. 适应证 本品用于消化性溃疡出血，非甾体抗炎药引起的急性胃黏膜损伤和应激状态下溃疡大出血，全身麻醉或大手术后，以及衰弱昏迷患者防止胃酸反流合并吸入性肺炎者。

2. 禁忌证 对本品过敏者禁用，妊娠期与哺乳期妇女禁用。

3. 用法用量 静脉滴注，每次 40mg，每日 1～2 次。

4. 注意事项 注射用泮托拉唑钠（韦迪）的不良反应为头晕、失眠、嗜睡、恶心、腹泻、便秘、皮疹和肌肉疼痛等。本品只能用生理盐水稀释，静脉滴注时间要求 15～30min，溶解和稀释后须在 3h 内用完。注射用泮托拉唑钠与临床上许多药物有配伍禁忌（表 7-4），输液过程中应加强巡视，发现异常情况，立即予以处理。

表 7-4 泮托拉唑钠与药物的配伍禁忌

分类	药名
抗生素类	盐酸克林霉素、乳酸左氧氟沙星、硫酸阿米卡星、注射用盐酸万古霉素、氨曲南、甲硝唑磷酸二钠等
激素类	地塞米松
营养类药物	复方氨基酸注射液、肌苷氯化钠注射液、还原型谷胱甘肽、维生素 C 注射液、10%葡萄糖注射液、维生素 B_6 等
止血药类	酚磺乙胺、氨甲苯酸、氨甲环酸
其他	甲氧氯普胺、注射用胸腺肽、5%碳酸氢钠溶液、盐酸肾上腺素、10%葡萄糖酸钙、复方丹参、盐酸氨溴索注射液、盐酸昂丹司琼、痰热清等

四、注射用埃索美拉唑钠（耐信）

1. 适应证 用于胃食管反流性疾病（CERD）糜烂性

反流性食管炎、消化性溃疡病、胃泌素瘤等。

2. 禁忌证　对埃索美拉唑、其他苯丙咪唑类化合物或本品其他任何成分过敏者。

3. 用法用量　每日1次静脉注射或静脉滴注本品20～40mg；反流性食管炎患者应使用40mg，每日1次；对于胃食管反流性疾病的症状治疗应使用20mg，每日1次。

4. 注意事项　埃索美拉唑的血浆半衰期为1.3h，不良反应主要有头痛、腹泻、便秘、腹痛、腹胀、血清转氨酶升高，可有嗜睡、失眠和眩晕，罕见皮疹。在使用过程中应严密观察患者有无上述不良反应。此药只能用生理盐水配制，不应与其他药物混合或在同一输液装置中合用，10～30min输完，现配现用；与痰热清注射液配伍稳定性较差，在配伍过程中要特别注意，其与维生素C注射液配伍稳定性较好，安全性高。

（陈善玉　侯晓玲）

第七节　激素类药物相关知识

一、概　　述

激素类药物具有抗炎、抗过敏和免疫抑制等多种药理作用。①抗炎作用：糖皮质激素可减轻和防止组织对炎症的反应，从而减轻炎症表现；②免疫抑制作用：防止或抑制细胞中介的免疫反应、延迟性过敏反应，并减轻原发免疫反应的扩展；③抗内毒素作用、抗休克作用：糖皮质激素能对抗细菌内毒素对机体的刺激反应，减轻细胞损伤，发挥保护机体的作用。

骨科常用激素类药物有地塞米松磷酸钠注射液、甲泼尼龙、氢化可的松注射液、氢化可的松琥珀酸钠等。

二、地塞米松磷酸钠注射液

1. 适应证 本品主要用于过敏性与自身免疫性炎症性疾病，多用于结缔组织病、活动性风湿病、类风湿关节炎、红斑狼疮、严重支气管哮喘、严重皮炎、溃疡性结肠炎、急性白血病等，也用于某些严重感染及中毒、恶性淋巴瘤的综合治疗。

2. 禁忌证 对本品过敏者禁用，对肾上腺皮质激素类药物有过敏史的患者慎用。高血压、血栓症、心肌梗死、胃与十二指肠溃疡、内脏手术、精神病、电解质代谢异常、青光眼等患者一般情况不宜使用，在特殊情况下权衡利弊使用，且应注意病情恶化的可能。结核病、急性细菌性或病毒性感染患者慎用，如需使用必须给予适当的抗感染治疗。

3. 用法用量 一般剂量静脉注射每次 2～20mg；静脉滴注时，应以 5%葡萄糖注射液稀释，可 2～6h 重复给药至病情稳定，但大剂量连续给药一般不超过 72h。本品还可用于缓解恶性肿瘤所致的脑水肿，首剂静脉推注 10mg，随后每 6 小时肌内注射 4mg，一般 12～24h 患者可有所好转，2～4d 后逐渐减量，5～7d 停药。对不宜手术的脑肿瘤，首剂可静脉推注 50mg，以后每 2h 重复给予 8mg，数日后再减至每日 2mg，分 2～3 次静脉给予。鞘内注射每次 5mg，间隔 1～3 周注射 1 次；关节腔内注射一般每次 0.8～4mg，按关节腔大小而定。

三、甲泼尼龙（注射用甲泼尼龙琥珀酸钠）

1. 适应证 除非用于某些内分泌疾病的替代治疗，否则糖皮质激素仅仅是一种对症治疗的药物。本品是糖皮质激素的一种，具有抗炎、抗过敏、抗休克、免疫抑制等功效，主要用于危重疾病的急救，还可用于内分泌失调、风湿性疾病、胶原性疾病、皮肤疾病、过敏反应、眼科疾病、胃肠道疾病、血液疾病、白血病、休克、脑水肿、多发性神经炎、脊髓炎及防止癌症化疗引起的呕吐等。

2. 禁忌证　结核病、胃溃疡、高血压、糖尿病、精神病、动脉硬化、心力衰竭、较重的骨质疏松症患者禁用；对糖皮质激素过敏者、肝功能不全的患者忌用；接种疫苗前后 2 周内，新近胃肠吻合术后，未能用抗菌药物控制的病毒、细菌、真菌感染，全身性真菌感染；对肾上腺皮质激素类过敏者　禁用。

3. 用法用量

（1）危重疾病的急救用药：推荐剂量为每次 30mg/kg，静脉给药时间不得少于 30min。此剂量可在 48h 内每 4～6h 重复给药 1 次。

（2）风湿性疾病：每日 1g，静脉给药 1～4d 或每日 1g，使用 6 个月。全身性红斑狼疮：每日 1g，静脉给药 3d。

（3）多发性硬化症：每日 1g，静脉注射 3d 或 5d。

（4）肾盂肾炎、肾炎性狼疮等症：30mg/kg，隔日静脉给药 1 次，连续 4d。

（5）防止化疗引起的恶心和呕吐：对轻中度性呕吐，化疗前 1h、化疗初始之际及患者出院时，均静脉给予 0.25g，对严重性呕吐，于化疗前 1h，给予 0.25g 甲泼尼龙及适当剂量的甲氧氯普胺，然后于化疗期间及出院时，再各静脉注射 0.25g 甲泼尼龙。

（6）脏器移植：每次 40～80mg，每日 1 次或数次。肾移植可在 24～48h 内给药 0.5～2g，并继续治疗，直至病情稳定，一般不超过 48～72h。

（7）其他适应证：剂量可 10～500mg，依病情决定。病情危重时，可在短期间内用较大剂量。婴儿及儿童剂量可酌减。每 24h 每千克体重的用量不低于 0.5mg。口服：每次 8～12mg，每日 2 次；维持量每次 2～4mg，每日 2 次。

四、氢化可的松注射液

1. 适应证 本品可用于肾上腺皮质功能减退症及垂体功能减退症，也可用于过敏性和炎症性疾病，抢救危重中毒性感染。

2. 禁忌证 对本品及其他甾体激素过敏者禁用。下列疾病患者一般不宜使用，特殊情况应权衡利弊使用，但应注意病情恶化可能：严重的精神病（过去或现在）和癫痫、活动性消化性溃疡病、新近胃肠吻合手术、骨折、创伤修复期、角膜溃疡、肾上腺皮质功能亢进症、高血压、糖尿病、孕妇、抗菌药物不能控制的感染（如真菌感染、水痘、麻疹）、较重的骨质疏松症等。

3. 用法用量 肌内注射每日 20～40mg，静脉滴注每次 100mg，每日 1 次。临用前加 25 倍的氯化钠注射液或 5%葡萄糖注射液 500ml 稀释后静脉滴注，同时加用维生素 C 0.5～1g。

五、氢化可的松琥珀酸钠

1. 适应证 注射用氢化可的松琥珀酸钠用于抢救危重患者如中毒性感染、过敏性休克、严重的肾上腺皮质功能减退症、结缔组织病及严重的支气管哮喘等过敏性疾病，并可用于预防和治疗移植物急性排斥反应。

2. 禁忌证 严重的精神病（过去或现在）、癫痫、活动性消化性溃疡、新近胃肠吻合手术、骨折、创伤修复期、角膜溃疡、肾上腺皮质功能亢进症、高血压、糖尿病、孕妇、抗菌药物不能控制的感染（如水痘、麻疹、真菌感染）、较重的骨质疏松症等。

3. 用法用量 临用前，用生理氯化钠注射液或 5%葡萄糖注射液稀释后使用。

（1）静脉注射用于治疗成人肾上腺皮质功能减退及垂

体前叶功能减退危象、严重过敏反应、哮喘持续状态、休克，每次游离型 100mg 或氢化可的松琥珀酸钠 135mg 静脉滴注，可用至每日 300mg，疗程不超过 3～5d。

（2）软组织或关节腔内注射用于治疗类风湿关节炎、骨关节炎、腱鞘炎、肌腱劳损等。关节腔内注射，每次 1～2ml（25mg/ml）；鞘内注射每次 1ml。

（3）肌内注射每日 50～100mg，分 4 次注射。

六、小　　结

糖皮质激素是肾上腺皮质激素的一类，由肾上腺皮质中层束状带合成和分泌，具有抗炎、抗内毒素、抗休克和免疫抑制作用。

（一）常用糖皮质激素

1. 短效药物　氢化可的松、可的松，作用时间一般为 8～12h。

2. 中效药物　泼尼松、泼尼松龙、甲泼尼龙，作用时间一般为 12～36h。

3. 长效药物　地塞米松、倍他米松，作用时间一般为 36～54h。

（二）不良反应和禁忌证

为避免不良反应产生，急性疾病主张短期用药，并尽量使用作用时间较短的药物，只有慢性疾病才长期用药。一般而言，糖皮质激素所有的不良反应均是时间和剂量依赖的。

1. 长期使用糖皮质激素的不良反应　诱发和加重感染（尤其是结核菌感染），引起消化道出血或穿孔，增高血糖，导致高脂血症、高血压、骨质疏松、出血倾向，加重甲状腺功能低下患者的病情及医源性肾上腺皮质功能亢进。

2. 长期用药后的停药反应　长期用药者减药过快或突

然停药可引起肾上腺功能不全或危象，表现为恶心、呕吐、乏力、低血压和休克等，需及时抢救。长期使用糖皮质激素的患者可能对糖皮质激素产生依赖性，突然停药或减量过快可导致原发病复发或恶化，常需加大剂量，待病情稳定后再逐步减量。因此，长期服药者，应逐渐减量停药。

3. 危险因素和禁忌 严重的精神疾病和癫痫、活动性消化性溃疡、新近胃肠吻合术、角膜溃疡、肾上腺皮质功能亢进、严重糖尿病、孕妇、真菌感染、结核菌感染等情况应视为禁忌或相对禁忌证，此类患者禁忌使用糖皮质激素。如病情危急又有应用指征，麻醉医生应与相关科室的医生共同讨论是否使用。

总之，糖皮质激素的用药原则是急性疾病使用短效药物或中效药物，疾病慢性期才使用长效药物。尽量短疗程、低剂量使用。

（三）对骨科手术患者的作用

1. 显著缓解术后疼痛。
2. 减少镇痛药物的应用。
3. 预防术后恶心、呕吐的发生。
4. 减少制动时间，加快患者康复。
5. 在急性神经损伤 8h 之内或脊髓手术中，静脉滴注甲泼尼龙 30～40mg/kg 30min 以上，可有效抑制过氧化反应并改善神经功能。

（段闪闪　侯晓玲）

第八节　营养神经类药物相关知识

一、概　　述

神经损伤是指由神经传导功能障碍、神经轴索中断或神经断裂导致躯干和四肢感觉、运动及交感神经功能障碍的一种临床病症，可严重影响患者的生活质量。而神经损伤也是骨损伤常见的合并伤，如脊柱骨折、脱位造成脊髓损伤，可出现损伤平面以下不同程度的瘫痪和感觉障碍，再如上肢骨折时可能损伤桡神经、正中神经和尺神经，引起其支配的肌肉出现功能障碍等情况临床上相当常见。因此，在骨损伤愈合的过程中，神经损伤的愈合也同样重要。研究发现，神经损伤后能否再生取决于是否具备成长的再生微环境，成功再生的首要条件就是保障神经胞体结构和功能的正常，防止其发生不可逆变性，使其维持在可生长状态；其次就是诱导再生轴突延长穿越损伤区；最后则是轴突生长锥长入效应器找到并识别靶器官，重建完整轴突。临床各类促进神经损伤后修复药物分类如表 7-5 所示，而骨科常用的静脉用营养神经药物有甲钴胺注射液和神经节苷脂。

表 7-5　促进神经损伤后修复药物种类

分类	药名
外源性细胞生长调节因子	神经生长因子（NGF）
神经节苷脂	单唾液酸四己糖神经节苷脂（GM1）
维生素类	维生素 B_1、维生素 B_6、维生素 B_{12}、甲基维生素 B_{12}
其他	依达拉奉、尼莫地平

二、甲钴胺注射液（弥可保）

甲钴胺注射液（弥可保）是一种内源性的辅酶 B_{12}，参与一碳单位循环，在由同型半胱氨酸合成蛋氨酸的转甲基反应过程中起重要作用。动物实验发现本品比氰钴胺更易进入神经元细胞器，参与脑细胞和脊髓神经元胸腺嘧啶核苷的合成，促进叶酸的利用和核酸代谢，且促进核酸和蛋白质合成作用较氰钴胺强。

1. 适应证　本品可用于周围神经病，因缺乏维生素 B_{12}

引起的巨幼细胞贫血的治疗。

2. 禁忌证 对本品成分过敏者禁用。

3. 用法用量 周围神经病，成人每次 0.5mg，每日 1 次，每周 3 次，肌内注射或静脉注射，可按年龄、症状酌情增减；巨幼细胞贫血，成人每次 0.5mg，每日 1 次，每周 3 次，肌内注射或静脉注射。给药约 2 个月后，作为维持治疗每隔 1～3 个月可给予一次 0.5mg。

4. 注意事项 甲钴胺注射液（弥可保）的严重不良反应是引起血压下降、呼吸困难等过敏反应，其他不良反应为皮疹（＜0.1%），头痛、发热（＜0.1%）。在使用的过程中应严密观察患者有无上述不良反应，如果出现这些不良反应，应立即停止用药，并采取适当的措施。因甲钴胺注射液见光易分解，在使用甲钴胺注射液时应注意避光，从遮光材料中取出后应立即使用。肌内注射时为避免对组织、神经影响，应注意避免同一部位反复注射，且对新生儿、早产儿、婴儿、幼儿要特别小心，同时注意避开神经分布密集的部位。

三、神经节苷脂

神经节苷脂（单唾液酸四己糖神经节苷脂钠注射液）是含有唾液酸的鞘脂类，是动物细胞膜的组成部分，由亲水性糖链和亲脂性神经酰胺组成，在哺乳动物的脑组织含量最多。它在神经元胞体内合成，对神经细胞膜的分化、再生和传递活动起着重要作用。神经损伤时，GM1 含量先显著下降后明显增加，促进受损神经纤维近端突触的生长，但调节能力有限，所以需要给予外源性 GM1。GM1 主要聚集到受损脑区，嵌入细胞膜内模仿内源性 GM1 发挥作用,其由于能够多方位阻断脑损伤及中枢神经系统的发病环节,因此填补了目前众多神经保护药物单靶点作用的不足。

1. 适应证 用于治疗血管性或外伤性中枢神经系统损

伤、小儿脑瘫、帕金森病。

2. 禁忌证　已证实对本品过敏者；遗传性糖脂代谢异常（神经节苷脂贮积病，如家族性黑矇性痴呆、视网膜变性病）。

3. 用法用量　在病变急性期，尤其急性创伤期，每日100mg 静脉滴注，在 2～3 周后改为维持量，每日 20～40mg，遵医嘱一次或分次肌内注射或缓慢静脉滴注，一般用至 6 周。对于帕金森病，首剂量 500～1000mg 静脉滴注，第 2 日起每日 200mg 肌内注射或静脉滴注，一般用至 18 周。

4. 注意事项　神经节苷脂能以稳定的方式与神经细胞膜结合，引起膜的功能变化。给药后 2h 在脑和脊髓测得放射活性高峰，4～8h 后减半，药物的清除缓慢，主要通过肾脏排泄。少数患者使用神经节苷脂后出现皮疹反应，在使用过程中严密观察患者情况，出现上述情况应停止停用。

（廖　霞　朱红彦　李　晔）

第九节　抗贫血类药物相关知识

循环血液中的红细胞计数和血红蛋白低于正常值称为贫血（世界卫生组织贫血诊断标准：男性＜130g/L，女性＜120g/L）。正常成年男性体内铁的总量为 46mg/kg，女性为30mg/kg。正常人对铁的需要量因不同年龄和生理状态而有差别。

抗贫血类药物包括铁剂、重组人红细胞生成素、维生素 B_{12}、叶酸等。静脉用的只有铁剂，故本节只介绍铁剂。铁是血红蛋白、肌红蛋白、细胞色素系统、电子传递链主要的复合物，是过氧化物酶及过氧化氢酶等的重要组成部分。因此，铁缺乏可导致贫血。骨科常用的静脉用铁剂有蔗糖铁注射液、右旋糖酐铁注射液（科莫菲）等。

一、蔗糖铁注射液

1. 适应证 本品主要用于失血过多或缺铁性贫血、口服铁剂效果不好而需要静脉铁剂治疗的患者。

2. 禁忌证 本品禁用于对蔗糖铁或任何成分辅料过敏者、非缺铁性贫血患者、确定的铁过载或遗传性铁利用障碍者。

3. 用法用量 本品只能通过静脉途径给药。

（1）静脉滴注：只能用生理盐水稀释，100mg 铁的最大稀释量为 100ml；出于稳定性考虑，不允许稀释至更低铁浓度。

（2）静脉注射：本品也可使用未稀释的直接静脉注射，速度为每分钟 20mg/1ml，每次最大注射量为 200mg。

4. 注意事项 据报道偶尔会出现金属味、头痛、恶心、呕吐、腹泻、低血压、肝酶升高、痉挛/腿部痉挛、胸痛、嗜睡、呼吸困难、肺炎、咳嗽、瘙痒等不良反应。本品极少出现副交感神经兴奋、胃肠功能障碍、肌肉痛、发热、风疹、面部潮红、四肢肿胀、呼吸困难症状，在输液的部位发生过静脉曲张、静脉痉挛。

（1）非肠道使用的铁剂会引起潜在致命的过敏反应或过敏样反应，轻度过敏反应应服用抗组胺类药物；重度过敏应立即给予肾上腺素。存在支气管哮喘、铁结合率低或叶酸缺乏的患者，应特别注意过敏反应或过敏样反应的发生。

（2）有严重肝功能不良、急性感染、过敏史或慢性感染的患者在使用本品时应小心。

（3）注射速度过快会引发低血压。

（4）谨防静脉外渗漏，输注时选择粗直的血管；在输液过程中，应加强对患者及其家属的宣教，加强巡视，如果遇到静脉外渗漏，应立即停止输液拔除留置针，重新选择血管输注。为了加快铁的清除，指导患者用黏多糖软膏或油膏涂在针眼处。

二、右旋糖酐铁注射液（科莫非）

右旋糖酐铁注射液主要成分为右旋糖酐铁。

1. 适应证　本品主要于不能口服铁剂或口服铁剂治疗不满意的缺铁患者。

2. 禁忌证　非缺铁性贫血（如溶血性贫血）、铁超负荷或铁利用紊乱、已知对铁单糖或双糖过度敏感、代偿失调的肝硬化、传染性肝炎、急慢性感染、哮喘、湿疹或其他特应性过敏反应患者。

3. 用法用量　右旋糖酐铁注射液可肌内注射、静脉注射或静脉滴注。每日 100～200mg 铁，根据补铁总量确定，每周 2～3 次。静脉滴注时，100～200mg 右旋糖酐铁用生理盐水或 5%葡萄糖溶液 100ml 稀释，缓慢滴注，至少 30min 以上。肌内注射不需稀释，但在治疗期间应严密观察患者注射部位局部情况，有无红肿硬结等情况。

4. 注意事项

（1）任何右旋糖酐铁的肠道外给药都可能引起致命性的过敏反应，特别是对药物有过敏史的患者。因此，右旋糖酐铁只能在可立即采取紧急措施的情况下给药。

（2）静脉注射过快可能引起低血压。注射本品后血红蛋白未见逐步升高者应即停药。

（3）严重肝肾功能不全者禁用。

（4）儿童禁止肌内注射。

（宋学文　刘晓艳　段闪闪）

第十节　改善微循环类药物相关知识

一、概　　述

微循环是指微动脉与微静脉之间的血液循环，它的主要功能是实现血液与组织细胞间物质交换。一旦微循环发生障碍将导致细胞缺血缺氧，使细胞的功能低下甚至坏死。不管是骨科大手术还是小手术，都会对微循环造成一定的损害。例如，闭合性骨折时，骨髓、骨膜及周围软组织内的血管破裂出血，断骨周围形成血肿，进而影响患处的血运状况，影响骨折的愈合及组织的修复，增加了各种并发症的发生。所以改善微循环类的药物应用尤为重要，骨科常用的改善微循环类静脉用药有前列地尔注射液、马来酸桂哌齐特注射液。

二、前列地尔注射液（凯时）

前列地尔又称前列腺素 E_1（PGE_1），来源于花生四烯酸途径，以脂微球为药物载体，由于脂微球的包裹，前列地尔不易失活，且具有易于分布到受损血管部位的靶向特性，从而发挥本品扩张血管、抑制血小板聚集的作用；另外，本品还具有稳定肝细胞膜及改善肝功能的作用。然而，在临床上常见将凯时 10μg 以生理盐水 100ml 作为溶媒，采用慢速静脉滴注的给药方法，此种给药方法是不合理的。如果用 100ml 溶媒稀释，容易因为过度稀释造成脂微球破乳，不仅失去靶向性难以发挥治疗作用，反而容易因为 PGE_1 的释放而刺激血管出现条索状红线、刺痛、颜面部潮红等不良反应。所以在使用时必须严格按照说明书的用法用量。

1. 适应证 本品用于治疗慢性动脉闭塞症（血栓闭塞性脉管炎、闭塞性动脉硬化症等）引起的四肢溃疡及微小血管循环障碍引起的四肢静息疼痛，改善心脑血管微循环障碍；脏器移植术后抗栓治疗，用以抑制移植后血管内的血栓形成；动脉导管依赖性先天性心脏病，用以缓解低氧血症，保持导管血流以等待时机手术治疗；本品还可用于慢性肝炎的辅助治疗。

2. 禁忌证 严重心力衰竭（心功能不全）患者；妊娠或可能妊娠的妇女；既往对本制剂有过敏史的患者；青光

眼或眼压亢进的患者；既往有胃溃疡合并症的患者；间质性肺炎患者。

3. 用法用量 成人每日 1 次，1～2ml（前列地尔 5～10μg）＋10ml 生理盐水（或 5%葡萄糖溶液）缓慢静脉注射，或直接入小壶缓慢静脉滴注。

4. 注意事项 本品常见的不良反应有注射部位出现疼痛、红肿、发硬、瘙痒等。有时会出现脸面部潮红、心悸、头晕、头痛、肺水肿等，偶见休克，要注意观察，发现异常现象时立刻停药，并采取适当的措施。

（1）出现副作用时，应采取变更给药速度、停止给药等适当措施。

（2）本制剂不能与溶媒以外的药品混合使用，避免与血浆增溶剂（右旋糖酐、明胶制剂等）混合。

（3）本制剂与溶媒混合后在 2h 内使用。残液不能再使用。

（4）不能使用冻结的药品。

三、马来酸桂哌齐特注射液（克林澳）

克林澳临床应用广泛，是一种新型的神经保护剂，具有内源性腺苷增效和温和的钙通道阻滞双重作用，其中腺苷增效在本品作用中占主导地位。其作用机制包括：①通过腺苷增效，马来酸桂哌齐特具有独特的腺苷增效作用，其通过阻滞细胞对腺苷重吸收及抑制腺苷脱氨酶活性，阻滞腺苷失活过程，延缓腺苷的代谢过程，从而提高病变局部内源性腺苷的浓度，增强内源性腺苷的生物学作用。②通过腺苷与 A2 受体的结合，抑制中性粒细胞黏附，减轻炎症，改善微循环。③腺苷与 A1 受体的结合，抑制相邻细胞代谢，增加脑组织葡萄糖摄取能力，同时稳定细胞膜，抑制谷氨酸能神经末梢对谷氨酸的释放，起到保护神经元的作用。④激活促分裂原活化的蛋白激酶（MAPK）中 ERK1/2 的活性，提高神经元耐缺氧能力。⑤拮抗钙超载，增加脑组织对葡萄糖的摄取能力，提高脑细胞的抗缺血缺氧能力。⑥增加红细胞的柔韧性和变形能力，抑制血小板聚集，降低血液黏度等，这是其对多种疾病均能起效的基础。

1. 适应证 ①脑血管疾病：脑动脉硬化、一过性脑缺血发作、脑血栓形成、脑栓塞、脑出血后遗症和脑外伤后遗症；②心血管疾病：冠心病、心绞痛，如用于治疗心肌梗死，应配合有关药物综合治疗；③外周血管疾病：下肢动脉粥样硬化病、血栓闭塞性脉管炎、动脉炎、雷诺病等。

2. 禁忌证 脑内出血后止血不完全者（止血困难者）；白细胞减少者；有服用本品造成白细胞减少史的患者；对本品过敏的患者。

3. 用法用量 一次 4 支，稀释于 10%葡萄糖注射液或生理盐水 500ml 中，静脉滴注，速度为 100ml/h，每日 1 次。

4. 注意事项 本品常见的不良反应为血液粒细胞缺乏。

（1）使用过程中注意观察是否有炎症、发热、溃疡和其他可能由治疗引发的症状。一旦此类症状发生应停止使用本药。

（2）服用本药过程中要定期进行血液学检查。

（3）避免与可能引起白细胞减少的其他药物合用。应用本药期间，考虑临床效果及不良反应的程度再慎重决定是否继续用药。给药 1～2 周后，若未见效果可停止使用。

（刘　莉　李　沭）

第十一节　常用止血药物相关知识

一、概　　述

全髋关节置换术（total hip arthroplasty，THA）及全膝关节置换术（total knee arthroplasty，TKA）是骨科大手术，围术期血液丢失不可避免。虽然微创观念的推广在一定程度上减少了术中的损伤和出血，但由于手术入路的特殊性和截骨操作，即使术中对软组织创面和截骨创面进行彻底止血，患者还是会有大量的血液丢失。输血技术的发展在一定程度上缓解了大手术出血过多所带来的困境，但异体输血相关免疫反应、血管内溶血、肾衰竭、患者的经济负担增加等输血相关问题是临床工作中不能忽视的问题；加之血液制品供应有限，术后输血率逐渐成为考量外科治疗方法的重要标准之一。国外研究发现，在不使用特殊方法控制出血的情况下，围术期的血液丢失量很多，患者术后的输血率可达到 20%以上。为了减少失血量和输血，骨科围术期常规使用止血药物，以达到减少围术期失血量及降低术后输血率的目的。

二、氨甲环酸类

氨甲环酸（tranexamic acid，TXA）是一种人工合成的抗纤溶药物，人体的凝血系统和纤溶系统处于一种互相制约的动态平衡之中。氨甲环酸作为广泛使用的抗纤溶药物有良好的止血作用，通过竞争性阻抑纤溶酶原在纤维蛋白上的吸附来阻止纤溶酶原的激活，保护纤维蛋白不被纤溶酶降解，最终达到止血的目的。手术和创伤会激活体内的纤溶系统，这也是创伤和手术出血的原因之一。目前，已有多项高质量研究证实静脉使用氨甲环酸可明显降低全髋关节置换术及全膝关节置换术的失血量及输血率，同时未增加血栓形成的风险。因此，在临床上其被广泛应用。全髋关节置换术、全膝关节置换术常见的给药方式包括静脉滴注、局部使用、口服及联合应用。

1. 适应证　氨甲环酸类用于全身纤溶亢进所致的出血，如白血病、再生不良性贫血、紫癜等，以及手术中和手术后的异常出血；用于局部纤溶亢进所致的出血，如肺出血、鼻出血、生殖器出血、肾出血、前列腺等术中和术后出血。

2. 禁忌证 对本品中任何成分过敏者禁用。

3. 用法用量

（1）静脉用药：术前静脉使用氨甲环酸的常用剂量是15mg/kg，相关研究表明，术后3h再次重复使用10mg/kg较单次使用能进一步减少失血量。

（2）口服用药：术后6～8h开始服用，第一剂使用1～1.5g，之后间隔24h应用。

4. 注意事项 以下患者需谨慎给药。

（1）有血栓的患者（脑血栓、心肌梗死、血栓静脉炎等）及可能引起血栓症的患者。

（2）有消耗性凝血障碍的患者。

（3）儿童及老年患者用药注意调整剂量。

（4）孕妇及哺乳期妇女：由于母乳中的氨甲环酸浓度很低（只有血液中的1%），婴儿每日从母乳中吸收的药量很少，所以哺乳期妇女可以少量使用氨甲环酸，其对胎儿没有危害。

5. 口服氨甲环酸片 是目前在髋关节置换、膝关节置换围术期较新的减少出血的方法，已经初步证实其是有效和安全的，但仍有以下问题须进一步进行研究来验证。

（1）关于口服给药的最佳剂量、给药时间及频次等尚无定论，对临床使用造成困难。

（2）目前国外相关研究较多，国内的研究相对较少，欧美人的代谢规律不一定适合亚洲人，因此国内的临床使用还需进一步研究。

（3）目前的研究对象大多是初次单侧关节置换患者，对于翻修及双侧关节置换患者的研究还需补充。

（4）目前的研究都有严格的排除标准，研究人群大多为血栓栓塞症的低危患者，对于高危患者的应用缺少相应的证据。

（5）目前研究样本量较少，随访时间较短，因此，以口服的给药方式在围术期使用氨甲环酸的安全性还需要更多的大样本量的随机对照试验和长期的随访进一步证实。

三、卡络磺钠

卡络磺钠是一种强化血管类的止血药，止血过程不依赖于人体的凝血系统，主要通过加强血管断端收缩功能而对血管破裂导致的出血进行止血；针对毛细血管通透性增强导致的渗血，其可有效逆转血管内皮细胞屏障功能障碍，提高毛细血管抵抗力，从而降低毛细血管通透性，减少毛细血管渗血的发生，有助于预防水肿和减少血管内营养物质的流失。与传统止血药物相比，卡络磺钠止血机制在于收缩断段血管，起到物理性止血的目的。在止血的同时，其不影响患者自身的凝血系统，这就大大降低了因止血治疗继发术后深静脉血栓的发生概率，故应用卡络磺钠于下肢骨科大手术进行止血，其临床疗效较满意，安全性非常好。

1. 适应证　卡络磺钠用于泌尿系统、上消化道、呼吸道和妇产科出血疾病，也可用于手术出血的预防及治疗等。

2. 禁忌证　对本品中任何成分过敏者禁用。

3. 用法用量　生理盐水100ml配制卡络磺钠80mg，首次使用时间为术后6h。

4. 注意事项

（1）老年、儿童、孕妇及哺乳期妇女用药尚不明确。

（2）个别患者出现恶心、眩晕，少数患者产生食欲缺乏、胃部不适、呕吐等。

（3）虽然毒性低，但大量使用可引起精神紊乱、异常脑电活动，因此有精神病史及癫痫史的患者慎用。

（郑　珊　侯晓玲）

第十二节　镇静类药物相关知识

一、概　述

骨科创伤性失血性休克患者、多发伤患者、颈椎骨折或脱位等急危重症患者，常需要经气管内插管接呼吸机辅助通气以维持生命。而机械通气的患者由于自身疾病及机械通气带来的不适，特别是容量控制的通气模式下会产生人机拮抗，影响通气效果，还会导致气压伤。因此，需要对这些患者充分镇静，通过镇静治疗可提高患者对气管内插管的耐受，有利于机械通气，有效减少人机对抗，还可以减少血流动力学变化及缓解焦虑。

2006 年我国 ICU 患者镇痛镇静治疗指南指出，镇痛与镇静的目的在于消除或减轻患者的疼痛及躯体不适感，减少不良刺激及交感神经系统的过度兴奋，帮助和改善患者睡眠，诱导遗忘，减少或消除患者对其在重症监护治疗期间病痛的记忆，减轻或消除患者焦虑、躁动甚至谵妄，降低患者的代谢速率，减少其耗氧量，使得机体组织氧耗的需求变化尽可能适应受到损害的氧输送状态，并减轻各器官的代谢负担。

骨科机械通气患者常用的静脉类镇静药物有丙泊酚注射液、咪达唑仑注射液（力月西）等。

二、丙泊酚注射液

1. 适应证 丙泊酚注射液是诱导和维持全身麻醉的短效静脉麻醉剂，用于重症监护成年患者接受机械通气时的镇静，也可用于外科手术及诊断时的清醒镇静。

2. 禁忌证 对已知本品或本品中任何成分过敏的患者；由于哮吼或会厌炎而接受重症监护的各年龄段儿童。

3. 用法用量 对正在强化监护而接受人工通气的患者镇静时，建议持续输注丙泊酚。输注速率应根据所需要的镇静深度进行调节，通常 0.3～0.4mg/（kg·h）就能获得令人满意的镇静效果。

4. 注意事项 丙泊酚注射液为新型短效的无镇痛药物的静脉麻醉药，起效快（约 30s），静脉注射丙泊酚注射液 1～2mg/kg 后 0.5～1min 患者即可入睡。药物半衰期为 2～

4min，苏醒恢复迅速，停药 5～15min 患者清醒，兴奋作用小，本品是迅速而平和的静脉麻醉药物。但丙泊酚具有心肌抑制和外周血管扩张作用，有引起心率及血压下降的不良反应，应缓慢注射或严格遵医嘱用药，用药过程中应严密监测患者心率、血压、血氧饱和度，并床旁备有保持呼吸道通畅、人工通气、供氧和其他复苏设备。

三、力 月 西

1. 适应证 本品适用于麻醉前给药、全麻醉诱导和维持、重症监护患者镇静等。

2. 禁忌证 对苯二氮䓬过敏的患者、重症肌无力患者、精神分裂症患者、严重抑郁状态患者禁用，同时睡眠呼吸暂停综合征患者及儿童禁用。

3. 用法用量 静脉给药可用生理盐水、5%或10%葡萄糖注射液、5%果糖注射液、林格液等进行稀释。镇静患者时先静脉注射 2～3mg，继之以 0.05mg/（kg・h）的速度静脉滴注维持。

4. 注意事项 静脉给药的稳态分布容积可达 50～60L，血浆蛋白结合率约为 95%，半衰期为 1.5～2.5h。咪达唑仑可增强镇静药、抗焦虑药、麻醉药、镇静性抗组胺药的中枢抑制作用，在使用过程中应严密监测患者呼吸，保持呼吸道通畅。如发生药物严重过量则本品可导致患者昏迷、反射消失、呼吸循环抑制和窒息，这时需立即采取相应措施，应用苯二氮䓬类受体拮抗剂如氟马西尼逆转。在骨科合并高血压患者中与降压药合用时，本品可增强降压作用，因此应严密监测患者血压。在机械通气时，咪达唑仑与丙泊酚联合使用有很好的镇静效果，不良反应少，可安全有效地应用于机械通气的镇静治疗。

（付勤琴 李 晔）

第十三节　血友病患者特殊用药相关知识

一、概　　述

血友病是一组遗传性凝血因子缺乏引起的出血性疾病。凝血因子是人体内一组具有引起血液凝固、止血功能的生物活性蛋白，主要的凝血因子有 13 种，常用罗马数字表示为：Ⅰ、Ⅱ…ⅩⅢ（即凝血因子 1、2…13）。如果血液中缺乏某一种凝血因子，血液就不容易凝固，从而引起出血性疾病。

血友病主要有 3 种类型：血友病 A（血友病甲），缺乏活性凝血因子Ⅷ，是一种性联隐性遗传病，女性传递，男性发病；血友病 B（血友病乙），缺乏活性凝血因子Ⅸ，也是性联隐性遗传；血友病 C（血友病丙），缺乏活性凝血因子Ⅺ，为常染色体不完全隐性遗传，男女均可患病，但罕见。所有血友病患者中，血友病 A 占 80%～85%，约每 5000 个男婴中就有 1 例；血友病 B 占 15%～20%，较为罕见，每 30 000 个男婴中才会出现 1 例；血友病 C 最少见。早期的一项全国调查显示，我国血友病的患病率为 2.73/10 万人。不同类型血友病所缺乏的凝血因子不同，但出血方式和疾病造成的后果相似。关节内出血是最常见的临床表现之一，约占总病例数的 2/3。这种关节内反复出血而导致的关节退行性变称为血友病性骨关节炎（hemophilic arthropathy）。

当上述因子含量低于正常的 15%～20%时可发生关节内出血，因血液经久不凝，刺激滑膜，引起炎症反应。由于本病凝血功能障碍，故无明显原因或仅轻微损伤即可引起反复发作的关节内出血，最终导致骨关节炎凝血因子缺乏程度加重，症状也越重。所以，防治的及时和正确与否明显关系到关节病变的程度。滑膜增生明显的患者可以通过开放性手术或关节镜行滑膜切除术，但应在术前、术中和术后补充凝血因子，并监测其变化。在保障外源性凝血因子补充的基础上，血友病性骨关节炎晚期可以行人工关节置换手术。

本节以常见的人凝血因子Ⅷ为例。

1. 适应证 对缺乏人凝血因子Ⅷ所致的凝血功能障碍具有纠正作用，主要用于防治血友病 A 和获得性凝血因子Ⅷ缺乏而致的出血症状及这类患者的手术出血治疗。

2. 禁忌证 对本品过敏者禁用。

3. 用法用量 本品专供静脉滴注，应在临床医生的严格监控下使用。目前应先以 25～37℃灭菌注射用水按瓶签的标识量注入瓶内（制品刚从冰箱取出或在冬季温度较低时应特别注意先使制品温度升高至 25～37℃，然后进行溶解，否则易析出沉淀），轻轻摇动，使制品完全溶解（注意勿产生泡沫），然后用带有滤网装置的输血器进行静脉滴注，滴注速度一般以每分钟 60 滴左右为宜，制品溶解后应立即使用，并在 1h 内输完，不得放置。

给药剂量必须参照体重、是否存在抑制物、出血的严重程度等因素。下列公式可以计算剂量：所需因子Ⅷ单位/次＝0.5×患者体重（kg）×需提升的因子Ⅷ活性水平（正常的百分比）。例如：所需因子Ⅷ单位（U）/次＝0.5×50（kg）×30%＝750U。

一般推荐剂量如下。

（1）轻度至中度出血：单一剂量 10～15U/kg，将会使凝血因子Ⅷ水平提高到正常人水平的 20%～30%。

（2）较严重出血或小手术：需将因子Ⅷ水平提高到正常人水平的 30%～50%，通常首次剂量为 15～25U/kg。如需要，每隔 8～12h 给予维持剂量 10～15U/kg。

（3）大出血：危及生命的出血如口腔、泌尿系统及中枢神经系统出血，或重要器官如颈、喉、腹膜后、髂腰肌附近的出血。首次剂量为 40U/kg，然后每隔 8～12h 给予维持剂量 20～25U/kg。疗程需由医生决定。

（4）手术：只有当凝血因子Ⅷ抑制水平无异常增高时，

方可考虑择期手术。手术开始时血液中因子Ⅷ浓度需达到正常人水平的 60%～120%。通常在术前按 30～40U/kg 给药，术后 4d 内因子Ⅷ最低应保持在正常人水平的 60%，接下来的 4d 减至 40%。

（5）获得性因子Ⅷ抑制物增多症：应给予大剂量的凝血因子Ⅷ，一般超过治疗血友病患者所需剂量 1 倍以上。

4. 注意事项

（1）大量反复输入本品时，应注意出现过敏反应、溶血反应及肺水肿的可能性，对有心脏病的患者尤应注意。

（2）本品溶解后一般为澄明略带乳光的溶液，允许微量细小蛋白颗粒存在。用于输注的输血器必须带有滤网装置。如发现有大块溶物，本品不可再使用。

（3）本品对于凝血因子Ⅸ缺乏所致的血友病 B 或凝血因子Ⅺ缺乏所致的血友病 C 均无疗效，故在使用前应确诊患者。确属因子Ⅷ缺乏，方可使用本品。

（4）本品不得用于静脉以外的注射途径。

（5）本品被溶解后应立即使用，并在 1h 内用完。未用完部分必须弃去。

（6）请勿使用超过有效期的产品。本品如在配置时被发现制剂瓶已失去真空度，不得再使用。

（冯　丹　侯晓玲）

参考文献

曹原，司继刚. 2017. 甲钴胺注射液的临床使用和管理. 儿科药学杂志，（6）：62-64.

胡健. 2018. 血友病 A 患者围手术期凝血因子Ⅷ替代治疗的疗效评价. 中国药师，21（07）：1199-1201.

金纹宇. 2017. 注射用埃索美拉唑钠在不同溶媒中及与不同药物配伍的稳定性观察. 淮海医药，35（4）：469-471.

李梅，夏维波. 2013. 骨质疏松的诊疗-骨质疏松的诊断与鉴别诊断. 中国临床医生杂志，5（6）：5-7.

李柱林，赵涛，杨克强，等. 2007. 卡络磺钠在股骨干骨折术中止血效果的观察. 现代中西医结合杂志，16（34）：5084.

孙凯，张劲松，刘霞. 2010. 咪达唑仑和丙泊酚对机械通气患者的镇静作用. 实用医学杂志，26（6）：1076-1077.

田金满，李雪爽. 2004. 止血敏与洛赛克存在配伍禁忌. 现代中西医结合杂志，13（14）：1830.

王琳，赵雅宁，张庆梅. 2012. 注射用泮托拉唑钠用药注意事项. 中国护理实用杂志，7（15）：24.

王美勇，王润生，韦宜山. 2009. 周围神经损伤的药物治疗研究进展. 神经损伤与功能重建，4（4）：285-287.

王洋. 2018. 膝关节置换术联合凝血因子替代疗法治疗血友病性膝关节炎. 现代医药卫生，34（01）：64-66.

肖平田. 2002. 新世纪药物手册. 长沙：中南大学出版社：8-12，57.

熊翔. 2017. 特耐注射液在腹部手术围手术期应用的疗效观察. 中国现代药物应用，11（13）：117-119.

熊祖华. 2017. 氟比洛芬酯注射液致不良反应 1 例. 中国医院用药评价与分析，17（10）：1440.

徐北辰. 2014. 神经损伤的药物治疗研究进展. 辽宁医学院学报，（4）：99-101.

徐秀余，林奂. 2010. 酚磺乙胺注射液静脉滴注致过敏性休克 1 例. 中国药业，19（17）：37.

闫肃，戴休俊，李茂琴. 2014. 重症监护病房患者镇痛镇静的研究进展. 中华临床医师杂志，8（18）：3350-3353.

杨婉花，陈冰，李娟，等. 2008. 丙泊酚药物代谢动力学研究概述. 中国药师，11（10）：1243-1246.

于溯，杜雪平，孙艳格. 2013. 社区义务人员 OP 危险因素认知状况调整. 中华全科医师杂志，12（7）：547.

余婕，贺连香. 2017. 质量评价指标在骨科疼痛护理管理实践中的应用. 护士进修杂志，32（6）：548-550.

张卓. 2011. 血友病患者全膝置换围手术期的凝血因子替代治疗. 中国组织工程研究与临床康复，15（22）：4023-4027.

张红，黄婷婷，卢祖能. 2017. 铂类药物诱导性周围神经病：临床研究进展. 神经损伤及功能重建，11（12）：544-549.

赵静，张仲. 2016. 甲钴胺注射液致过敏性休克. 药物不良反应杂志，18（2）：150-152.

赵伟业，董碧蓉，欧雪梅. 2003. 骨质疏松药物治疗的新进展及循证证据. 中国骨质疏松杂志，9（1）：80-82.

周嘉莉. 2017. 注射用帕瑞昔布钠与昂丹司琼注射液存在配伍禁忌. 中国实用护理杂志，5（30）：109.

诸骏仁，桑国卫. 2005. 中华人民共和国药典临床用药须知化学药和生物制品卷. 北京：人民卫生出版社：103-105.

邹天雷，赵永茂. 2011. 丙泊酚和咪达唑仑用于 ICU 机械通气镇静治疗的临床观察. 大理学院学报，10（8）：36-38.

邹延红，冉蓉，孙继芬. 2006. 异丙酚复合咪唑安定用于机械通气患者镇静作用的观察. 陕西医学杂志，35（12）：1723-1724.

Allison DC，Carney SC，Ahlmann ER，et al. 2012. A meta-analysis of osteosarcoma outcomes in the modern medical era. Sarcoma，20（12）：704-872.

Gandhi R，Evans HM，Mahomed SR，et al. 2013. Tranexamic acid and the reduction of blood loss in total knee and hip arthroplasty：ameta-analysis. BMC Res Notes，6：184.

Guijarro MV，Ghivizzani SC，Gibbs CP. 2014. Animal models in osteosarcoma. Frontiers in Oncology，4：189.

Helm AT，Karski MT，Parsons SJ，et al. 2003. A strategy for reducing blood-transfusion requirements in elective orthopaedic surgery. Audit of an algorithm for arthroplasty of the lower limb. J BoneJoint Surg Br，85（4）：484-489.

Johansson T，Pettersson LG，Lisander B. 2005. Tranexamic acid in total hip arthroplasty saves blood and money：a randomized，double-blind study in 100 patients. Acta Orthop，76（3）：314-319.

Lemaire R. 2008. Strategies for blood management in orthopaedic and trauma surgery. J Bone Joint Surg Br，90（9）：1128-1136.

Phillips SJ，Chavan R，Porter ML，et al. 2006. Does salvage and tranexamic acid reduce the need for blood transfusion inrevision hip surgery? J Bone Joint Surg Br，88（9）：1141-1142.

Wind TC，Barfield WR，Moskal JT. 2014. The effect of tranexamicacid on transfusion rate in primary total hip arthroplasty. J Arthroplasty，29（2）：387-389.

Zhou XD，Tao LJ，Li J，et al. 2013. Do we really need tranexamic acid in total hip arthroplasty? A meta-analysis of nineteen randomized controlled trials. Arch Orthop Trauma Surg，133（7）：1017-1027.

第八章　骨科患者围术期常用静脉药物的选择

第一节　关节置换术患者围术期常用静脉药物

一、人工关节置换术的发展

人工关节置换术是治疗终末期关节疾病的有效手段，采用金属、高分子聚乙烯、陶瓷等材料，根据人体关节的形态、构造及功能制成人工关节假体，通过外科技术植入人体内，代替患病关节功能，以达到缓解关节疼痛、恢复关节功能、提高患者生活质量的目的。人工关节置换术应用于临床已有 100 多年的历史，对改善关节疾病患者的生活质量有极大的意义。人工关节可用于肩关节、肘关节、腕关节、髋关节、掌指关节等，由于髋关节和膝关节承重和磨损较多，因此髋关节置换术、膝关节置换术也是开展较早的，20 世纪 70 年代我国就已经展开髋关节置换术和膝关节置换术。由于当时人工关节的材料、型号及技术的限制，关节置换手术有很多缺陷，但其也为现代关节外科的发展奠定了基础。随着研究的不断深入，自 20 世纪 90 年代起我国的关节置换术也有了长足的发展，逐渐与国际先进水平接轨。

对于经正规非手术治疗无效的关节疾病的患者来说，关节置换术是一种安全有效的缓解疼痛和重建功能的方法。根据以往报道指出，人工膝关节置换术的临床优良率在 90%以上；肘关节置换术治疗类风湿关节炎的疗效显著优于滑膜切除术，特别是改善关节运动能力更为优良；近年来，随着 Swanson 假体的研发，人工掌指关节置换术的近远期疗效均得到明显改善，其在缓解疼痛及改善关节方面具有明显优势。

二、人工关节置换术围术期的静脉用药

（一）手术前

1. 镇痛 推荐非甾体抗炎药进行术前镇痛，以提高患者痛阈，减轻术后疼痛，以选择口服药物为主，如塞来昔布（西乐葆）200mg，每日2次，饭后服用（高血压、心脏病患者慎用，对磺胺类药物过敏者禁用）；对磺胺类药物过敏者，可以选择洛索洛芬钠片（乐松）60mg，每日3次，或美洛昔康（莫比可）7.5mg，每日2次，饭后服用。

2. 纠正贫血 术前贫血管理旨在提高术前血红蛋白水平、增加患者对失血的耐受能力、减少异体输血和促进术后快速康复，主要包括铁剂补充、红细胞生成素（EPO）注射和自体血储存。铁缺乏是导致患者贫血的最主要因素。研究显示，约有20%的髋关节置换术患者合并围术期贫血，其中20%的患者经铁剂治疗后得到改善。术前补充铁剂可以减少异体输血的比例，显著减少术后感染的发生率。人工关节置换术中常用的纠正贫血的药物为重组人红细胞生成素注射液（益比奥）和蔗糖铁注射液等。

3. 改善睡眠 推荐溴化钠口服液及阿普唑仑两类药物同时服用，如睡前口服溴化钠口服液10～20ml，合并使用阿普唑仑0.4mg。

4. 口腔护理 每日坚持复方茶多酚含漱液漱口3～5次，饭后刷牙，保持口腔清洁。

（二）手术中

1. 预防感染 目前关节置换术最常用的抗生素是头孢，主要包括头孢唑林钠、头孢呋辛钠、头孢呋辛酯、头孢克洛、头孢美唑、头孢西丁等。

2. 减少失血　切开皮前15～30min给予静脉滴注氨甲环酸15～20mg/kg，减少术中或术后出血，降低输血率。

（三）手术后

1. 抗生素　术后根据抗生素半衰期再使用一剂以预防围术期感染。

2. 激素类药物　主要是减轻炎症反应、止吐，如术后使用地塞米松10mg。

3. 保护胃黏膜类药物　如奥美拉唑钠（洛赛克）和注射用埃索美拉唑钠（耐信）等，防止使用激素类药物造成的胃黏膜损伤。

4. 镇痛类药物　采取口服药物按时给药的同时，增加静脉药物的镇痛方案，可有效缓解患者的疼痛和不适感，如加用注射用帕瑞昔布钠（特耐）。

5. 止血　氨甲环酸或卡络磺钠。

6. 纠正贫血　常用药物为重组人红细胞生成素注射液（益比奥）和蔗糖铁注射液等。重组人红细胞生成素注射液（益比奥）适用于术前血红蛋白值在100～130g/L的择期外科手术患者（心血管手术除外），使用剂量为150U/kg，每周3次，皮下注射，于术前10d至术后4d应用，可减轻患者术中及术后贫血，减少患者对异体输血的需求，加快术后贫血倾向恢复。用药期间可同时补充铁剂，蔗糖铁与生理盐水混合使用，以滴注或缓慢注射的方式静脉给药，或直接注射到透析器的静脉端，该药不适合肌内注射或按照患者需要铁的总量一次全剂量给药。在新患者第一次治疗前，应按照推荐的方法先给予小剂量，成人1～2.5ml（20～50mg铁），然后给予常用剂量（成人），根据血红蛋白水平每周用药2～3次，每次5～10ml（100～200mg铁），首选的给药方式是滴注（为了减少低血压的发生和静脉外注射的危险），1ml本品最多能稀释到20ml生理盐水中，稀释液配好后应该立即使用，100mg蔗糖铁至少滴注15min。

7. 抗凝　人工关节置换术中最常用的抗凝药为口服的

利伐沙班、阿哌沙班、阿司匹林等，以及皮下注射的依诺肝素钠注射液（克赛）、低分子肝素钙注射液（速碧林）。

（向茂英　侯晓玲）

第二节　骨肿瘤患者围术期常用静脉药物

骨肿瘤是起源于间充质细胞，发生于骨组织及其附属结构的一类良性肿瘤和恶性肿瘤的总称，包括骨源性肿瘤、纤维组织源性肿瘤、骨巨细胞瘤、骨髓及造血系统系统肿瘤、血管性肿瘤、神经性肿瘤、脂肪性肿瘤、滑膜性肿瘤、骨转移性肿瘤及瘤样病变等。骨肿瘤的治疗是以手术为核心，辅以化学药物治疗、放射治疗、生物治疗等的全面性综合治疗。

骨肿瘤病种繁多且复杂，根据肿瘤部位、类型、性质选择不同的手术方式，不同的手术方式常用的静脉药物也有所区别。现列举以下几种近年来骨肿瘤患者常见手术方式的常用静脉药物，包括骨肿瘤活检术、四肢骨关节截肢术、半骨盆切除＋异体半骨盆置换术、四肢骨肿瘤刮除灭活植骨内固定术、四肢软组织肿瘤切除＋血管神经探查术等。

一、骨肿瘤活检术

临床上如考虑为恶性肿瘤或转移性肿瘤，一般均应经过活检手术确诊。针对活检术的患者，如肿瘤生长在腓骨、肩胛骨体部、锁骨、肋骨等处，可将诊断性活检和治疗性切除（即整块切除或广泛切除）结合起来，做一次性切除并送病理检查。

围术期使用的药物具体如下。

（一）手术前

根据患者的疼痛情况，选择不同种类的镇痛药物，推荐非甾体抗炎药进行镇痛，术前多以选择口服药物为主，如塞来昔布（西乐葆）200mg，每日 2 次，饭后服用；对磺胺类药物过敏者，可以选择洛索洛芬钠片（乐松）60mg，每日 3 次口服。

（二）手术后

1. 活检术后一般常规应用钠钾镁钙葡萄糖注射液、复方乳酸钠山梨醇注射液等补液。

2. 镇痛类药物 采取按时给予口服药物的同时，增加静脉药物的镇痛方案，有效缓解患者的疼痛和不适感，如地佐辛 5mg 肌内注射等。

二、四肢骨关节截肢术

四肢骨关节截肢术适应证：四肢良性肿瘤局部切除后多次反复者；临床表现、组织活检或 X 线检查有恶变倾向者；肿瘤已使肢体完全丧失功能者；一般尚无远处转移的四肢恶性肿瘤，限于条件，不能用保肢治疗方案者；晚期四肢恶性肿瘤已出现严重肿大、膨胀、剧痛、严重水肿、破溃倾向，或并发病理性骨折，甚至已发生肺部转移者；难以忍受极大痛苦和长期体力消耗者；骨巨细胞瘤已引起肢体功能严重丧失，或经关节切除之后，无法施行功能重建术者。

围术期使用的药物具体如下。

（一）手术前

1. 消炎镇痛类药物 根据患者的疼痛程度选择不同药物，如塞来昔布胶囊（西乐葆）200mg，每日 2 次，饭后服用；对磺胺类药物过敏者，可以选择洛索洛芬钠片（乐松）60mg，每日 3 次，饭后服用；口服药效果不佳可加用帕瑞昔布钠（特耐）40mg，每日 2 次，肌内注射或静脉注射；地佐辛 5mg，每日 2 次，肌内注射或静脉注射；氟比洛芬酯 50～100mg，每日 2 次，静脉注射。

2. 特殊用药 唑来膦酸注射液（天晴依泰），适应证为恶性肿瘤溶骨性骨转移引起的骨痛，成人每次 4mg，其用 100ml 生理盐水或 5%葡萄糖注射液稀释后静脉滴注，滴注时间应不少于 15min。

3. 调节神经类药物 患者会有不同程度的患肢疼痛表现，往往疼痛会对患者的睡眠造成不同程度的影响。为了保证围术期睡眠质量，近年来，骨科病房已经开始重点关注患者的睡眠状态，如睡前常规使用溴化钠口服液 10～20ml 每晚 1 次，阿普唑仑 0.4mg 每晚 1 次。

（二）手术后

患者术后麻醉清醒后即可进饮、进食，针对个别伤口疼痛明显的患者，追加强阿片类药物如哌替啶肌内注射，从而缓解患者的疼痛感；术后根据查血结果，为患者补充营养，如人血白蛋白 10～20g、蔗糖铁 100～200mg＋生理盐水 100ml 静脉滴注每日 1 次、益比奥 1 万 U 每日 1 次皮下注射等；还应给予低分子肝素（克赛）0.2～0.4ml 每日 1 次皮下注射以预防血栓。

根据手术切口的大小合理选择不同类型的抗生素，如头孢唑林钠、西力欣（头孢呋辛钠）、头孢西丁，对于头孢类抗生素过敏者，选用克林霉素。

三、四肢骨肿瘤刮除灭活植骨内固定术

刮除和植骨术适用于单发性骨囊肿、动脉瘤样骨囊肿、非骨化性纤维瘤、纤维结构不良等。围术期使用的药物如下。

（一）手术前

在此类疾病手术前针对患者情况可给予一些口服药物治疗。根据患者的疼痛程度合理选择不同药物，如塞来昔

布胶囊（西乐葆）200mg 每日 2 次，饭后服用；如果患者存在感染或术前包块有破溃，也会为患者应用抗生素。

（二）手术后

1. 抗生素　根据手术切口的大小合理选择不同类型的抗生素，如头孢唑林钠、西力欣（头孢呋辛钠）、头孢西丁等，对头孢类抗生素过敏者，可选用克林霉素。

2. 激素类药物　术中如有神经牵拉，为缓解神经根水肿，可使用激素类药物如甲泼尼龙（注射用甲泼尼龙琥珀酸钠）。

3. 营养神经类药物　如甲钴胺注射液等。

4. 保护胃黏膜药物　为防止使用激素类药物造成胃黏膜损伤，可应用保护胃黏膜药物，如奥美拉唑钠（洛赛克）、注射用埃索美拉唑钠（耐信）等。

5. 镇痛类药物　手术后至术后 3d 给予静脉药物或肌内注射药物，同时严格使用按时镇痛方案，如特耐 40mg，每日 2 次，肌内注射或静脉注射；地佐辛 5mg，每日 2 次，肌内注射或静脉注射；氟比洛芬酯 50～100mg，每日 2 次，静脉注射。

四、四肢软组织肿瘤切除＋血管神经探查术

针对该类手术患者，使用药物如下。

（一）手术前

镇痛类药物：根据患者的具体情况，选择适合患者的镇痛药。

（二）手术后

抗生素：根据手术切口的大小合理选择不同类型的抗生素，如头孢唑林钠、头孢呋辛钠（西力欣）、头孢西丁，对头孢类抗生素过敏者，可选用克林霉素。

五、半骨盆切除＋异体半骨盆置换术

由于半骨盆切除＋异体半骨盆置换术手术复杂、用时长、出血多，比一般的手术存在着更大的风险，因此一般术前会行动脉栓塞治疗。

（一）手术前

根据患者实验室检查结果，术前常用升红细胞、升白细胞、升血小板药物，如蔗糖铁 100～200mg＋生理盐水 100ml 静脉滴注每日 1 次、益比奥 1 万 U 每日 1 次皮下注射等；重组人粒细胞刺激因子注射液（吉赛欣/惠尔血）75μg 皮下注射每日 1 次或每 12h 1 次；注射用重组人白细胞介素-11（巨和粒）1mg＋0.7ml 灭菌注射用水，皮下注射每日 1 次。

（二）手术后

根据术中出血情况、实验室检查结果进行补液，如氨基酸、脂肪乳、卡文等营养液静脉滴注，以及人血白蛋白 10～20g、蔗糖铁 100～200mg＋生理盐水 100ml 静脉滴注每日 1 次、益比奥 1 万 U 每日 1 次皮下注射等；还应给予克赛 0.2～0.4ml 每日 1 次皮下注射以预防血栓。

1. 抗生素 根据手术切口的大小合理选择不同类型的抗生素，如头孢唑林钠、头孢呋辛钠（西力欣）、头孢西丁，对于头孢类抗生素过敏者，可选用克林霉素。

2. 保肝类药物 由于患者需长期补液，对肝功能有损伤性，因此可静脉滴入保肝类药物，如注射用还原型谷胱甘肽（绿汀诺）。

3. 保护胃黏膜药物 防止激素类药物引起胃黏膜损伤，包括奥美拉唑钠（洛赛克）、注射用埃索美拉唑钠（耐信）等。

（姚　满　侯晓玲）

第三节 脊柱患者围术期常用静脉药物

脊柱疾病常见的手术方式包括颈椎间盘置换术、经皮内镜椎板间入路减压术、脊柱侧凸矫正术、脊柱结核椎旁脓肿切除术等，医生须根据患者的手术方式采取规范的围术期用药，以保障患者安全。

一、颈椎间盘置换术

颈椎间盘突出是颈椎的椎间盘退变性改变，突出的髓核和相应破裂的纤维环向椎管内突出，患者伴或不伴神经症状。较多的患者选择颈椎间盘置换术，针对该手术方案的患者，围术期使用的药物具体如下。

（一）手术前

1. 镇痛类药物 根据患者的疼痛情况，选择不同种类的镇痛药物，推荐非甾体抗炎药进行镇痛，术前多以选择口服药物为主。

2. 营养神经类药物 术前多给予患者维生素 B_{12} 类药物口服治疗。

（二）手术后

1. 抗生素：根据手术切口的大小合理选择不同类型的抗生素。

2. 激素类药物：主要是缓解神经根水肿。

3. 保护胃黏膜药物：防止激素类药物对胃黏膜造成损伤。

4. 镇痛类药物：采取口服给药的同时，增加静脉给药的镇痛方案，能有效缓解患者的疼痛和不适感。

5. 营养神经类药物：给予维生素 B_{12} 类药物。

6. 对于老年、肺功能欠佳的患者，还可以针对性地使用一定的预防肺部感染的药物。

二、经皮内镜椎板间入路减压术

近年来经皮椎间孔镜手术由于切口小、创伤小、术后康复时间短，受到广大医务人员及患者的认可，针对该类手术患者，使用药物如下。

（一）手术前

1. 调节神经类药物 椎间盘突出患者会有不同程度的腰部疼痛表现，疼痛往往会对患者的睡眠造成不同程度的影响，为了保证围术期睡眠质量，针对该类患者，骨科医生会推荐溴化钠口服液和阿普唑仑两种药物同时服用。

2. 消炎镇痛类药物 根据患者的疼痛程度选择不同药物，如洛索洛芬钠片（乐松）等口服药。

3. 营养神经类药物 术前多给予患者维生素 B_{12} 类药物口服治疗。

（二）手术后

经皮椎间孔镜手术有切口小、手术时间短、术后麻醉清醒后即可进饮进食的优点，术后药物治疗仍以口服药物为主，针对个别伤口疼痛明显的患者可以给予镇痛药物静脉缓推或肌内注射，从而缓解患者的疼痛感。

三、脊柱侧凸矫正术

脊柱侧凸是指脊柱的一个或数个节段在冠状面偏离身体中线向侧方弯曲。该类疾病患者围术期使用药物如下。

（一）手术前

在此类疾病手术前针对患者情况给予一些口服药物治

疗，多数患者在术前无特殊用药，主要是以加强营养、预防感冒及训练肺功能为主。

（二）手术后

1. 抗生素　根据手术切口的大小合理选择不同类型的抗生素。

2. 激素类药物　主要是缓解神经根水肿。

3. 保护胃黏膜药物　防止激素类药物对胃黏膜造成损伤。

4. 镇痛类药物　采取服用口服药物的同时，增加静脉药物的镇痛方案，能有效缓解患者的疼痛和不适感。

5. 营养神经类药物　给予维生素 B_{12} 类药物静脉输入。

四、脊柱结核椎旁脓肿切除术

多数脊柱结核患者由于结核杆菌消耗大量的能量，而表现为消瘦、盗汗、精神欠佳等症状。针对该类疾病患者，围术期使用药物如下。

（一）手术前

1. 抗结核药物　根据患者的具体情况，选择适合患者的抗结核药物，一般选择三联或四联用药，方法可以选择口服或静脉滴入。

2. 高营养制剂　手术前，对于极度消瘦、精神欠佳患者可以给予一些静脉高营养制剂，为手术创造更好的条件。

（二）手术后

1. 抗结核药物　术后继续根据患者的具体情况选择适合患者的抗结核药物静脉滴入。

2. 保肝药物　由于抗结核类药物对肝脏功能的损伤性，所以会静脉滴入保护肝脏类药物。

五、围术期预防手术部位感染的抗菌药物

Ⅰ类切口无人工植入物手术患者无须使用抗生素。

Ⅰ类切口应用人工植入物手术推荐：头孢唑林（首选）、头孢呋辛，β-内酰胺类过敏或次选推荐药物。

Ⅱ类切口骨科手术推荐：头孢唑啉（首选）、头孢呋辛，β-内酰胺类过敏或次选推荐药物克林霉素。

Ⅲ类切口骨科手术推荐：头孢唑啉（首选）、头孢呋辛、头孢曲松。

β-内酰胺类过敏或次选推荐药物：克林霉素预防革兰氏阳性菌如葡萄球菌、链球菌感染；当出现抗甲氧西林金黄色葡萄球菌流行时，可选用万古霉素，氨曲南仅预防革兰氏阴性菌感染，必要时联合用药。

（李 晔 朱红彦）

第四节 创伤患者围术期常用静脉药物

创伤是外界致伤刺激作用于人体，使人体组织或器官发生解剖结构上的破坏和生理功能上的紊乱，随之而发生一系列的全身反应与局部反应所引起的疾病。在社会生产技术和交通行业不断发展的背景下，创伤骨折患者数量也在不断增加。

一、四肢骨折

下肢骨折包括股骨颈骨折、股骨粗隆间骨折、股骨干骨折、股骨转子间骨折、髌骨骨折、胫腓骨骨折、踝部骨折、足部骨折等，通过采用手术治疗，选用合适的外支架、内固定手术治疗。

上肢骨折包括锁骨骨折、肩胛骨骨折、肱骨外科颈骨

折、肱骨干骨折、肱骨髁上骨折、尺桡骨远端骨折、尺骨鹰嘴骨折、腕部骨折、掌骨骨折等，通过手法复位或采取手术治疗，选用克氏针或空心钉固定、切开复位内固定、外固定支架固定等手术治疗。

针对这类患者的围术期，使用药物如下。

（一）手术前

1. 镇痛药物 目前术前常用的口服镇痛药为非甾体抗炎药（NSAID），其作用机制主要是通过抑制环氧合酶类的表达，减少外周和中枢前列腺素 E_2 合成，减轻对手术创伤的炎症反应，缓解疼痛感受。

2. 消肿药物 在创伤骨科临床治疗中，甘露醇广泛应用于患者软组织创伤和骨折导致的局部组织疼痛、肿胀治疗中，不但能够增加患者尿量，减少水肿，同时还能够有效地降低患肢筋膜室综合征的发生率。常用甘露醇注射液125～250ml 快速静脉输入，每日 1 次或每 12h 1 次。

（二）手术中

促凝药物：主要用于急性或慢性、局限性或全身性原发性纤维蛋白溶解亢进所致的各种出血，于骨科大手术术前或术中早期用药，可减少术中渗血。一般常用药物为氨甲环酸氯化钠注射液，一次 100ml 静脉输入，每日 1 次或 2 次。

（三）手术后

1. 抗生素 根据手术切口的大小合理选用不同类型的抗生素，代表药物主要有头孢唑林钠，每次 1～2g，每日 2～4 次，静脉输入；头孢呋辛钠（西力欣）每次 0.75～1.5g，每 8h 给药 1 次，静脉输入。

2. 保护胃黏膜药物 手术后可能产生应激性溃疡，保护胃黏膜常用的药物有注射用埃索美拉唑钠（耐信），40mg，每日 1 次，静脉输入；注射用泮托拉唑钠（韦迪），40mg，每日 1 次，静脉输入；注射用兰索拉唑，30mg，每日 1 次，静脉输入。

3. 化痰药物 用于手术后肺部并发症的预防性治疗，一般常用的药物有盐酸氨溴索注射液（沐舒坦），15～30mg静脉输入，每日2～3次。

4. 镇痛药物 采取口服镇痛药物的同时，增加肌内注射的药物。常用的药物有注射用帕瑞昔布钠（特耐），40mg，每日2次，肌内注射；盐酸曲马多注射液（舒敏），100mg，每日1次，肌内注射。

二、骨 盆 骨 折

骨盆骨折多为直接暴力撞击、挤压骨盆或从高处坠落冲撞所致。由于骨结构坚固及盆内含有脏器、血管与神经等重要结构，因此骨盆骨折的发生率较低，但病死率较高。人群中的骨盆骨折发生率占所有骨折的0.3%～6%，未合并软组织或内脏器官损伤的骨盆骨折的病死率为10.8%，复杂的骨盆骨折创伤病死率为31.1%。一般选用外固定支架固定、空心螺钉内固定等手术治疗。针对这类患者的围术期，使用药物如下。

（一）手术前

1. 镇痛药物 主要有塞来昔布胶囊（西乐葆），200mg，每日2次，饭后服用；对磺胺类药物过敏者，可以选择洛索洛芬钠片（乐松），60mg，每日3次，或美洛昔康（莫比可），7.5mg，每日2次，饭后服用。

2. 抗贫血药物 创伤骨折手术由于术中出血量多，常用改善贫血症状的药物，如蔗糖铁注射液100mg＋生理盐水100ml每日1次，静脉输入；重组人促红素注射液（益比奥）1万～2万U每日1次，皮下注射。

（二）手术后

1. 扩容药物 一般常用的扩容药物有低分子右旋糖

酐，500ml 静脉输入；羟乙基淀粉氯化钠注射液（万汶），500ml 静脉输入。

2. 抗生素　根据手术切口的大小合理选用不同类型的抗生素，代表药物主要有头孢唑林钠，1～2g，每日 2～4 次，静脉输入；头孢呋辛钠（西力欣），0.75～1.5g，每 8h 1 次，静脉输入。

3. 保护胃黏膜药物　常用的药物有注射用埃索美拉唑钠（耐信），40mg，每日 1 次，静脉输入；注射用泮托拉唑钠（韦迪），40mg，每日 1 次，静脉输入；注射用兰索拉唑，30mg，每日 1 次，静脉输入。

4. 营养制剂　大手术后给予患者一些静脉高营养制剂，为术后康复创造更好的条件，常用的药物有脂肪乳、氨基酸、卡文等营养制剂静脉输入。

三、开放性骨折

骨折时，覆盖骨折部位的皮肤及皮下软组织损伤破裂合并存在，且骨折断端和外界相通者，称为开放性骨折。开放性骨折是创伤骨科的常见病、多发病，随着社会的发展，现代化高速工具的使用，开放性骨折日趋严重，病情越发复杂、治疗更加困难。开放性骨折的治疗既要保证骨折的愈合，又要避免伤口的感染，还要尽快地恢复肢体的功能。开放性骨折的治疗包括清创、骨折固定、伤口闭合及抗生素应用等几个主要方面，一般采用急诊手术治疗。

1. 镇痛药物　由于开放性骨折受伤后患者疼痛剧烈，因此采取预防性镇痛治疗，术前常用的药物有注射用帕瑞昔布钠（特耐）早晚 1 次，每次 40mg，肌内注射；盐酸曲马多注射液（舒敏）100mg，肌内注射。术后可采用口服镇痛药，同时使用肌内注射镇痛药。

2. 抗生素　创伤手术前应预防性应用抗生素和根据手术切口的大小合理选用不同类型的抗生素，代表药物主要有头孢唑林钠，1～2g，每日 2～4 次，静脉输入；头孢呋辛钠（西力欣），0.75～1.5g，每 8h 1 次，静脉输入；对头孢类过敏者，采用克林霉素磷酸酯 600～1200mg，每日 2 次，静脉输入。

3. 扩容药物 一般常用的扩容药物有低分子右旋糖酐，500ml 静脉输入；羟乙基淀粉氯化钠注射液（万汶），500ml 静脉输入。

四、截 肢 术

截肢术是指将没有生命和功能或局部疾病严重威胁生命的肢体截除的手术，分为小截肢和大截肢。小截肢是在清除感染和坏死组织的同时，通过对部分血管重建或肢体矫正，进行开放性的局部截肢，有限地切除部分组织。大截肢是由于无法通过血管重建、药物控制或小截肢来减轻严重疾病状态而采取的手术，大截肢分为低位截肢和高位截肢，低位截肢一般从膝下 10cm 处截肢，而高位截肢则需要从大腿根部截肢，通常采用急诊手术治疗。

1. 镇痛药物 由于开放性骨折受伤后疼痛剧烈，因此采取镇痛治疗，术前常用的药物有注射用帕瑞昔布钠（特耐），40mg，每日 2 次，肌内注射；盐酸曲马多注射液（舒敏），100mg，肌内注射；或强阿片类药物哌替啶，50～100mg，肌内注射。术后可采用口服镇痛药，同时使用肌内注射镇痛药。

2. 抗生素 手术前预防用药和根据手术切口的大小合理选用不同类型的抗生素，主要有头孢唑林钠，1～2g，每日 2～4 次，静脉输入；头孢呋辛钠（西力欣），0.75～1.5g，每 8h 1 次，静脉输入；对头孢类过敏者，采用克林霉素磷酸酯，600～1200mg，每日 2 次，静脉输入。

3. 扩容药物 一般常用的扩容药物有低分子右旋糖酐，500ml 静脉输入；羟乙基淀粉氯化钠注射液（万汶），500ml 静脉输入。

（娄 倩 刘晓艳）

第五节　运动医学患者围术期常用静脉药物

运动医学常见的手术方式包括关节镜下关节清理术、半月板修正成形或缝合修复术、游离体取出术、病灶切除术、韧带重建术、肩袖缝合修复术、盂唇缝合及股骨头颈成形术等。骨科医生根据患者的手术方式采取规范的围术期用药，以保障患者安全。

一、Ⅰ类切口无人工植入物手术

Ⅰ类切口无人工植入物手术在运动医学主要包括关节镜下关节探查清理术、半月板修正成形或缝合修复术、游离体取出术、病灶切除术等。

膝关节内半月板先天性的畸形或后天的损伤、关节的退行性改变，或其他诸如游离体、滑膜的病变、痛风石、结合病灶侵袭关节等都会引起关节的不适或疼痛，或其他关节症状。较多的患者选择就医，医生针对患者的症状和体征采取不同的手术方案，该类患者围术期使用的药物具体如下。

（一）手术前

1. 镇痛类药物　根据患者的疼痛情况，选择不同种类的镇痛药物，推荐非甾体抗炎药进行镇痛，术前多以选择口服药物为主，如塞来昔布胶囊（西乐葆）、双氯芬酸钠肠溶片（扶他林）或美洛昔康（莫比可）等。

2. 痛风患者用药　依托考昔片（安康信）60mg 每日 2 次或 120mg 每日 1 次，饭后服用；苯溴马隆片（立加利仙）50mg 每日 2 次，饭后服用；碳酸氢钠 0.9g 每日 3 次，饭后服用。

3. 关节结核患者用药　异烟肼 300mg 每日 1 次，利福平 450mg 每日 1 次，盐酸乙胺丁醇 750mg 每日 1 次。

4. 抗生素 关节镜下关节探查清理术、半月板修正成形或缝合修复术、游离体取出术、病灶切除术等如果手术时间不超过 2h，则不使用抗生素。如果计划手术时间超过 2h，则需要预防性使用抗生素，首选头孢唑林钠，如果对头孢类抗生素过敏则选用克林霉素。

（二）手术后

1. 抗生素 关节镜下关节探查清理术、半月板修正成形或缝合修复术、游离体取出术、病灶切除术等术后不常规使用抗生素。如果术后怀疑伤口感染则需要使用抗生素，如头孢唑林钠、克林霉素等。

2. 镇痛类药物 采取口服药物按时给药的同时，增加静脉类药物的镇痛方案，有效缓解患者的疼痛和不适感，如注射用帕瑞昔布钠（特耐）。

3. 营养神经类药物 手术时间过长或使用止血带时间过长可能会导致患者术后主诉患肢麻木症状，此时可给予维生素 B_{12} 类药物静脉推注，如甲钴胺注射液（弥可保注射液）。

二、韧带重建术

由于运动的原因，不管是膝关节还是踝关节的韧带都有可能遭遇损伤，损伤后需要进行手术，关节镜术后康复时间短，受到广大医务人员及患者的认可，针对该类手术患者，使用药物如下。

（一）手术前

消炎镇痛类药物：根据患者的疼痛程度选择不同药物，如塞来昔布胶囊（西乐葆）200mg 每日 2 次，饭后服用；对磺胺类药物过敏者，可以选择双氯芬酸钠肠溶片（扶他林）25mg 每日 3 次，或美洛昔康（莫比可）7.5mg 每日 2 次，饭后服用。

（二）手术后

1. 镇痛类药物　由于手术切口小，手术时间短，术后麻醉清醒后即可进饮、进食，术后当晚镇痛类药物以注射用帕瑞昔布钠（特耐）为主，肌内注射或静脉推注，术后第 2 日药物治疗以口服药物为主；针对个别患者伤口疼痛明显的，追加强阿片类药物哌替啶肌内注射，或盐酸曲马多注射液（舒敏）肌内注射，从而缓解患者的疼痛感。

2. 营养神经类药物　手术时间过长或使用止血带时间过长可能会导致患者术后主诉患肢麻木症状，可给予维生素 B_{12} 类药物的静脉推注，如甲钴胺注射液（弥可保注射液）。

3. 改善微循环类药物　如果踝关节镜手术时间过长，或足趾部手术远端血液循环不好，主管医生会考虑使用前列地尔（凯时）或马来酸桂哌齐特注射液（克林澳）：凯时 1～2ml（前列地尔 5～10μg）＋10ml 生理盐水（或 5%的葡萄糖注射液）缓慢静脉推注每日 1 次，或克林澳 4 支稀释于 10%葡萄糖注射液或生理盐水 500ml 中，静脉滴注，每日 1 次，速度为 100ml/h。

三、肩袖缝合修复术

肩袖缝合修复术适用于肩袖损伤的患者。肩关节由于间接暴力，如上臂外展肌肉用力时（如肩外展时）跌倒，手掌撑地则可发生肩袖破裂，尤以冈上肌肌腱断裂的可能性最大，经 4～6 周的非手术疗法无显著效果，症状较重者需采取手术治疗。针对该类手术患者，使用药物如下。

（一）手术前

此类疾病在手术前针对个别表现应给予一些口服药物治疗，如镇痛类药物西乐葆，多数患者在术前无特殊用药，主要以加强营养、预防感冒为主。在手术当日术前 30min

需预防性使用抗生素，首选头孢唑林钠，如有头孢类抗生素过敏史，则选择克林霉素。

（二）手术后

1. 抗生素 对该类手术，术后不常规使用抗生素。

2. 镇痛类药物 术后至术后 3d 内给予静脉类或肌内注射类药物，同时严格使用按时镇痛方案，如年龄<18 岁的患儿给予弱阿片类药物盐酸曲马多注射液（舒敏）肌内注射或强阿片类药物哌替啶肌内注射；年龄>18 岁的患儿给予 NSAID 注射用帕瑞昔布钠（特耐）静脉用药或肌内注射，从而有效缓解患者的疼痛和不适感。在住院期间备以舒敏口服药以按时镇痛间按需使用，以及出院后常备塞来昔布胶囊（西乐葆）200mg 每日 2 次口服或盐酸曲马多缓释片（舒敏）100mg 每日 2 次口服。

四、盂唇缝合及股骨头颈成形术

髋痛、撞击症、髋臼盂唇损伤等需行髋关节镜下盂唇缝合修复及股骨头颈成形术手术。针对该类手术患者，使用药物如下。

（一）手术前

此类疾病在手术前针对个别表现应给予一些口服药物治疗，如镇痛类药物西乐葆，多数患者在术前无须特殊用药，主要以加强营养、预防感冒为主。在手术当日术前 30min 需预防性使用抗生素，首选头孢唑林钠，如有头孢类抗生素过敏史，则选择克林霉素。

（二）手术后

1. 抗生素 对该类手术，术后不常规使用抗生素。

2. 镇痛类药物 术后至术后 3d 给予静脉类或肌内注射类药物，同时严格使用按时镇痛方案，如年龄<18 岁的

患儿给予弱阿片类药物盐酸曲马多注射液（舒敏）肌内注射或强阿片类药物哌替啶肌内注射；年龄>18 岁的患儿给予 NSAID 注射用帕瑞昔布钠（特耐）静脉用药或肌内注射，从而有效缓解患者的疼痛和不适感。在住院期间备以舒敏口服药以按时镇痛间按需使用，以及出院后常备塞来昔布胶囊 200mg 每日 2 次口服，或盐酸曲马多缓释片 100mg 每日 2 次口服。

（李　沭　刘　莉）

参考文献

甘燕如. 2017. 临床药师干预骨科 I 类手术切口手术围术期抗菌药物的应用分析. 中西医结合心血管病杂志，35（5）：35-36.

肖平田. 2002. 新世纪药物手册. 长沙：中南大学出版社：56-69.

曾琳，李鹏程，刘莉. 2015. 超前镇痛结合疼痛护理干预在膝关节镜围手术期的临床应用.护理研究，29（9）：3157.

第九章 骨科患者围术期血液管理

第一节 关节置换术患者围术期血液管理

一、概　　述

髋关节置换术（THA）、膝关节置换术（TKA）是临床中出血量较大的手术，一项包含29 068例全髋及全膝关节置换患者的调查结果显示：51%的患者存在术后贫血，手术导致患者的血红蛋白平均下降30g/L，45%的患者需要接受异体输血。除了手术直接导致的贫血外，老年慢性病如骨关节炎、类风湿关节炎也是发生慢性病贫血的原因，而这类患者又是关节外科医生经常需要面对的。围术期一旦发生贫血，将增加并发症和死亡率，延长住院时间，影响术后康复。据美国外科学会NSQIP数据库涵盖了227 425例外科手术患者的随访数据显示，即便是术前的轻度贫血，也是术后30d并发症和死亡率的独立危险因素。

目前，我国治疗围术期贫血的主要手段是异体输血，其优点是可以迅速提升血红蛋白水平，可用于急救患者和采用其他方式治疗无效的患者。但异体输血的缺点也比较多。首先，输血存在病毒感染的风险，乙型肝炎、丙型肝炎是输血后常见传染病之一，我国属肝炎高发区，流行病学资料显示，义务献血人群乙型肝炎检出率为10%左右，丙型肝炎病毒抗体检出率为2%左右；其次，反复多次输血易引起免疫过敏反应、急性溶血反应、同种异体免疫反应、输血相关急性肺损伤、循环超负荷等不良反应。

此外，异体输血也面临着血液资源紧张的问题。1998～2005年，我国无偿献血率从22%上升至95.6%，自愿无偿献血率从 5.5%上升至 84.8%，但伴随我国医疗卫生事业的发展，临床用血量正急速上升，年均增长率超过 10%。与之对应，我国人口献血率仅为 0.84%，而世界高收入国家和中等收入国家的献血率分别为 4.54%和 1.01%，我国一些大城市每年 7～8 月（酷暑）和 12～2 月（严冬）仍会发生季节性“血荒”。因此，围术期血液管理就是指在围术期的各个不同阶段采取不同的多种技术进行血液质和量的管理，最终达到纠正贫血、减少失血、降低输血率等目标的综合措施。具体包括术前贫血管理、优化手术操作技术（微创手术和止血带优化）、氨甲环酸应用、控制性降压、术中自体血液回输和术后贫血管理。

二、术前贫血管理

关节置换患者多为中老年人，多数患者术前即存在贫血，主要有以下原因。

（1）营养缺乏性贫血（约占 34%）：属于造血原料缺乏所致贫血，以缺铁性贫血最为常见，叶酸、维生素 B_{12} 缺乏导致的巨幼细胞贫血较少。

（2）慢性疾病性贫血（约占 32%）：指在一些慢性疾病过程中出现的以铁代谢紊乱为特征的贫血，常见于慢性感染、炎症、肿瘤等慢性疾病合并的贫血。

（3）原因不明性贫血（约占 34%）：可能涉及多种复杂致病机制及共病状态。

根据 WHO 的贫血诊断标准，国外学者报道关节置换患者术前贫血发生率为 12.8%～24.3%，多数为轻度贫血。而国内由四川大学华西医院牵头的国家卫生和计划生育委员会行业科研专项《关节置换术安全性与效果评价》项目数据库 20 308 例的资料显示，THA 术前贫血率：男性 25.6%，女性 32.8%；TKA 术前贫血率：男性 30.2%，女性 25.3%；股骨头置换术术前贫血率：男性 49.4%，女性 41.3%。以上数据可以看出，术前贫血率 1/4～1/3 以上，贫血基础上手术必将加重贫血，影响预后。

尽管术前贫血患者多以轻度贫血为主，但这些研究表明，术前贫血均将增加感染、死亡、功能障碍和住院时间延长等并发症的发生，与围术期输血率的增加也密切相关。因此，纠正患者术前贫血非常必要，目前主要应用铁剂、红细胞生成素（rHuEPO）和营养支持等方法。研究发现，术前门诊应用 rHuEPO 28d 和住院 5～7d，可分别产生相当于 5U 和 1U 红细胞的血量，且其红细胞生成作用不受年龄、性别影响。此外，rHuEPO 也可以纠正术后炎性因子释放引起的炎症性贫血。Meta 分析和临床研究显示，单用 rHuEPO 或联合铁剂均可有效改善 TKA 和 THA 患者的术前与术后贫血状况、降低输血率，同时不良事件发生率与对照组无明显差异，安全性较好。而 Jorge Cuenca 等研究发现，术前应用口服铁剂和限制性输血策略，也可使输血率从 32% 显著降至 5.8%，试验组术后 24h 血红蛋白为（108±14）g/L，显著高于对照组的（105±12）g/L（$P<0.05$）。

国际组织输血替代方法促进网络（NATA）召集的一个涉及骨科手术、骨科麻醉、血液科及流行病学等专家在内的多学科专家小组制订完成的骨科择期手术患者术前贫血的评估与管理指南推荐：如果可能，强烈建议在手术前 28d 左右对择期手术患者检测血红蛋白水平。本条推荐最关键的条件是有充足的时间对贫血进行评估和管理，采取一定措施促进患者的红细胞生成。因此，对于诊断术前贫血患者（WHO 贫血诊断标准：男性血红蛋白＜130g/L，女性＜120g/L），四川大学华西医院参照我国《髋、膝关节置换术加速康复——围术期贫血诊治专家共识》建议，进行以下处理。

1. 治疗出血性原发疾病 贫血患者有慢性出血性疾病如消化道溃疡、肠息肉或痔疮等，应先治疗出血性疾病，同时纠正贫血。

2. 营养指导与均衡膳食 根据患者贫血程度和患者饮食习惯等进行个体化营养和均衡膳食，促进造血原料的吸收和利用。叶酸、维生素 B_{12} 是红细胞合成的基本原料，这些物质的缺乏可导致术前贫血，对择期手术术前贫血患者，需完善贫血原因的筛查。有研究显示，术前 30～45d 开始补充维生素 C、维生素 B_{12}、叶酸可以降低 TKA 术后患者的输血率。

3. 铁剂应用　铁剂也是红细胞合成的必需原料之一，对于拟行人工关节置换术患者多以老年人居多，诊断多为慢性炎症性疾病，同时伴有营养不良及长期口服消炎镇痛药，术前贫血常见，且以缺铁性贫血为主。因此，术前补充铁剂可促进术前贫血的纠正，但铁剂有导致便秘（33.3%）、烧心（13.8%）及腹痛（12.6%）等并发症的风险，故术前需筛查铁蛋白，根据情况补充。

术前诊断为缺铁性贫血的患者，以及铁摄入不足、丢失过多的患者，恰当补充铁剂可以提高患者的手术耐受性，减少输血率；手术急性失血导致的贫血患者，补充铁剂可以加快提升血红蛋白、纠正贫血，且有助于患者术后恢复、缩短住院时间。

铁剂的选择、用法用量及疗程推荐如下。

（1）门诊治疗：缺铁性贫血患者宜选择口服铁剂，若患者等待手术期间应选择铁剂静脉滴注，术前根据总缺铁量计算公式为：所需补铁量（mg）＝体重（kg）×（血红蛋白目标值–血红蛋白实际值）（g/L）×0.24＋储存铁量（mg）。通常采用铁剂 100～200mg/d 静脉滴注，以补足所需铁量。

（2）住院治疗：采用铁剂静脉滴注治疗，其应用指征包括缺铁性贫血经门诊口服铁剂治疗未达正常者，或入院后贫血相关检查诊断为缺铁性贫血而短期内又需要施行手术的患者；不耐受口服铁剂、胃肠吸收障碍者；中重度贫血患者；铁缺乏严重，术前时限较短，需快速改善贫血的患者。

铁剂应用的注意事项如下。

（1）口服铁剂：与维生素 C 共同服用可增加铁剂的吸

收率；餐后服用可减少胃肠道刺激。口服铁剂应避免与其他药物同时服用，不宜与抗酸药物、碱性药物等联用，不能与静脉铁剂同时使用。血色素沉着症及含铁血黄素沉着症患者禁用口服铁剂。口服铁剂常见的不良反应是胃肠道刺激、便秘和黑便。

（2）静脉铁剂：常用静脉铁剂有蔗糖铁和右旋糖酐铁，蔗糖铁的不良反应发生率低。建议在使用静脉铁剂过程中严密观察，首次使用时应给予小剂量测试，缓慢输注，避免滴速过快。与静脉铁剂有关的常见不良反应包括一过性味觉改变、低血压、发热和寒战、恶心和注射部位反应。

4. rHuEPO 的应用 红细胞生成素（EPO）是由肾小管球旁细胞分泌的一类糖蛋白，是机体对低氧分压的一种反应性应答。EPO 可作用于骨髓红系祖细胞，促进红细胞分化与成熟。在人工关节置换术的患者中，EPO 在围术期可于术前、术后单独应用或联合铁剂应用。研究证实，对预期有较大失血可能性的手术，术前常规应用 EPO 可以获得一定的收益。目前四川大学华西医院对于术前贫血患者可门诊治疗，术前 21d、14d、7d 及手术当日应用 rHuEPO 4 万 U/d，皮下注射或静脉注射；或住院治疗，术前 5～7d 至术后 3～5d 应用 rHuEPO 1 万 U/d，连用 8～12d，皮下注射或静脉注射。

三、优化手术操作技术

（一）微创手术入路

自进入 21 世纪以来，随着医学各大领域微创技术的进步，微创的理念深入人心，微创关节置换术也引起了广泛的关注。随着器械的微创化改进和手术技术的提高，出现很多微创关节置换手术入路，如直接前方入路或 Super-Path THA，经股内侧肌入路的 TKA。这些微创技术在缩小切口、减少疼痛、获得更好术后早期功能等方面逐渐获得学界认可，但对于是否能减少围术期出血尚有争议，甚至一些针对传统手术与微创手术关于失血量比较的Meta 分析显示，微创关节置换入路失血量甚至多于传统组。因此，四川大学华西医院并不一味追求微创，而是更强调选择那些适合微创手术的个体；同时也并非一味追求小切口，而是强调把微创的理念贯穿于整个手术过程中，保护肌肉和软组织，减少组织损伤，尽可能让患者获益。

（二）传统切口的微创理念

微创的核心是组织损伤小、出血少、生理功能影响小，传统的后外侧入路 THA 或膝正中切口的 TKA 均应采用微创操作，并贯穿于手术全过程。首先，熟悉血管解剖位置，先显露血管，电凝或结扎后切开。髋关节后外侧入路容易引起出血的部位包括分离臀大肌时出血、股骨转子间嵴滋养血管出血、梨状肌伴行血管出血、后方关节囊营养血管出血、髋臼横韧带深面闭孔动脉分支出血、前方关节囊营养血管出血。

通过熟悉血管解剖结构，预先处理血管，可以大大减少出血，减少止血时间，从而缩短手术时间，具体操作方法如下。

1. 减少分离臀大肌时出血　用两把甲状腺拉钩自臀大肌纤维之间分离肌肉，注意肌肉的滋养血管，电凝止血。

2. 减少股骨转子间嵴滋养血管出血　股方肌与股骨之间存在脂肪间隙，在股骨上保留骨膜及脂肪筋膜，以利于股骨滋养孔血管出血时电凝止血。

3. 减少梨状肌伴行血管出血　解剖显露梨状肌伴行血管，预先电凝止血，然后从股骨梨状肌窝切断梨状肌止点，显露和保护臀小肌。

4. 减少后方关节囊营养血管出血　自臀小肌下缘平行臀小肌切开关节囊，止血钳预先从臀小肌下缘至小转子平面钳夹关节囊，然后从股骨颈切开关节囊，应用电凝在关节囊边缘止血。

5. 减少髋臼横韧带深面闭孔动脉分支出血 在髋臼内沿横韧带切除股骨头圆韧带，保留横韧带，不但可以减少出血，还可作为安放髋臼假体的位置参考。

6. 减少前方关节囊营养血管出血 保留关节囊可减少手术野出血和缩短手术时间，使用剥离剪自前方关节囊和盂唇之间适当分离，右侧髋臼在 4 点位置，左侧髋臼在 8 点位置，放置髋臼前方露钩。然后自臀小肌和股直肌反折头之间放置椎板露钩，向上方牵引臀小肌，切断股直肌反折头，一般不会出血，有利于髋臼前方显露。另外，自关节囊和髋臼横韧带之间用剪刀适当分离，放置髋臼下缘露钩，最后用椎板露钩将后方关节囊牵开，显露髋臼后壁。

7. 股骨头切除后部分患者股骨颈断面出血较多，用骨蜡或氨甲环酸湿纱布处理。使用髋臼横韧带定位髋臼，氨甲环酸冲洗或氨甲环酸湿纱布压迫，减少髋臼骨松质面渗血。内侧入路的 TKA 中需注意髌骨上下方的膝上内及膝下内动脉，在切开关节囊前，可应用氨甲环酸溶液及肾上腺素溶液局部浸润，同时切开时需注意止血。

另外，逐层分段切开，有限分离，充分止血，减少手术过程中出血。THA 中，在不影响假体安放的前提下，减少对关节囊的切除，同时尽量于关节囊内操作。TKA 中减少对滑膜的切除，对于骨面渗血可采取浸有氨甲环酸溶液的纱布压迫止血。

（三）全膝关节置换的止血带优化

止血带在 TKA 的应用由来已久，且获得绝大多数关节外科医生的认可。其优势在于能保持手术视野清晰，创面干净，骨面渗血减少，有利于骨水泥与骨界面的整合。但同时也存在诸多风险，包括增加术后隐性失血，引起术后大腿痛，另外也可能造成止血带麻痹症状。因此，有学者研究不同止血带使用时间对术后临床效果的影响，目前学界尚无一致结论。

四川大学华西医院曾对 14 项研究 996 例患者进行关于

止血带应用的系统评价，发现在不使用氨甲环酸情况下，TKA 全程应用止血带可以有效减少患者围术期总失血量。在此基础上，四川大学华西医院关节外科进行了优化止血带应用方面的探索，希望在应用氨甲环酸和其他止血措施的前提下，不用止血带或减少术中止血带的使用时间，以期既可以保持良好的术中视野，又能减少术中失血，同时避免出现止血带并发症，加速患者康复。我们的前瞻性随机对照研究显示，联合术中控制性降压、应用氨甲环酸、微创理念操作与技术，可以达到术野清晰，减少术中出血的目的。非止血带组术后隐性失血明显少于止血带组，平均减少 148.6ml；且非止血带组患者的术后疼痛更轻、关节功能恢复更快、住院时间更短、并发症发生率更少。

因此，针对手术时间＜1.5h，预计出血量＜200ml，术中控制性降压稳定患者可选择不使用止血带。尤其是对有动脉血管并发症发生风险的患者，如术前血管成像显示存在严重动脉粥样硬化，动脉管腔硬化、狭窄或闭塞，腘动脉可疑动脉瘤等，尽可能不使用止血带。

四、氨甲环酸应用

氨甲环酸（TXA）是一种抗纤溶药物，其与纤溶酶原的赖氨酸结合位点具有高亲和力，可封闭纤溶酶原的赖氨酸结合位点，使纤溶酶原失去与纤维蛋白结合的能力，导致纤溶活性降低，从而发挥止血作用。目前，大量研究均已证实氨甲环酸能有效减少 THA、TKA 围术期失血量并降低输血率。目前四川大学华西医院 THA、TKA 中氨甲环酸的应用方式主要为多次静脉应用。

通过连续监测纤维蛋白（原）降解产物（FDP）及 D-二聚体的变化趋势，我们发现初次 THA、TKA 术后 6h 纤溶亢进达峰值，持续约 24h，24h 后趋于下降，这为 TXA 多次静脉应用奠定了理论基础。同时，TKA 不应用或仅安置假体时应用止血带。因此，THA、TKA 切皮前 5～10min

均采用 TXA 15～20mg/kg 静脉滴注基础上分别于首剂后 3h、6h 再次给予 TXA 10mg/kg（或 1g）静脉滴注。结果发现 3 次静脉应用可明显减少隐性失血，进一步降低血红蛋白丢失，实现 0 输血率。除此之外，患者可从 TXA 多次静脉应用中获益更多，包括术后抑制炎症反应、疼痛减轻及住院时间缩短。

另外，THA、TKA 患者是静脉血栓栓塞症的高危人群，为了降低静脉血栓栓塞症的发生率，围术期应用抗凝血药物也很必要。因此需在 THA、TKA 围术期良好地平衡抗纤溶药与抗凝血药的应用，既减少患者的出血量、降低输血率，又不增加患者发生静脉血栓栓塞症的风险，保障医疗安全。四川大学华西医院目前按照《中国髋、膝关节置换术围术期抗纤溶药序贯抗凝血药应用方案的专家共识》的建议，在 THA、TKA 围术期应用氨甲环酸 6h 后根据引流量的变化，选择抗凝血药应用时间。大部分患者术后 6～8h 伤口出血趋于停止，如引流管无明显出血或引流管血清已分离，表明伤口出血趋于停止，在 6～8h 内应用抗凝血药，个别患者术后 6～8h 仍有明显出血，适当延后应用抗凝血药。THA、TKA 后抗凝血药物预防持续时间根据《中国骨科大手术静脉血栓栓塞症预防指南》，推荐预防时间最短为 10d，可延长至 11～35d。在应用时应注意抗凝血药物的有效性和安全性，当患者出现凝血功能异常或出血事件时，应综合评价出血与血栓的风险，及时调整药物剂量或停用。

五、控制性降压

控制性降压指全身麻醉手术时，在保证重要脏器有效供血情况下，采用降压药物与技术等方法，人为地将平均动脉血压（MAP）降低 30%，使术野出血量随血压降低而减少，终止降压后血压可以迅速恢复至正常水平，不产生永久性器官损害。通常儿童的目标血压可以略低，高血压患者略高。控制性降压过程中应提高吸入氧浓度至 60%～70%。为了避免终末器官缺血，应控制手术时间，若手术超过 1h，应注意升高血压，持续 5～10min。伴有重要器官实质性病变患者，如脑血管病变、心功能不全、肝肾功能不全、外周血管病变及术前低血容量或贫血患者不建议使用控制性降压策略。四川大学华西医院通常在术中将非高血压患者或平素血压控制良好的患者收缩压维持在 90～100mmHg，高血压患者控制其收缩压不高于 110mmHg。

六、术中自体血液回输

术中自体血液回输是指术中失血经回收或引流、过滤、离心及抗凝后回输体内的技术。因为回输血是经过稀释、去纤维蛋白甚至部分溶血的，因此回输的血液量有限。四川大学华西医院骨科自 2006 年即开始对术中预计出血量达血液的 10%（400ml）以上，或失血量预计需要输血者采用术中自体血液回输。目前主要用于关节置换术合并严重畸形或同期双髋、双膝置换或翻修术等出血较多者。术中自体血液回输能有效地减少输血量，但细胞清洗不能完全清除细菌，术野有污染时不能使用。另外，存在癌细胞、羊水和腹水时也不能使用。

七、术后贫血管理

手术创伤造成的显性失血和（或）隐性失血，易造成手术患者出现术后贫血或加重贫血或低血容量性休克。根据国家卫生和计划生育委员会行业科研专项《关节置换术安全性与效果评价》数据库的资料显示，THA 术后贫血率，男性达 86.2%，女性达 89.8%；TKA 术后贫血率，男性达 82.5%，女性达 84.3%；股骨头置换术后贫血率，男性达 88.6%，女性达 78.6%。术后贫血率比术前增加 1 倍，术后贫血的管理更为重要。

（一）术后减少出血措施

对于术后减少出血，应密切观察伤口有无渗血、引流管出血量或注意全身其他部位出血；使用药物预防消化道应激性溃疡出血，减少医源性红细胞丢失，增加组织氧供，减少组织氧耗。同时肢体切口部位应适当加压包扎、冰敷，以减少出血。

（二）异体输血

异体输血可以迅速提升血红蛋白水平，可用于急救患者和采用其他方式治疗无效的患者。但异体输血存在病毒感染的风险，也可引起免疫过敏性反应、急性溶血反应、同种异体免疫反应、输血后心源性肺水肿。此外，异体输血也面临着血液紧张的问题，我国一些大城市每年 7～8 月（酷暑）和 12～2 月（严冬）都会发生季节性“血荒”。因此严格掌握输血指征，改变不合理的传统输血观念，避免不必要的输血非常关键。

一项关于贫血程度与病死率的关系研究发现，当血红蛋白（Hb）为 80～100g/L 时病死率为 0，Hb＞100g/L 时病死率为 7.1%，Hb＜61g/L 时的病死率达 61.0 %。这表明适度的血液稀释反而对手术患者有益，输血的目标没有必要将血细胞比容（Hct）提高到“正常”水平，Hct 达到 0.30 以上就不必输血。2000 年卫生部颁发的《临床输血技术规范》中则规定：Hb＞100g/L 一般不必输血；Hb＜70g/L 需要输血；Hb 为 70～100g/L，应根据患者的贫血程度、心肺功能情况、有无代谢率增高及年龄而定。Hb（或 Hct）是输血指征的“眼睛”，四川大学华西医院目前严格执行这一规定，同时配备了床旁 Hct/Hb 监测仪，通过术中和术后随时监测 Hct/Hb，更好地掌控失血情况，只要患者血压、血氧饱和度、心率、心电图好，尿量好，肢体末梢温暖，说明器官灌注和氧合充分，大多患者 Hb 水平在 70～80g/L 是完全可耐受的。

（三）营养支持、补充铁剂和 rHuEPO

对于术后贫血患者，应该持续进行营养支持，膳食结构以高蛋白、高维生素饮食为主（鸡蛋、肉类），必要时请营养科配置营养要素饮食；同时对于食欲欠佳的患者给予促胃肠动力药。

术后贫血患者继续使用 EPO 治疗可有效改善贫血。建议术后 Hb<95g/L 患者于术后第 1 日开始应用 EPO 1 万 U/d，连用 5～7d，皮下注射或静脉注射，同时联合铁剂。术前诊断为缺铁性贫血而术后仍有贫血应序贯治疗者，可选择铁剂静脉滴注，根据公式计算所需补铁量，铁剂 100～200mg/d 静脉滴注，直至补足铁量，同时联合 EPO 皮下注射；术后急性失血造成贫血者，住院期间以铁剂 100～200mg/d 静脉滴注；术后贫血经治疗 Hb 达 100g/L 以上者，可出院后继续口服铁剂治疗或联合 EPO 皮下注射。

（侯晓玲 马 俊）

第二节 脊柱患者围术期血液管理

一、概 述

脊柱外科围术期由于较大的创面、长时间的操作及骨松质的参与而常伴有大量的失血，异体输血率高。围术期失血量平均为 1000～2000ml，术后血红蛋白（hemoglobin，Hb）下降 30～46g/L，术后异体输血率高达 45%～80%。同时，骨科手术患者术前贫血发生率为 24%～45%。虽然围术期失血量可能会发生变化，其取决于手术和非手术的因素，而失血量仍然是脊柱外科围术期主要的关注问题。大量失血时伴有低血压、终末器官损伤或凝血功能障碍等并发症。同时，围术期贫血增加术后感染及死亡风险，延长住院时间，影响术后功能康复和生活质量。美国外科学会 NSQIP 数据库 227 425 例非心脏手术患者随访数据显示，术前轻度贫血依然是术后 30d 内并发症和死亡率的独立危险因素。围术期失血和未纠正的术前贫血增加了术后急性贫血的发生率，髋关节置换术、膝关节置换术及脊柱手术术后贫血发生率为 51%。

目前，我国治疗围术期贫血的主要手段是异体输血。其优点是可以迅速提升血红蛋白水平，可用于急救患者和采用其他方式治疗无效的患者。但高异体输血率不仅增加输血相关不良反应的发生风险，包括溶血性输血反应、输血相关的急性肺损伤、感染疾病的传播和免疫调节作用异常等，也会增加血液资源紧张局面及患者医疗负担。因此，如何纠正贫血、减少失血、降低输血率就显得尤为重要，努力找出安全、有效的方法，以增强脊柱围术期血液管理，成为脊柱外科最近关注的热点。而围术期血液管理就是指在围术期的各个阶段采用不同的或联合多种技术进行血液质和量的保护，最终达到这一目的的综合措施。

二、术前贫血管理

术前贫血是外科术后并发症发生、死亡的独立危险因素，尤其对于择期手术，术前需进行贫血筛查并及时治疗贫血。脊柱患者贫血主要有以下原因。

（1）急慢性失血性贫血：脊柱创伤骨折所造成的急性失血性贫血；消化道溃疡出血、肠息肉出血、痔疮出血或月经量增多所造成的慢性失血性贫血。

（2）慢性疾病性贫血：指在一些慢性疾病过程中出现的以铁代谢紊乱为特征的贫血，常见于慢性感染、炎症、肿瘤等合并的贫血。

（3）营养缺乏性贫血：属于造血原料缺乏所致的贫血，以缺铁性贫血最为常见，叶酸、维生素 B_{12} 缺乏导致的巨幼细胞贫血较少见。

四川大学华西医院参照我国《中国骨科手术加速康

复——围术期血液管理专家共识》及《中国脊柱手术加速康复——围术期管理策略专家共识》建议，对脊柱患者术前贫血进行以下处理。

（1）停用非甾体抗炎药及其他引起出血或影响造血的药物。

（2）营养指导与均衡膳食：根据患者贫血程度和饮食习惯等进行个体化营养和均衡膳食，促进造血原料的吸收和利用。叶酸、维生素 B_{12} 是红细胞合成的基本原料，这些物质的缺乏可导致术前贫血，对择期手术术前贫血患者，需完善贫血原因的筛查。有研究显示，术前 30～45d 开始补充维生素 C、维生素 B_{12}、叶酸可以降低脊柱术后患者的贫血率。

（3）铁剂应用：铁剂也是红细胞合成的必需原料之一，对于以缺铁性贫血为主的术前贫血，术前补充铁剂可促进贫血的纠正，但铁剂有导致便秘、烧心及腹痛等并发症的风险，因此术前需筛查铁蛋白，并根据情况进行补充。

（4）治疗急慢性出血性原发疾病：贫血患者有慢性出血性疾病如消化道溃疡、肠息肉或痔疮等，应先治疗出血性疾病，同时纠正贫血。月经量过多造成的贫血请妇科会诊，同时治疗贫血。对于由于骨折创伤引起的急性失血，血常规检验提示 Hb＜80g/L，应术前常规给予输异体血，提升 Hb＞100g/L。对于脊柱骨折创伤引起的失血性休克，按休克的治疗原则处理。

（5）重组人红细胞生成素的应用：重组人红细胞生成素是人工合成生物制剂，不仅用于术前贫血的红细胞动员，提高 Hb 水平，也可治疗慢性疾病性贫血及肿瘤化疗导致的贫血。研究证实，对预期有较大失血可能性的手术，术前常规应用红细胞生成素可以获得一定的收益。目前四川大学华西医院对于术前贫血患者可门诊治疗，术前 21d、14d、7d 及手术当日应用重组人红细胞生成素 4 万 U/d，皮下注射或静脉注射；或住院治疗，术前 5～7d 至术后 3～5d 应用重组人红细胞生成素 1 万 U/d，连用 8～12d，皮下注射或静脉注射。

三、术中血液管理

1. 优化手术操作技术 脊柱外科手术创面大、出血多，由术中失血所引起的应激反应，是发生术后并发症的重要病理生理基础。如果术中出血控制不佳，则很可能会增加术后并发症发生率和死亡率。因此，有必要采取一系列措施，包括体位的摆放及精准的手术操作（使用双极电凝），尽可能减少术中出血。同时，脊柱外科手术需要将微创、精准的操作理念贯穿于手术全程。

脊柱手术由于手术节段和入路的不同，患者的术中体位也存在差别，有的手术还需要术中变换体位。体位摆放除影响手术的舒适度外，还会影响术中出血量，进而影响手术的进程和时间。椎静脉系统由于其自身的解剖特点，整个系统无瓣膜存在，并通过一些节段性侧支与胸腹腔内静脉广泛吻合，在腹部受压时会导致下腔静脉压力增高，进而导致椎管内静脉丛压力增高，术中椎管内操作时出血风险也会相应增加。此外，如果俯卧位时腹部受压，尤其是肥胖患者，由于呼吸顺应性降低，需要较高的通气压力来保证通气；而通气压力的增加则会阻碍静脉回流，增加循环系统的静脉压。因此，对于脊柱外科常见的胸椎和腰椎的后路手术，体位摆放时注意使腹部保持悬空以防止俯卧位或膝胸位时因腹部受压导致下腔静脉和椎管内静脉丛压力增高，减少术中椎管内出血，保证手术视野的清晰。

脊柱手术椎管内操作时的静脉出血是尤其要重视的问题之一。椎静脉系统由位于椎管内的静脉丛、位于脊柱外的椎管外静脉丛及位于以上两者之间的吻合静脉三部分组成。椎管内静脉丛包括前丛和后丛，均位于椎管内，主要收集脊髓及其被膜、神经根和椎体后半部的血液。椎管内静脉前丛紧贴椎间盘，在切除椎间盘时易损伤导致出血；后丛位于椎弓和黄韧带腹侧的硬膜外脂肪内，行椎板减压时易损伤导致出血。椎管内出血除了会增加失血量，可能导致异体输血外，还会影响术野，止血操作往往会延误手术进程，增加手术时间。如椎管内止血不彻底，术后可能形成硬膜外血肿，压迫脊髓或马尾神经导致神经功能障碍。随着脊柱外科手术对止血操作的要求越来越精细，由于双极电凝具有热量播散局限，在对椎管内进行电凝止血时，不会造成深部损害，止血较单极电凝更加精准，以及在操作区域有生理盐水、脑脊液或血液存在的情况下，同样能有效止血等优点，使其成为脊柱手术不可缺少的基本器械。Mankin 等研究显示，脊柱手术中使用双极电凝可以减少57%的失血量。双极电凝在应用时的注意事项：①由于其镊尖有时会与组织发生粘连，在电凝时须保持局部湿润；同时电凝尖端要保持清洁，及时剔除粘连在其上的碳化组织。②使用时根据需要调节电量输出的大小，一般止血用的电凝输出为 1～4（相当于 6～22W），脊髓或神经根上的止血，电凝输出一般为 1，电凝过度可引起组织碳化而破裂脱落导致继发性出血，电凝不足则仅使表浅的组织凝固，无法达到有效止血，此外，应先使镊子接触组织，然后再踩脚踏开关接通电流，以免发生火花引起出血。③选用较宽的镊尖（最常用 0.9mm）和较低的电凝输出，操作时采用短暂电凝，重复多次，以避免发生电凝过度或镊尖与血管壁粘连。

此外，酌情使用显微镜辅助技术或佩戴头戴式手术放大镜，以利于放大手术视野、增强术区光源及减少神经血管损伤。对于脊柱外科手术，术中使用神经电生理监测有利于提高手术的安全性。

2. 止血药物的应用　骨科手术围术期总失血量包括显性失血量及隐性失血量。文献报道脊柱融合术隐性失血量为 600～1000ml，占总失血量的 40%左右。脊柱手术大量隐性失血的主要原因在于手术创伤导致的纤溶亢进。抗纤溶药主要包括抑酞酶、6-氨基己酸、氨甲苯酸与氨甲环酸，目前最常用的是氨甲环酸。氨甲环酸是一种人工合成的赖氨酸衍生物，其可竞争性结合纤溶酶原的赖氨酸结合位点，抑制纤溶酶原激活，从而发挥止血作用。脊柱大手术静脉使用氨甲环酸能够显著降低术中、术后出血及输血量，并且不增加深静脉血栓形成（DVT）的发生率。2013 年欧洲麻醉协会（ESA）围术期严重出血管理指南推荐在脊柱手术中应用氨甲环酸，儿童及成人脊柱侧凸或脊柱手术使用 10～20mg/kg 的氨甲环酸负荷剂量，然后 1mg/（kg·h）的持续静脉滴注可有效减少失血且耐受性较好。目前脊柱手术使用氨甲环酸的剂量没有统一标准，既有小剂量[负荷量为 10mg/kg，维持量为 1mg/（kg·h）]，也有大剂量[负荷量为 100mg/kg，维持量为 10mg/（kg·h）]。Grant 等比较两种剂量的氨甲环酸对特发性脊柱侧凸患者行后路植骨融合内固定手术出血量和输血量的影响，一组给予负荷量为 20mg/kg，继以 10mg/（kg·h）持续输入，另一组给予负荷量为 10mg/kg，继以 1mg/（kg·h）持续输入，结果显示前组患者可减少 50%输血量，但两组患者输血量差异无统计学意义（$P=0.07$）。Lykissas 等回顾分析了由同一手术团队进行的 49 例青少年脊柱侧凸矫形手术出血量，氨甲环酸组（25 例）给予 100mg 负荷量，继以 10mg/（kg·h）持续输入至术毕。结果显示，与对照组相比，氨甲环酸试验组患者术中出血量明显降低（$P=0.027$）。上述试验结果表明，不管是小剂量还是大剂量氨甲环酸均能不同程度地减少术中出血量，但尚不清楚在体内条件下完全抑制纤维蛋白溶解所需的氨甲环酸的最低有效剂量。此外，氨甲环酸可减少出血量，但能否减少输血量尚存在争议。

许多人误以为人工合成的抗纤溶药物会促进血栓形成，但实际上它不改变患者的凝血功能，而是通过减慢凝血块的降解速度来达到止血的目的。Benoni 等认为围术期使用氨甲环酸与血栓形成并无相关性，因为氨甲环酸作用部位主要在手术伤口，而不是外周静脉。目前心脏手术和关节置换手术已常规使用氨甲环酸来减少术中出血。尚无文献报道氨甲环酸可增加关节置换手术术后血栓栓塞发生率。随着对血液保护的重视和血液黏滞力检测方法的发展如血栓弹力图的出现，氨甲环酸也逐渐应用于脊柱手术。目前试验结果提示氨甲环酸可安全应用于脊柱手术，尚未发生静脉血栓栓塞等不良事件，但仍应保持警惕。另外，脊柱手术使用氨甲环酸的剂量尚无定论，值得进一步研究。若氨甲环酸用量不足，则可能达不到减少术中出血及输血量的临床效益；若超量，则会引起如继发性大出血和癫痫等不良事件。有文献报道，成人或儿童心脏手术使用高剂量氨甲环酸，术后癫痫发生率明显增加。虽无文献报道脊柱手术使用氨甲环酸，术后癫痫等神经系统并发症发生率增加，但仍值得我们重视。

3. 控制性降压　是指利用药物和（或）麻醉技术使动脉血压降低并控制在一定水平，以利于手术操作、减少手术出血及改善血流动力学的方法。尽管控制性降压的效果仍存在一定争议，已有研究证实，控制性降压不会降低脑血流和脑氧代谢，且不会导致心脏、肾脏等重要脏器的缺血缺氧性损害，相关研究肯定了控制性降压的作用。其主要优势在于减少术野的渗血，提供清晰的术野，降低失血量和红细胞输注率，以促进加速康复。其适应证如下：①在血运丰富的器官和组织实施手术，如关节置换术、脊柱手术；②有大量出血或输血风险的手术，如骨盆、肿瘤手术等骨科手术。禁忌证：①严重的心脑血管疾病、未控制的高血压、糖尿病晚期、肾功能不全等器质性疾病；②存在氧供耗失衡情况如肺通气和换气障碍等；③有栓塞或血栓病史等。

控制性降压均应在全身麻醉下进行，实施要点在于可控性和个体化，即降压范围、降压时间和恢复前血压水平可控。主要在手术渗血最多或手术最主要的步骤时进行降压，降压时间通常不超过30min。主要方法是应用全身麻醉药，同时兼顾麻醉和降压两方面。短效阿片类药物瑞芬太尼联用异丙酚、吸入麻醉药（如地氟醚、七氟醚等），易于给药，起效迅速，停止给药或降低药物浓度时降压作用可快速消失，无毒性代谢产物且可快速代谢，是控制性降压较理想的用药方案。此外，还可单独或联合应用短效钙通道阻滞剂、β受体阻滞剂，或硝普钠、硝酸甘油等药物实现控制性降压。一般来说，控制性降压需要将收缩压降至80～90mmHg或平均动脉压降至50～65mmHg（合并高血压者需降至原平均动脉压的70%），术中监测，并根据情况及时调整。对于严重的脊柱畸形矫正、肿瘤切除等脊髓缺血损伤高风险手术及急性脊髓损伤患者，不建议行控制性降压，并且术中需维持平均动脉压高于80～90mmHg。

4. 术中自体血液回输 是指术中失血经回收或引流、过滤、离心及抗凝后回输体内的技术。因为回输血是经过稀释、去纤维蛋白甚至部分溶血的，因此回输的血液量有限。适应证：①预期出血量＞400ml或＞10%血容量；②患者低Hb或有高出血风险；③患者体内存在多种抗体或为稀有血型；④患者拒绝接受同种异体输血等。已有多项随机对照临床研究和循证医学Meta分析证实，自体血液回输可有效降低成人骨科手术对同种异体输血的需求，且对患者的临床指标无不良影响，可广泛应用于骨盆骨折、复杂关节翻修、脊柱畸形矫形术和融合术等预期出血量较多的手术。

禁忌证：①回收的血液中含有促凝剂、碘伏、抗生素等的冲洗液，含有亚甲蓝等难以洗出的物质；②回收的血液被细菌、粪便、羊水或毒液等污染；③恶性肿瘤患者；④回收的血液严重溶血；⑤血液系统疾病，如镰状红细胞贫血、珠蛋白生成障碍性贫血等；⑥其他原因，包括一氧化碳中毒、血液中儿茶酚胺含量过高（嗜铬细胞瘤）等。

四、术后贫血管理

手术创伤造成的显性失血和（或）隐性失血，易造成术后贫血、贫血加重或低血容量性休克。国外研究显示，骨科手术术后贫血发生率可高达80%以上。术后减少出血措施如下：①密切观察伤口有无渗血、引流管出血量，并注意全身其他部位出血；②使用药物预防消化道应激性溃疡出血，减少医源性红细胞丢失。同时，对于术后贫血患者，应持续进行营养支持，膳食结构以高蛋白（鸡蛋、肉类）、高维生素（水果、蔬菜）饮食为主，必要时请营养科配置营养要素饮食。对于食欲欠佳患者，给予促胃肠动力药。此外，术后贫血患者可继续使用重组人红细胞生成素治疗，建议术后 Hb<95g/L 患者于术后第 1 日开始应用重组人红细胞生成素 1 万 U/d，连用 5～7d，皮下注射或静脉注射，同时联合铁剂。术前诊断为缺铁性贫血而术后仍有贫血应序贯治疗者，可选择铁剂静脉滴注，根据公式计算所需补铁量，铁剂 100～200mg/d 静脉滴注，直至补足铁量，同时联合重组人红细胞生成素皮下注射。术后急性失血造成贫血者，住院期间以铁剂 100～200mg/d 静脉滴注。术后贫血经治疗 Hb≥100g/L 者，可出院后继续口服铁剂治疗或联合重组人红细胞生成素皮下注射。但单独使用铁剂、重组人红细胞生成素治疗或两者联合其循证医学证据的质量均不高。

（李　晔　付勤琴）

第三节　创伤患者围术期血液管理

一、概　　述

随着现代外科手术的不断发展，微创手术的应用越发广泛，但仍不能避免手术过程中的出血。输血治疗是手术患者大出血时生命安全的保障，但是同源异体输血也存在很多风险，其中一些并发症甚至危及生命。输血量已成为预测患者死亡和并发症发生的独立因素。

围术期血液管理是指围术期血液输注及其相关治疗措施。围术期血液输注是指术前、术中、术后输注全血或成分输血；相关治疗措施包括应用药物和其他技术减少失血和同种异体血输注。

二、术前贫血管理

（一）患者评估

1. 患者入院后仔细询问患者输血史、凝血功能障碍病史、血栓病史，告知患者输血的潜在风险和好处，并征求患者及其家属同意。

2. 一项关于贫血程度与病死率的关系研究发现，当 Hb 为 80～100g/L 时病死率为 0，Hb＞100g/ L 时病死率为 7.1%，Hb＜61g/L 时的病死率达 61.0 %。这表明适度的血液稀释反而对手术患者有益，输血的目标没有必要将 Hct 提高到“正常”水平，Hct 达到 0.30 以上就不必输血。2000 年卫生部颁发的《临床输血技术规范》中则规定，Hb＞100g/L 一般不必输血；Hb＜70g/L 需要输血；Hb 为 70～100g/L，应根据患者的贫血程度、心肺功能情况、有无代谢率增高及年龄而定。Hb（或 Hct）是输血指征的“眼睛”，四川大学华西医院目前严格执行这一规定，同时配备了床旁 Hct/Hb 监测仪，通过术中和术后随时监测 Hct/Hb，更好地掌控失血情况，只要患者血压、血氧饱和度、心率、心电图正常，尿量好，肢体末梢温暖，说明器官灌注和氧合充分，大多患者 Hb 水平在 70～80g/L 是完全可耐受的。

（二）术前准备

1. 应用促红细胞生成素（erythropoietin，EPO）或铁剂提高患者的红细胞计数，使 Hb 恢复到正常水平，改善贫血。有研究表明，术前贫血均将增加感染、死亡、功能障碍和住院时间延长等并发症的发生，与围术期输血率的增加也密切相关。因此纠正患者术前贫血非常必要，笔者所在医院目前主要应用铁剂、红细胞生成素和营养支持等方法。研究发现，术前使用 EPO 5～7d，可产生相当于 1U 红细胞的血量，且其促红细胞生成作用不受年龄、性别影响。另外，对于这类贫血患者，应该持续进行营养支持，肠内营养主要以高蛋白（鸡蛋、肉类）、高维生素饮食为主，肠内营养主要靠TPN制剂或卡文。同时通过笔者所在医院指定的营养不良筛查风险评估，根据评分值请营养科会诊，配置营养制剂；对于食欲欠佳患者给予促胃肠动力药。

2. 停用抗凝和抗血小板药物：择期手术前一日停止抗凝治疗（如华法林、抗 Xa因子药物、低分子肝素）。同时手术前一日监测患者凝血常规指标。

3. 把握手术及创伤输血指征。

4. 持续动态监测患者血常规及凝血常规指标。

三、术中血液管理

（一）优化手术操作技术

根据患者的手术情况，尽量采取微创手术，选择小切口，避开大血管等手术措施，减少术中出血。精细手术操作，止血彻底，正确使用止血带，直视下进行动脉阻断或动脉内球囊阻断术（适用于骶骨或盆腔内大手术）。

（二）止血药物应用

1. 抗纤溶药 在过量失血中应用的重要性越来越显著。抗纤溶药通过抑制纤溶酶的活性或抑制纤溶酶的形成，从而抑制纤维蛋白溶解，达到止血的目的。现在抗纤溶药广泛应用于外科手术，尤其是重症创伤、心脏手术、脊柱矫形手术、肝脏手术及有出血高风险的临床疾病。目前常用的抗纤溶药物（TAX）是一种抗纤维蛋白溶解的药物，其与纤溶酶原的赖氨酸结合位点具有高亲和力，可封闭纤溶酶原的赖氨酸结合位点，使纤溶酶原失去与纤维蛋白结合的能力，导致纤溶活性降低，从而发挥止血作用。骨创伤外科中，氨甲环酸的应用方式主要为多次静脉滴注。

2. 抗凝药物的拮抗 术前应用凝血酶原复合物、新鲜冷冻血浆（FFP）、维生素K。

3. 过度出血治疗 ①在输注血小板之前尽可能获得血小板计数。对可疑或服用药物引起血小板功能障碍的患者，尽可能获得血小板功能测试。②输注FFP之前尽可能知晓凝血结果（凝血酶原时间、国际标准化比值、活化部分凝血活酶时间）。③冷沉淀输注前，尽可能评估血浆纤维蛋白原水平。④过度出血治疗的药物包括去氨加压素、抗纤溶药（即ε-氨基己酸、氨甲环酸）、局部止血剂（如纤维蛋白胶、凝血酶凝胶）、凝血酶原复合物（PCC）、凝血因子浓缩物（重组凝血因子Ⅶa）、冷沉淀、纤维蛋白原。

（三）术中血压管理

采用控制性降压，详见第九章第一节、第二节。四川大学华西医院通常在术中将非高血压患者或平素血压控制良好的患者收缩压维持在90～100mmHg，高血压患者控制其收缩压不高于110mmHg。

（四）术中自体血回输

术中自体血回输已经成为围术期血液管理的热点，详见第九章第一节、第二节。

四、术后贫血管理

手术创伤造成的显性失血和（或）隐性失血，易造成手术患者出现术后贫血、加重贫血或低血容量性休克。因此，术后贫血的管理也很重要。

（一）术后观察要点

密切观察伤口有无渗血、引流管出血量，如引流管内每小时引流量≥50ml，应立即告知医生，积极处理。同时使用药物预防消化道应激性溃疡出血，减少医源性红细胞丢失，增加组织氧供，减少组织氧耗。肢体切口部位应适当加压包扎、冰敷，以减少出血。

（二）异体输血

输注同种异体血时应严格掌握输血指征，以避免不必要的输血。输血时要严格按照“三查八对”制度，选择 22G 或 20G 留置针进行输注，关注输注过程中患者的身体反应，关注小便颜色及量的变化。

此外，术后根据患者情况，继续给予同术前的营养支持治疗。继续使用 EPO 治疗改善贫血。术后 Hb＜95g/L 患者于术后第 1 日开始应用 EPO 1 万 U/d，连用 5～7d，皮下注射，同时联合铁剂。术前诊断为缺铁性贫血的患者，而术后仍有贫血者应序贯治疗，可选择铁剂静脉滴注，根据公式计算所需补铁量，以铁剂 100～200mg/d 静脉滴注，直至补足铁量，同时联合 EPO 皮下注射；术后急性失血造成贫血者，住院期间以铁剂 100～200mg/d 静脉滴注；术后贫血经治疗 Hb 达 100g/L 以上者，可出院后继续口服铁剂治疗或联合 EPO 皮下注射，输注铁剂应注意谨防液体外渗。

（刘晓艳 宋学文）

参考文献

高桂英，张晓曦. 2000. 自体血液稀释及手术中出血回输方法在骨科手术中的应用. 中华骨科杂志，（11）：25-27.

马军，王杰军，张力，等. 2015. 肿瘤相关性贫血临床实践指南（2015—2016 版）. 中国实用内科杂志，（11）：921-930.

王浩洋，康鹏德，裴福兴，等. 2013. 氨甲环酸减少全髋关节翻修术围术期失血的安全性及有效性研究. 中华关节外科杂志，7（5）：603-607.

王浩洋，康鹏德，裴福兴，等. 2015. 氨甲环酸减少全髋关节置换术围术期失血的有效性及安全性研究. 中国骨与关节杂志，4（8）：649-652.

王杰，黄爱杰，周美玲. 2017. 围术期血液管理新进展. 临床医药文献电子杂志，4（11）：2053-2054.

谢锦伟，姚欢，裴福兴，等. 2016. 初次髋、膝关节置换术后纤溶变化. 中国矫形外科杂志，24（10）：931-935.

谢锦伟，岳辰，裴福兴，等. 2015. 氨甲环酸对类风湿关节炎病人全髋关节置换围术期失血的影响. 中华骨科杂志，35（8）：808-811.

岳辰，马俊，裴福兴，等. 2014 氨甲环酸减少同期双侧全髋置换围术期失血有效性及安全性研究. 中国矫形外科杂志，22（10）：865-868.

张会英，马洪梅. 1999. 自体血液回输对骨科手术病人凝血系统的影响. 中华医学检验杂志，（01）：46-47.

张明，周颖清. 2002. 自体血液回输技术应用进展. 护士进修杂志，（10）：779-781.

Ahn H，Fehlings MG. 2008. Prevention，identification，and treat-ment of perioperative spinal cord injury. Neurosurg Focus，25（5）：E15.

Albertin A，La Colla L，Gandolfi A，et al. 2008. Greater peripheral blood flow but less bleeding with propofol versus sevoflu-rane during spine surgery：a possible physiologic model? Spine（Phila Pa 1976），33（18）：2017-2022.

Alsaleh K，Alotaibi GS，Almodaimegh HS，et al. 2013. The use of preoperative erythropoiesis- stimulating agents（ESAs）in patients who underwent knee or hip arthroplasty：a meta-analysis of randomized clinical trials. J Arthroplasty，28（9）：1463-1472.

Benoni G，Lethagen S，Fredin H. 1997. The effect of tranexamic acid on local and plasma fibrinolysis during total knee arthroplasty. Thromb Res，85（3）：195-206.

Breuer T，Martin K，Wilhelm M，et al. 2009. The blood sparing effect and the safety of aprotinin compared to tranexamic acid in paediatric cardiac surgery. Eur J Cardiothorac Surg，35（1）：167-171.

Bulsara KR，Sukhla S，Nimjee SM. 2006. History of bipolar coag-ulation. Neurosurg Rev，29（2）：93-96.

Chaynes P，Verdie JC，Moscovici J，et al. 1998. Microsurgical anatomy of the internal vertebral venous plexuses. Surg Ra-diolAnat，20（1）：47-51.

Colman MW，Hornicek FJ，Schwab JH. 2015. Spinal cord blood supply and its surgical implications. J Am Acad Orthop Surg，23（10）：581-591.

Colomina MJ，Koo M，Basora M，et al. 2017. Intraoperative tranexamic acid use in major spine surgery in adults：a mul-ticentre，randomized，placebo-controlled trialdagger. Br J Anaesth，118（3）：380-390.

Degoute CS，Ray MJ，Manchon M，et al. 2001. Remifentanil and controlled hypotension；comparison with nitroprusside or esmolol during tympanoplasty. Can J Anaesth，48（1）：20-27.

Dharmavaram S，Jellish WS，Nockels RP，et al. 2006. Effect of prone positioning systems on hemodynamic and cardiac function during lumbar spine surgery：an echocardiographic study. Spine（Phila Pa 1976），31（12）：1388-1393.

Dutton RP. 2004. Controlled hypotension for spinal surgery. Eur Spine J，13（Suppl 1）：S66-S71.

Gill JB，Chin Y，Levin A，et al. 2008. The use of antifibrinolytic agents in spine surgery. A meta-analysis. J Bone Joint Surg Am，90（11）：2399-2407.

Goodnough L T，Maniatis A，Earnshaw P，et al. 2001. Detection，evaluation，and management of peroperative anaemia in the elective orthopaedic surgical patient：NATA guidelines. Br J Anaesth，106（1）：13-22

Grant JA，Howard J，Luntley J，et al. 2009. Periopera-tive blood transfusion requirements in pediatric scol-iosis surgery：the efficacy of tranexamic acid. J Pediati Orthop，29（3）：300-304.

Kalavrouziotis D，Voisine P，Mohammadi S，et al. 2012. High-dose tranexamic acid is an independent predictor of early seizure after cardiopulmonary bypass. The Annals of thoracic surgery，93（1）：148-154.

Kehlet H. 2013. Fast-track hip and knee arthroplasty. Lancet，381（9878）·1600-1602.

Koster A，Brgermann J，Zittermann A，et al. 2013. Moderate dosage of tranexamic acid during cardiac surgery with cardiopulmonary bypass and convulsive seizures：incidence and clinical outcome. Br J Anaesth，110（1）：34-40.

Kozek- Langenecker SA，Afshari A，Albaladejo P，et al. 2013. Management of severe perioperative bleeding：guidelines from the European Society of Anaesthesiology. Eur JAnaes-thesiol，30（6）：270-382.

Lasocki S，Krauspe R，von Heymann C，et al. 2015. PREPARE：the prevalence of perioperative anaemia and need for pa-tient blood management in elective orthopaedic surgery：amulticentre，observational study. Eur J Anaesthesiol，32（3）：160-167.

Lee TC，Yang LC，Chen HJ. 1998. Effect of patient position and hypotensive anesthesia on inferior vena caval pressure. Spine（Phila Pa 1976），23（8）：941- 947.

Lin ZX，Woolf SK. 2016. Safety，efficacy，and cost-effectiveness of tranexamic acid in orthopedic surgery. Orthopedics，39（2）：119-130.

Liu X，Zhang X，Chen Y，et al. 2011. Hidden blood loss after total hip arthroplasty. J Arthroplasty，26（7）：1100-1105

Ma J, Huang Z, Shen B, et al. 2014. Blood management of staged bilateral total knee arthroplasty in a single hospitalization period. J Orthop Surg Res, 9: 116.

Mankin KP, Moore CA, Miller LE, et al. 2012. Hemostasis with a bipolar sealer during surgical correction of adolescent idio-pathic scoliosis. J Spinal Disord Tech, 25 (5): 259-263.

Murkin JM, Falter F, Granton J, et al. 2010. High-dose tranexamic acid is associatedwith nonischemic clinical seizures in cardiac surgical patients. Anesth Analg, 110 (2): 350-353.

Musallam KM, Tamim HM, Richards T, et al. 2011. Preoperative anaemia and postoperative outcomes in non- cardiac surgery: a retrospective cohort study. Lancet, 378 (9800): 1396-1407.

Musallam KM, Tamim HM, Richards T, et al. 2011. Preoperative anaemia and postoperative outcomes in non- cardiac surgery: a retrospective cohort study. Lancet, 378 (9800): 1396-1407.

Odak S, Raza A, Shah N, et al. 2013. Clinical efficacy and cost effectiveness of intraoperative cell salvage in pelvic trauma surgery. Ann R Coll Surg Engl, 95 (5): 357-360.

Palmon SC, Kirsch JR, Depper JA, et al. 1998. The effect of the prone position on pulmonary mechanics is frame-dependent. Anesth Analg, 87 (5): 1175-1180.

Raw DA, Beattie JK, Hunter JM. 2003. Anaesthesia for spinal surgery in adults. Br J Anaesth, 91 (6): 886-904.

Rigamonti A, Gemma M, Rocca A, et al. 2005. Prone versus knee-chest position for microdiscectomy: a prospective randomized study of intra-abdominal pressure and intraoperative bleeding. Spine, 30 (17): 1918-1923.

Seicean A, Seicean S, Alan N, et al. 2013. Preoperative anemia and perioperative outcomes in patients who undergo elective spine surgery. Spine (Phila Pa 1976), 38 (15): 1331-1341.

Smilowitz NR, Oberweis BS, Nukala S, et al. 2016. Association between anemia, bleeding, and transfusion with long-term mortality following noncardiac surgery. Am J Med, 129 (3): 315-323.

Smilowitz NR, Oberweis BS, Nukala S, et al. 2016. Association between anemia, bleeding, and transfusion with long-term mortality following noncardiac surgery. Am J Med, 129 (3): 315-323; e2.

Smorgick Y, Baker KC, Bachison CC, et al. 2013. Hidden blood loss during posterior spine fusion surgery. Spine J，13（8）：877-881.

Spahn DR. 2010. Anemia and patient blood management in hip and knee surgery：a systematic review of the literature. Anesthesiology，113（2）：482-495.

Tsutsumimoto T，Shimogata M，Ohta H，et al. 2011. Tranexamic acid reduces perioperative blood loss in cervical laminoplasty：a prospective randomized study. Spine（Phila Pa 1976），36（23）：1913-1918.

Van Bodegom-Vos L，Voorn VM，So-Osman C，et al. 2015. Cell salvage in hip and knee arthroplasty：a meta-analysis of ran-domized controlled trials. J Bone Joint Surg Am，97（12）：1012-1021.

Vochteloo AJ，Borger van der Burg BL，Mertens B，et al. 2011. Outcome in hip fracture patients related to anemia at admission and allogeneic blood transfusion：an analysis of 1262 surgically treated patients. BMC Musculoskelet Disord，12：262.

Voorn VM，van der Hout A，So-Osman C，et al. 2016. Erythropoietin to reduce allogeneic red blood cell transfusion in patients undergoing total hip or knee arthroplasty. Vox Sang，111（3）：219-225.

Walters BC，Hadley MN，Hurlbert RJ，et al. 2013. Guidelines for the management of acute cervical spine and spinal cord injuries：2013 update. Neurosurgery，60 Suppl 1：82-91.

Wang C，Kang P，Pei F，et al. 2016. Single-dose tranexamic acid for reducing bleeding and transfusions in total hip arthroplasty：A double-blind，randomized controlled trial of different doses. Thromb Res，141：119-123.

Xie J，Ma J，Pei F，et al. 2016. Combined use of intravenous and topical tranexamic acid following cementless total hip arthroplasty：a randomised clinical trial. Hip Int，26（1）：36-41.

Yang C，Wang J，Zheng Z，et al. 2016. Experience of intraoperative cell salvage in surgical correction of spinal deformity：a retrospective review of 124 patients. Medicine（Balti-more），95（21）：e3339.

Yi Z，Bin S，Fuxing P，et al. 2016 Tranexamic acid administration in primary total hip arthroplasty：a pandomized controlled trial of intravenous combined with topical versus single-dose intravenous administration. J Bone Joint Surg Am，98（12）：983-990.

Yue C，Kang P，Pei F，et al. 2014. Topical application of tranexamic acid in primary total hip arthroplasty：a randomized double-blind controlled trial. J Arthroplasty，29（12）：2452-2456.

第十章 骨科加速康复下围术期饮食与液体管理

第一节 加速康复与饮食、液体管理的关系

一、加速康复外科

加速康复外科（enhanced recovery after surgery，ERAS）也称“快速通道外科（fast track surgery，FTS）”，是指采用一系列有循证医学证据的围术期优化措施，阻断或减轻机体的应激反应，促进患者术后快速康复，达到缩短患者住院时间、降低术后并发症及降低再入院风险和死亡风险的目的，其终极目标是达到手术无痛无风险（pain and risk free）。

ERAS 概念由丹麦外科医生 Kehlet 教授于 1997 年首次系统提出，在这之前，以快速通道外科（FTS）应用最多。国内 ERAS 的临床应用起步于 2007 年，南京军区总医院黎介寿院士领导的团队首先在结直肠手术中进行了探索，目前已成立了相应的 ERAS 协作组，并发布了相应的专家共识。四川大学华西医院裴福兴教授领导的团队于 2012 年开始进行髋关节置换术、膝关节置换术 ERAS 的临床研究及应用，目前相应的 ERAS 协作组已成立，并发布了《中国髋、膝关节置换术加速康复——围术期管理策略专家共识》。这些都表明我国的 ERAS 研究与应用正进入一个快速发展的上升期。

ERAS 的核心目标是降低手术应激，其主要内容包括：运用多模式镇痛充分地术后镇痛；早期术后下床活动；早期经口进食；减少或尽量不使用鼻胃管减压；缩短禁食禁

饮的时间；避免术中过度补液或补液不足；鼓励使用微创技术等。其中围术期饮食与液体管理是重要模块之一。

二、加速康复与饮食、液体管理的关系

合理术前禁食、禁饮与围术期液体管理密切相关，两者对于患者术后加速康复均非常重要，与患者术后并发症的发生率、胃肠道功能的恢复、能否早期康复锻炼等均密切相关。近年来，术前禁食禁饮策略、液体管理策略与之前的临床实践均有较多改进。总体来说，在液体管理策略上包括 3 个时段，即术前合理禁食禁饮与液体管理、术中液体管理及术后进食和液体管理。

（一）术前禁食禁饮与液体管理

以往对患者术前禁食禁饮的时间均规定为术前 8～10h 不得饮食和饮水，甚至要求患者术前一日 22：00 以后即不能饮水，其原因为全身麻醉或深度镇静的患者，食管括约肌松弛，若胃未完全排空，胃内容物易反流到口咽部，增加误吸入呼吸道的风险，导致呼吸道梗阻、吸入性肺炎等。但临床研究和循证医学的证据均显示，从凌晨即禁食禁饮并不减少胃内容物的容量，也不升高胃液 pH，而将禁饮时间缩短到术前 2h 给予患者含碳水化合物的清饮料，并不增加反流误吸风险，也不增加相关并发症和死亡率，还可减少术后胰岛素抵抗。另外，术前过长时间禁食禁饮可导致患者不同程度脱水、口渴不适感、低血糖等，对患者术后康复不利。

禁饮时间缩短到术前 2h 需要对患者进行评估及饮食种类提出要求，包括对患者反流误吸风险的术前评估。虽然目前的指南均建议缩短术前禁食禁饮时间，但仍然需要术前充分评估反流误吸风险，以制订个体化的禁食禁饮时间。清饮料包括清水、碳酸饮料、茶、糖水、黑咖啡、无渣果

汁等，且均不能含有酒精。单纯的淀粉类食物如稀饭、馒头等在胃内的排空时间约为4h,因此术前4h内进食淀粉类食物是安全的。牛奶、羊奶和配方奶等在胃内排空时间约为6h，禁食此类食物的时间也需6h。含脂肪和蛋白类固体食物如煎蛋、肉类等需经8h才能从胃内排空，此类食物禁食时间为8h。

术前液体管理的目标是让患者在入手术室时无明显脱水，血容量基本正常。需避免从术前的静脉留置针中补充大量液体。ERAS相关指南建议麻醉诱导前2h饮用含碳水化合物清饮料5ml/kg，或总量300ml左右，可减轻患者口干和饥饿感，并在一定程度上缓解焦虑，以及减少麻醉诱导后发生的低血压。

（二）术中液体管理

术中液体管理的目标是维持液体出入的相对平衡和正常血容量，避免水盐超负荷。术中液体管理主要包括维持基础需要量和补充术中损失量两部分。

维持人体基础需要量包括补充经不感蒸发和尿量丢失的液体量，而不需要补充既往概念中的“第三间隙”损伤量，即机体内的液体仅存在于血管内和组织间质中，而没有所谓的承受液体渗出的无功能腔隙。

已有研究显示，过多的液体输注可使容量超负荷而进一步导致血管内静水压增高，释放心房利钠肽而损害血管内皮糖萼，使血管通透性增加，液体流向组织间质而发生组织水肿，导致胃肠蠕动减弱、肠麻痹、肺水增加、切口愈合延迟及住院日延长等。术中主要通过补充晶体液来维持基础需要量，剂量为1～3ml/（kg·h），目标是维持液体的“零平衡”，即限制性液体输注策略。

术中液体损失量包括失血和液体或蛋白从血管内转移到组织间质中这两部分，若未行补充则可能发生低血容量，而影响患者术后康复。既往对怀疑存在血容量不足的患者可给予补液试验，即5～10min给予患者200～300ml液体，以观察其心率和血压等指标对其的反应。但这个试验非常粗略，因血流动力学是否稳定并非与补液试验的反应性直接相关，因此无法准确判断患者是否是低血容量，或是周围血管阻力降低，或是心功能不全。

目标导向的液体治疗（goal directed fluid therapy，GDFT）指在心排血量相关指标如每搏量变异系数（SVV）等的监测指导下输注液体，以达到个体化液体输注。推荐方案包括通过 200～300ml 的液体输注，观察每搏指数的变化，从而调整液体治疗的方案而达到每搏量的最优化；应用缩血管药物如去甲肾上腺素等治疗术中低血压并维持目标平均动脉压为 70mmHg 左右；若经术前液体治疗已达到最优前负荷，而心指数仍＜2.5L/（min・m^2），应用强心药物治疗；应用限制性液体输注策略，避免循环超负荷。

（三）术后饮食及液体管理

髋/膝关节置换术（THA/TKA）患者可在手术结束后 2h 即开始饮水，24h 内需饮水约 800ml，并鼓励患者早期进食，从而促进胃肠功能恢复、减少感染风险和缩短住院日。当患者可基本正常饮食后则不需要静脉补液。对于无持续体液丢失的患者，每日最低口服补液量需达到 1.7L；但对于需持续经静脉补液的严重患者，应继续行 GDFT。

GDFT 在一些大型手术中证实可降低术后并发症的发生率，缩短住院日，但对于常规 THA/TKA 时间＜2h、失血量＜400ml 的手术，其在 ERAS 中的作用尚需进一步证实。目前四川大学华西医院骨科关节组的液体管理经验是严格遵循 ERAS 指南禁食禁饮，术前 2h 口服 200～300ml 碳水化合物饮料；术中输注晶体液＜500ml，很少应用胶体液；术后 2h 少量饮水，且主要口服补液。

（李玲利　张红霞）

第二节　加速康复下围术期饮食管理

一、概　述

机体的正常代谢及良好的营养状态是维护生命活动的重要保证。在髋/膝关节置换术（THA/TKA）围术期，采取积极措施纠正患者潜在的营养不良及保证患者充足的手术日禁食禁饮需求都离不开合理、有效的围术期饮食管理。同时，在加速康复外科（ERAS）理念下，降低手术并发症发生率、减少手术应激反应（如胰岛素抵抗、肠道菌群紊乱）等都与围术期营养与饮食管理密切相关。因此，加速康复下 THA/TKA 患者围术期的饮食管理至关重要。

二、围术期饮食管理

（一）术前营养状态评估

THA/TKA 患者以中老年人为主，而此类人群在术前常伴有不同程度的营养不良，术前营养不良如不能及时纠正和管理，将增加术后并发症，延缓胃肠功能恢复，延长住院日。因此关注患者术前的营养状态，制订围术期个体化的营养及饮食策略，纠正营养不良，对提高围术期安全性、加速术后康复是极为重要的。在四川大学华西医院骨科，每位患者入院都要进行营养风险筛查表评分，使用 NRS 2002 量表，主要从疾病状态、营养状态及年龄 3 个方面进行评估，筛查总分≥3 分者由责任护士或营养小组护士协助请营养科会诊，由营养师进行营养状况评估，并制订出个体化的营养治疗方案，追踪治疗效果，做到动态评估及反馈，定期复查生化、血常规等。

（二）健康教育

手术作为一种应激源，会给患者带来不同程度的心理负担，而且在 ERAS 模式下，许多围术期处理措施与传统不同，如术前禁食禁饮时间缩短、术后早期进食等，需向患者及其家属介绍围术期加速康复处理措施，包括饮食、睡眠、心理、疼痛、康复锻炼等各方面知识，贯穿围术期的始终，用通俗易懂的语言与患者及其家属进行良好的沟通，并适时给予关怀与支持，以取得他们的积极合作，在一定程度上减轻患者的焦虑，增强信心，提高患者满意度。

（三）术前营养支持

术前营养支持以纠正潜在的营养不良为主，应根据患者平时的饮食特点进行安排。如患者为糖尿病患者，需定制糖尿病饮食，口服降糖药或使用胰岛素控制血糖，保证空腹血糖水平为 8～10mmol/L。对于无营养不良患者（营养筛查评分＜3 分），每日应进食蛋白质 80～120g，蛋白来源以豆制品、肉、鱼、肝、鸡蛋等优质蛋白为主，食肉者术前每日应在原饮食基础上增加一个鸡蛋，素食者则应每日增加 2～3 个鸡蛋或加用蛋白粉剂。对于营养不良患者（营养筛查评分≥3 分），由营养师和主管医生配合，为患者制订个体化的营养治疗方案，包括食物疗法、配制个体化肠内营养制剂及药物治疗。具体方法如下。

（1）鼓励患者进食高蛋白、高热量及富含维生素食物，合并低蛋白血症患者应每日进食鸡蛋 2～3 个、肉类 100g，食欲差者可给予牛奶、肠内营养制剂等补充营养，或加用胃肠动力药及助消化药增进食欲。

（2）对于低蛋白血症患者，给予高蛋白饮食，必要时输注白蛋白，目标是让患者术前白蛋白水平至少大于 35g/L，最好达到 40g/L 以上。

（3）对于术前贫血患者[世界卫生组织（WHO）标准：血红蛋白男性＜130g/L，女性＜120g/L]，在营养支持的前提下，给予红细胞生成素（EPO）首剂4万U，以后每日1万U皮下注射；口服铁剂300mg/d，或静脉滴注铁剂200mg，隔日1次，同时口服叶酸、复合维生素。连用3～5d后手术，手术后继续使用该方案纠正术后贫血，这样可减少患者术后贫血带来的精神不振、食欲缺乏、乏力等不适感，为手术创伤的消耗提供储备，利于术后加速康复。

（四）术前禁食禁饮管理

传统普通外科手术中，为了避免气管内插管及术中、术后误吸，将术前8～10h不得饮食和饮水定为临床术前准备常规。而术前禁饮禁食过久，会导致患者出现饥饿、口渴感和焦虑情绪，同时将引起术后胰岛素抵抗，不利于维持机体各个系统的能量需要，同时会增加术中及术后的液体输注量。循证医学研究证实，ERAS模式下择期手术术前2h饮用含糖的清亮液体，并不影响术后血糖及胰岛素敏感性，且不增加麻醉风险和术后并发症。因此，2016年《中国髋、膝关节置换术加速康复——围术期管理策略专家共识》在“手术日饮食及输液管理”模块中推荐：麻醉前6h禁食蛋白质类流质（牛奶、肉汤）；麻醉前4h禁食碳水化合物（稀饭、馒头）；麻醉前2h禁饮清亮液体，利于加快术后康复。四川大学华西医院在THA/TKA患者的术前饮食管理方面做了较多探索，与麻醉科和营养科沟通协作，最终形成了以下术前禁食禁饮模式，即根据手术进程和手术顺序实行个体化禁食禁饮。术前一日正常进食；麻醉前6h可饮用含蛋白质的流质（营养科配置的全营养均衡餐，含蛋白质、麦芽糖、少量脂肪及钠、钾电解质）；麻醉前4h可进食稀饭、馒头等易消化的碳水化合物；术前2h可饮用不超过200ml的含糖的清亮液体（营养科配置的碳水化合物餐，含麦芽糖和钠、钾电解质）。主管医生根据手术排次，预测每位患者的手术开始时间，从而指导患者在合理适当的时间进饮进食。但是这一模式并不适用于所有患者，对于术前合并糖尿病患者，一般不宜进食常规的术前2h营养液（因含糖量高，但餐前注射胰岛素者可用），可饮用口服补液盐（无糖包，氯化钾 0.75g，碳酸氢钠 1.25g，加入 300～500ml 温开水中）作为替代。

（五）术后饮食

ERAS 强调全身麻醉清醒后应尽快开始进饮和进食，其可以减少术后低钾血症的发生，加快肠道功能恢复，减少便秘，加速术后康复。在四川大学华西医院，THA/TKA 患者麻醉清醒后返回病房，可先适当饮水，若无呛咳等不适，即可进食开胃汤（含有适量钾、钠、钙等电解质的绿色时令蔬菜汤，味咸带微酸，有促进胃肠蠕动的作用，一般成品 250ml）和口服补液盐（一般 100～200ml），如无恶心、呕吐、腹胀等不适，可进食粥等流质饮食，第二餐可恢复正常饮食。由于手术创伤及麻醉应激的影响，部分患者术后会出现食欲缺乏、恶心等情况而不想进食，为此四川大学华西医院营养科为每位 THA/TKA 患者配置了术后正餐及强化营养液以补充术后所需。术后第 1 日起，所有患者应恢复以往正常饮食。对于术前营养不良的患者，术后继续按术前方案进行营养干预；无营养不良患者，术后 24h 再次进行营养相关检查及 24h 膳食记录，进行合理饮食指导。出院前监测所有患者的血常规、血生化、血红蛋白水平，评估离院时营养状态，指导出院后营养及饮食方案。

三、小　　结

在 ERAS 模式下，THA/TKA 患者入院后应全面评估营养状态，根据营养评定结果给予高蛋白、高能量术前营养支持，围术期根据手术轮次个体化进食、进饮，术前 6h 可进食固体食物，术前 2h 可饮用碳水化合物类清亮液体，麻醉清醒后应尽快开始进饮和进食，一般患者回病房麻醉清醒后即可少量饮水，若无不适，逐渐增加饮水量及尝试进食，进而减少围术期输液量。加强 THA/TKA 患者的围术期饮食管理，对于减少围术期并发症，促进术后快速康复具有重要意义。

（段闪闪 李玲利）

第三节 加速康复下围术期限制性输液

一、概 述

液体管理是维持患者围术期有效循环血量的重要手段。近年来，随着对液体复苏研究的不断深入，国内外学者针对围术期的液体管理提出了限制性输液的概念。限制性输液并不是一味减少输液量，而是在保证重要器官血供的基础上，通过控制液体输注速度和输液量，充分发挥机体的代偿机制和液体复苏作用，从而达到理想的复苏效果。相比于传统的自由性输液，限制性输液的优势主要在于能够有效改善组织供氧，促进切口愈合，同时减轻心脏及肾脏的负担，利于胃肠功能的恢复，缓解肢体水肿，减少并发症。目前其已被广泛应用于失血性休克及腹部择期手术中，并取得了良好的临床疗效。

随着加速康复理念在人工髋/膝关节置换术（THA/TKA）中的推广，术前禁饮禁食时间的缩短、手术方案的优化、术中控制性降压、术后早期恢复进食等措施，使得 THA/TKA 围术期的液体损失较既往有了明显减少。与此同时，由于接受 THA 的患者年龄普遍较大，而这部分人群的心肺储备差，对容量变化的反应比较强烈，围术期快速大量补液导致的液体正平衡可能会增加心脏前负荷，从而引起一系列病理生理反应，甚至出现充血性心力衰竭、急性肺水肿等严重并发症。因此，目前 ERAS 的观点认为，限制性输液可促进患者术后胃肠功能恢复，加快患者康复，缩短住院时间，是 THA/TKA 患者围术期输液的最佳策略。2016 年《中国髋、膝关节置换术加速康复——围术期管理策略专家共识》指出“限制性输液（＜1500ml）可以避免大量液体进入组织间隙，降低心肺并发症，建议尽量控制输液”。然而关于围术期具体的液体治疗的方案尚未达成共识。为此，通过整理和分析相关文献，并结合四川大学华西医院关节病房临床实际，对ERAS模式下THA/TKA患者围术期液体治疗方案阐述如下，以期为临床决策和治疗提供意见。

二、围术期液体治疗种类选择

1. 晶体液 溶质分子量小，可自由通过大部分的毛细血管，使毛细血管内外具有相同的晶体渗透压，且对凝血、肝肾功能基本没有影响。但是，晶体液存在扩容效率低、扩容效应短暂、大量输注可致组织水肿和肺水肿等缺点。目前临床上常用的晶体液有生理盐水、高渗氯化钠、乳酸钠林格注射液、钠钾镁钙葡萄糖注射液（乐加，即新一代醋酸林格液）等，由于生理盐水及高渗氯化钠中氯离子浓度高于血浆，大量输注时易导致高氯性中毒，故提倡围术期液体治疗。晶体液的选择应以乳酸钠林格注射液、乐加为主。

此外，补充血容量的同时也应注意对能量供应和电解质平衡的维持，复方电解质溶液如乐加可在提供能量的同时补充一定量的电解质，可避免因禁食禁饮引起机体电解质失衡；而且，其使用醋酸取代了乳酸根作为缓冲物质，可在除肝肾外的各种细胞内代谢。总之，乐加既能减轻肝脏代谢负担，又可使电解质配比、渗透浓度接近于正常机体细胞外液浓度，故在临床较为常用，已被多项循证医学研究证实。然而，目前多数共识及指南仍推荐葡萄糖注射液联合平衡盐注射液（乳酸林格液）作为术前补液的最佳选择。

2. 胶体液 为以大分子有机物为溶质的溶液，其扩容能力强，能有效维持循环血量稳定，更易改善微循环；但其缺点也较突出，如可能导致凝血功能异常、肾功能损害及过敏反应等副作用。一般而言，对于预计出血量大的手术患者，围术期输液优先选择胶体液扩容；对于手术时间短、出血量少的患者，晶体液已足以维持体液平衡，故不需要使用胶体液。目前，随着 ERAS 理念在 THA/TKA 围术期的应用，THA/TKA 患者手术时间已明显缩短，术中及术后失血量明显减少，故围术期使用晶体液（乳酸钠林格注射液）治疗为宜。

三、围术期限制性输液时机与用量控制

ERAS 强调缩短术前禁食禁饮时间，2016 年《中国髋、膝关节置换术加速康复——围术期管理策略专家共识》在“手术日饮食及输液管理”模块中推荐：麻醉前 6h 禁食蛋白质类流质（牛奶、肉汤）；麻醉前 4h 禁食碳水化合物（稀饭、馒头），麻醉前 2h 禁饮清亮液体。多项循证医学研究也证实 ERAS 模式下择期手术术前 2h 饮用含糖的清亮液体，并不影响术后血糖及胰岛素敏感性，且不增加麻醉风险和术后并发症。术后麻醉清醒后应尽快开始进饮和进食，若无不适，逐渐增加饮水量及尝试进食，进而减少围术期输液量。

1. 术前输液 以补充患者因禁食、禁饮而引起的生理需要量为主，主要采用晶体液进行补充。术前液体管理的目标是让患者在入手术室时无明显脱水，血容量基本正常，需避免从术前的静脉留置针中补充大量液体。ERAS 相关指南建议，麻醉诱导前 2h 饮用含碳水化合物清饮料 5ml/kg，或总量 300ml 左右，可减轻患者口干和饥饿感，并在一定程度上缓解焦虑，以及减少麻醉诱导后发生的低血压。由四川大学华西医院裴福兴教授主编的《现代关节置换术——加速康复与围术期管理》推荐：一般 THA/TKA 患者术前禁饮生理需要量约 200ml，考虑到术前尚需应用氨甲环酸止血、抗菌药物预防感染，术前输液量一般 200～250ml 即可。为了尽量减少因输液导致患者活动不便及术前心理负担，一般接患者入手术室时输入平衡盐注射液，并

且控制滴速维持在20～30滴/分，保持输液管道通畅。进入手术室后先输入预防性抗生素溶媒生理盐水100ml，再输入1%氨甲环酸 100～160ml，如此补充术前生理需要量已足够，无须术前过量输液扩容处理。

2. 术中输液　应关注生理需要量、麻醉体液再分布与血管扩张及术中失血失液对血容量的影响。在ERAS模式的应用下，目前THA/TKA手术通过微创操作、严格电凝止血、控制性降压、氨甲环酸的使用等措施已使得术中失血量减少至100～200ml，术中生理需要量为100～200ml（手术时间为1～1.5h），加之体液再分布及血管扩张的影响，术中输液总量控制在300～500ml即可。目前大多数THA/TKA手术已不常规放置尿管，输液过多易引起尿潴留，尚需以血压、心率等心电监护指标作为输液量的参考。

3. 术后输液　以补充术后摄入不足时的液体缺失量为主。目前四川大学华西医院骨科关节组的液体管理经验是严格遵循ERAS指南禁食、禁饮，术前2h口服200～300ml碳水化合物饮料；术中输注晶体液＜500ml，很少应用胶体液；术后1h可进饮，术后2h可进食，24h内需饮水约800ml，当患者可基本正常饮食后，就不需要静脉补液，故术后仅输入晶体液（平衡盐注射液或5%葡萄糖氯化钠注射液）200ml即可，也可不用专门输注晶体液，而通过氨甲环酸的输入和通过用药溶媒（术后预防性抗菌药物、术后抑酸药物）的方式输入生理盐水200～300ml。尽量减少术后输液，鼓励患者早期进食和下床活动对于加速康复具有重要意义。

4. 术后特殊情况输液管理　THA/TKA术后患者常因术后恶心、呕吐，术后嗜睡等原因而不能早期进食，此时通过静脉输液支持显得尤为重要。在术后恶心、呕吐发生时，应及时给予药物止吐，多次少量饮用口服补液盐过渡，并根据呕吐次数、性状及量进行补液，呕吐量较多时应关注电解质紊乱情况。当术后嗜睡发生时，也应及时对因治疗，如纠正低氧血症、低血压、低血糖等情况，并且补充术后因不能进食所需的生理需要量，争取尽快恢复正常饮食。

四、小　　结

在 ERAS 模式下，即在缩短围术期禁食、禁饮时间，鼓励患者术后早期进食等一系列围术期处理措施的前提下，THA/TKA 围术期液体治疗应首选限制性输液方案，术前首选平衡盐注射液/乐加输液，术后给予抗菌药物溶媒及氨甲环酸 200～400ml，维持手术当日总输液量在 1500ml 左右，避免输注胶体液，在摄入不足时适量补充。鼓励患者口服补液，术前 2h 口服碳水化合物，术后早期进饮、进食，对于加速患者术后康复具有重要意义。

（段闪闪　李玲利）

参考文献

安獒，王振军. 2007. 日间手术的概念和基本问题. 中国实用外科杂志，27（1）：38-40.

包春华，丁式敏，丁香翠，等. 2011. 钠钾镁钙葡萄糖注射液（乐加）用于手术输液中的安全性研究. 海峡药学，23（12）：22-23.

车国卫，刘伦旭，石应康. 2016. 加速康复外科临床应用现状与思考. 中国心血管外科临床杂志，23（3）：211-215.

戴尅戎，李慧武，严孟宁. 2015. 我国人工关节加速发展的二十年. 中华关节外科杂志（电子版），（6）：691-694.

胡敏芝. 2013. 快速康复外科理念在国内消化道肿瘤手术前后饮食管理应用进展. 右江医学，41（03）：444-447.

纪浩聪，吴培钿，康焕章. 2016. 钠钾镁钙葡萄糖注射液用于颅内动脉瘤栓塞术患者的疗效评估. 临床医学，36（10）：87-89.

江志伟，黎介寿. 2016. 加速康复外科的现状和展望. 中华外科杂志，54（1）：6-8.

康鹏德，王浩洋，沈彬，等. 2013. 加入局部浸润镇痛的多模式镇痛在全膝关节置换中的应用. 中华骨科杂志，33（3）：246-251.

雷一霆，黄强，裴福兴. 2017. 人工全髋关节置换术围术期限制性输液联合术前排尿训练的临床研究. 中国修复重建外科杂志，31（11）：1295-1299.
黎介寿，江志伟. 2015. 加速康复外科的临床意义不仅仅是缩短住院日. 中华消化外科杂志，14（1）：22-24.
马洪升，戴燕. 2012. 日间手术治疗模式国内外发展简述. 中国医院管理，32（1）：47-48.
毛莺洁，赵杰. 2016. 快速康复模式下结直肠肿瘤患者围手术期饮食管理进展. 护士进修杂志，31（10）：889-891.
裴福兴，翁习生. 2017. 现代关节置换术加速康复与围手术期管理[M]，北京：人民卫生出版社：113-119.
裴福兴. 2012. 中国髋、膝关节置换的现状及展望. 中国骨与关节杂志，1（1）：4-8.
邱贵兴. 2007. 骨与关节外科新进展. 临床外科杂志，15（1）：33-36.
王坤正. 2015. 浅谈中国关节置换外科的现状与未来. 中华关节外科杂志（电子版），（6）：703-706.
张少云，曹国瑞，裴福兴. 2018. 髋、膝关节置换术加速康复围术期液体治疗方案. 中国矫形外科杂志，26（03）：234-237.
张少云，黄强，裴福兴. 2017. 加速康复外科模式下全膝关节置换术围术期限制性输液的临床研究. 中国矫形外科杂志，25（17）：1567-1571.
周宗科，翁习生，裴福兴，等. 2016. 中国髋、膝关节置换术加速康复——围术期管理策略专家共识. 中华骨与关节外科杂志，9（1）：1-9.
Auyong DB，Allen CJ，Pahang JA，et al. 2015. Reduced length of hospitalization in primary total knee arthroplasty patients using an updated enhanced recovery after orthopedic surgery（ERAS）pathway. J Arthroplasty，30（10）：1705-1709.
Aynardi M，Post Z，Ong A，et al. 2014. Outpatient surgery as a means of cost reduction in total hip arthroplasty：a case-control study. Hss J，10（3）：252-255.
Berger RA，Kusuma SK，Sanders SA，et al. 2009. The feasibility and perioperative complications of outpatient knee arthroplasty. Clin Orthop Relat Res，467（6）：1443-1449.
Dervin GF，Madden SM，Crawford-Newton BA，et al. 2012. Outpatient unicompartment knee arthroplasty with indwelling femoral nerve catheter. J Arthroplasty，27（6）：1159-1165.
Hartog YM，Mathijssen NM，Vehmeijer SB. 2015. Total hip arthroplasty in an outpatient setting in 27 selected patients. Acta Orthop，86（6）：667-670.
Ibrahim MS，Khan MA，Nizam I，et al. 2013. Peri-operative interventions

producing better functional outcomes and enhanced recovery following total hip and knee arthroplasty：an evidence-based review. BMC Med，11：37.

Jones EL，Wainwright TW，Foster JD，et al. 2014. A systematic review of patient reported outcomes and patient experience in enhanced recovery after orthopaedic surgery. Ann R Coll Surg Engl，96（2）：89-94.

Kehlet H，Wilmore DW. 2002. Multimodal strategies to improve surgical outcome. Am J Surg，183（6）：630-641.

Kehlet H. 1997. Multimodal approach to control postoperative Pathophysiology and rehabilitation. Br J Anaesth，78（5）：606-617.

Kehlet H. 2013. Fast-track hip and knee arthroplasty. Lancet，381（9878）：1600-1602.

Kjaersgaard-Andersen P，Kehlet H. 2012. Should deep venous thrombosis prophylaxis be used in fast-track hip and knee replacement? Acta Orthop，83（2）：105-106.

Lovald ST，Ong KL，Malkani AL，et al. 2014. Complications，mortality，and costs for outpatient and short-stay total knee arthroplasty patients in comparison to standard-stay patients. J Arthroplasty，29（3）：510-515.

Matsumoto Y，Nakai K，Tsutsumi M，et al. 2014. Onset time of ischemic events and antiplatelet therapy after intracranial stent-assisted coil embolization. J Stroke Cerebrovasc Dis，23（4）：771-777.

Nakamura M，Uchida K，Akahane M，et al. 2014. The effects on gastric emptying and carbohydrate loading of an oral nutritional supplement and an oral rehydration solution：a crossover study with magnetic resonance imaging. Anesth Analg，118（6）：1268-1273.

Ogino Y，Kakeda T，Nakamura K，et al. 2014. Dehydration enhances pain-evoked activation in the human brain compared with rehydration. Anesth Analg，118（6）：1317-1325.

Smith MD，McCall J，Plank L，et al. 2014. Preoperative carbohydrate treatment for enhancing recovery after elective surgery. Cochrane Database Syst Rev，（8）：Cd009161.

Wainwright TW，Immins T，Middleton RG. 2016. Enhanced recovery after surgery：An opportunity to improve fractured neck of femur management. Ann R Coll Surg Engl，98（7）：500-506.

Wainwright TW，Immins T，Middleton RG. 2016. Enhanced recovery after surgery（ERAS）and its applicability for major spine surgery. Best Pract Res Clin Anaesthesiol，30（1）：91-102.

第十一章　骨科静脉治疗护理质量控制与安全管理

第一节　静脉输液治疗的现状

静脉治疗是临床最常用、最直接有效的治疗手段之一，在为患者带来益处的同时，也存在技术风险及护理安全隐患。

2014 年全国医院药事管理质量控制的调查与分析显示，在二级、三级综合医院中，门诊患者静脉输液使用率分别为 12.8%和 10.1%，住院患者静脉输液使用率分别为 93.1%和 90.4%，住院患者抗菌药物静脉输液使用率分别为 51.8%和 44.3%，中药静脉输液使用率分别为 34.7%和 29.0%。调查还发现，51%的三级医院建立了静脉药物配置中心（pharmacy intravenous admixture services，PIVAS），但仅 20%的二级医院建立了 PIVAS，普及度不够广泛。随着疾病谱复杂化和医嘱给药形式多样化，静脉输液穿刺方式也逐渐增多，留置时间有所延长，给静脉输液治疗带来一定的风险，若管理不当容易出现药液外渗和静脉炎等，甚至威胁患者生命。

为了规范我国静脉治疗护理操作，提高静脉治疗质量和科学化管理水平，2013 年 11 月，国家卫生和计划生育委员会发布了《静脉治疗护理技术操作规范》，并于 2014 年 5 月开始施行。《静脉治疗护理技术操作规范》，作为我国卫生行业标准中首批制定的行业标准之一，标志着我国在静脉治疗护理安全和质量管理方面又向前跨出一大步，使我国在静脉治疗护理操作、工具选择、维护等方面有据可依，标志着我国的静脉治疗正迈向专业化、规范化。

一、药品不良反应/事件

国家食品药品监督管理总局于2017年发布的《国家药品不良反应监测年度报告（2016年）》显示，2016年药品不良反应/事件（ADR/ADE）报告涉及的药品剂型分布中，静脉注射给药占59.7%，其他注射给药（肌内注射、皮下注射等）占3.4%，口服给药占33.7%，其他给药途径（外用、贴剂等）占3.2%。

2016年国家基本药物化学药品和生物制品报告按类别统计，报告数量排名前5位的分别是抗感染药、心血管系统用药、抗肿瘤药、消化系统用药、镇痛/解热/抗炎等抗风湿/痛风药，占了基本药物化学报告的72.2%。

二、新型装置在静脉输液中的临床应用

2013年3月便利抽取全国27个省市147家医院共584个科室进行问卷调查，结果显示：

1. 输液用具方面 静脉留置针、PICC、中心静脉导管（CVC）、头皮钢针的普及率达90%以上，输液港、中长静脉导管则应用较少，普及率尚不足40%；头皮钢针、静脉留置针仍用来输注腐蚀性、高渗性药物。

2. 在输液接头使用方面 120家（81.6%）医院同时使用肝素帽和无针输液接头，9家（6.1%）医院全部使用肝素帽，其余18家（12.2%）全部使用无针输液接头。

3. 更换输液用具时间 1.0%的医院静脉留置针72～96h更换1次，38.8%的医院输血器4h更换1次，70.1%的医院PICC留置时间不超过12个月。

4. 溢出包 42家（28.8%）医院在使用抗肿瘤药物的环境中配备了溢出包。

三、静脉输液的相关并发症

静脉输液治疗是一项侵入性操作，其本身也可能导致并发症发生。局部并发症有皮下血肿、静脉炎、渗出或外渗导致局部组织坏死；全身并发症如发热反应、空气栓塞等；由于破坏了人体的防御屏障，使患者可能发生导管相关性血流感染、败血症；导管体内断裂也可能导致严重不良后果等。

在留置静脉导管的患者中有 17.0%发生导管并发症，其中不排除由操作不当导致，由此可见护士对《静脉治疗护理技术操作规范》中提到的各项指导标准遵从不够，原因可能与目前护理院校缺乏系统的静脉治疗护理理论教学有关。大多临床护理人员静脉治疗护理技术从实习开始，由传统的传、帮、带逐渐掌握，缺乏评判性思维，未从理论上规范开始。

四、静脉治疗的规范培训

美国早在 1972 年就成立了静脉输液护理学会（Infusion Nurse Society，INS），培养了大批的静脉输液专职护士，在 20 世纪 80 年代就开始关注输液安全管理问题，制定了与《护理实践法案》相符的输液实践标准，阐述了护理责任细则和评价护理效果的框架，建立了与输液实践相符的操作制度和程序。而我国起步较晚，2013 年国家卫生和计划生育委员会发布了《静脉治疗护理技术操作规范》，2014 年 5 月正式实施，规定了静脉治疗护理技术操作的具体要求，医院成立专业的输液护士队伍。临床实践表明，专业的输液治疗护士具有广博、丰富的工作经验，先进的专业知识和高超的临床技能，能给患者提供高质量的护理，同时也能预防或降低差错的发生，减少对患者造成的危害。

2013 年《静脉治疗护理技术操作规范》颁布后，全国范围内组织各级医院培训学习，掌握行业规范。2015 年 9～10 月对株洲地区 20 家医院共 249 个住院科室调查结果显示：①有 16 家（80.0%）医院组织过静脉治疗护理技术操作规范（简称“静疗规范”）的培训，但调查对象中了解“静疗规范”者仅为 54.9%，其中多为各级医院护理管理者或静脉治疗专科护士等部分人员，学习人员回院后未将“静疗规范”下沉到临床一线护理人员，导致了解行业规范的人员有限，因此，部分临床护理人员听说过有此类“静疗规范”，但不了解具体内容，部分临床护理人员对“静疗规范”茫然不知。②静脉治疗相关的法律法规认知度仅为 38.0%，大部分护士认为输液相关医疗纠纷、差错等应着重客观因素，忽视输液过程中护士应主动承担的评估、风险预评、健康宣教等问题。输液治疗护理的发展任重道远，还需不懈努力和探索，不断学习和钻研国内外输液领域的先进理念，完善输液治疗护理的研究和实践。

五、静脉输液治疗的安全管理

药物配制需要在特定的环境中进行，环境要洁净、空气细菌培养符合感染控制要求，由经过专业培训的药师或护士严格按照操作程序进行，以保证药液的无菌性、相容性和稳定性。然而，目前国内只有大型综合医院建立了静脉药物配置中心（PIVAS），且多数只用于化疗药物和肠外营养液的配置，临床使用的大多数药物仍然在普通病房治疗室内配置。配置环境不洁净、空气菌落数超标、配置室内人员流动、配置人员手卫生依从性差、消毒不规范、割据安瓿产生的微粒等，均是造成药液污染的主要和常见原因。

PIVAS 普及率低，静脉治疗相关的职业安全防护有待加强。PIVAS 已成为国内临床静脉治疗药物配置工作的发展方向，PIVAS 在确保药品调配质量、保证用药安全、增强职业防护等方面存在诸多优势，但建立 PIVAS 需要投入较大运营成本，现阶段本地区大多数医院仍以科室为单位应用成本核算的管理模式，或需要配制抗肿瘤等特殊药物量少等原因，导致 PIVAS、生物安全柜等设施配置率低，建议有条件的医院借鉴国内外先进、成功的经验，重视 PIVAS 的建立，对于条件欠缺的某些医院可以在配备生物安全柜的条件下建立抗肿瘤药物配置中心，完善细胞毒性药物的安全防护措施。

六、静脉输液治疗专科化发展

输液治疗护理专科护士资格的认证是护理专业化的一个侧面，是与国际静脉输液护理专业发展水平接轨的一个标志，成立专业化组织可以有系统、有计划、有步骤地开展输液专业化管理，是提高我国输液质量的有效途径。临床实践表明，专业的输液治疗护士具有广博、丰富的工作经验，先进的专业知识和高超的临床技能，能给患者提供高质量的护理，同时也能预防或降低差错的发生，减少对患者造成的危害。

现在有很多医院开展了护理静脉专科门诊，开设输液治疗静脉治疗护理门诊充分体现“以患者为中心”的就医理念，有利于增加置管患者的满意度，也提高了护士工作积极性，提供了护士职业生涯发展机会；同时建立事前控制的输液安全管理网络，为输液治疗方面的进一步研究探索提供了平台。

（陈美茹　侯晓玲　罗艳丽）

第二节　静脉输液安全管理制度

随着静脉输液的不断发展和广泛应用，安全管理问题受到越来越多的关注，如何加强静脉输液风险管理、预防输液风险事件的发生，已成为护理管理者日益关注的重点。静脉输液安全管理是护理风险管理的重要内容，在静脉输液的过程中应用安全管理，可有效降低静脉输液不良事件发生率，提高患者依从性，促进患者早日康复。

一、健全静脉治疗管理制度

护理专业化是当今护理的一个重要课题，我国的静脉输液治疗专业化发展速度和发展水平不一，建立专业化的静脉输液管理显得尤为重要。开展静脉治疗专科培训，可提高护士静脉输液操作流程规范性，同时降低静脉治疗并发症的发生率。

不良事件如外渗、错输、漏输、药物不良反应等报告制度和处理预案，严格执行查对制度并落实，建立静脉治疗的规范和流程，配药、输液、给药、静脉血管保护，加强静脉输液质量管理。

（一）加强输液安全防范意识、规范输液

强化护理安全与法律知识教育，完善各种记录，加强护士用药知识学习，认真交代做好记录，确保患者安全是关键，做到勤巡视、细观察、察言观色、认真倾听患者的主诉。

（二）输液治疗指南的制定

德国在循证研究基础上听取包括临床护士、药剂师、医生、法律界人员、健康服务人员和输液产品制造商等多学科权威人士的意见，制定了输液治疗护理实践标准。

医院根据实际情况，制定与国家的法律、专业标准及制造商标注的用法及指南相一致、经医院专业委员会认可并定期查阅或修改的制度和流程，要求护士在临床实践中严格遵循，并且每次更新均标明时间、参考文献和委员会负责人亲笔签名，标明生效时间，以便于学习并追踪每项制度流程的改进与反馈。

根据静脉输液治疗指南，管床医生和静脉治疗护士在患者接受静脉治疗初期就对患者疾病背景、输液治疗时间、药物性质及配伍禁忌、患者及其家属的意愿进行全面评估，选择合适的血管通道器材，以减少患者的总经费支出，降低患者住院日并提高其生活质量，保证患者输液治疗的安全。

（三）导管集束化管理

集束干预措施（bundles of care）是由美国健康促进研究所（Institute for Healthcare Improvement，IHI）首先提出的，指通过集合一系列有循证基础的治疗及护理措施，帮助医务人员为患者提供尽可能优化的医疗护理服务，以处理临床医疗和护理难题。

根据预防导管相关性血流感染的集束化措施，如洗手、最大化无菌屏障、最佳穿刺点选择、每日评估、尽早拔管等，规定洗手液、洗手设施、擦手纸、口罩、不同型号手套在护理操作的区域定点存放，由护理员随时补充，提高医护人员洗手和戴手套执行操作的依从性，有效预防交叉感染。

二、静脉治疗质量控制

通过患者对静脉输液治疗护理的满意率调查和临床统计数据来评价静脉治疗质量。质量评价的临床数据主要包括穿刺成功率、导管并发症发生率（如静脉炎、药物外渗、堵管、导管相关性血流感染、导管相关性血栓等）、不合理的支出等。

患者安全就是让患者免于意外伤害，保证患者安全，要求医疗机构通过建立规范程序和制度，最大限度地防止差错的发生。有研究表明，医护人员良好的患者安全文化意识与提高医疗质量、改善患者安全存在密切的联系，营造积极的安全文化能够促进患者安全，也可以使患者对医院的满意度增加，改善患者的就医感受。

三、静脉输液治疗专科化发展

（一）静脉输液治疗专业队伍组织构架（图 11-1）

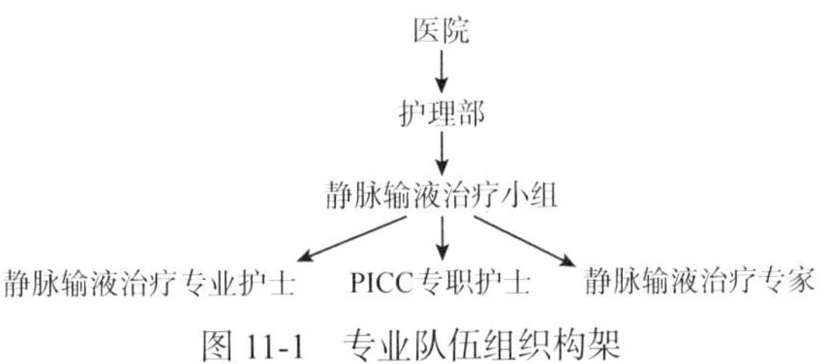

图 11-1　专业队伍组织构架

（二）静脉输液治疗专业化建设

从事静脉输液治疗护理的专业护士应通过国家专业资格认证，该认证对专业知识、实践能力及职业水平的要求应高于执业注册的基本要求。

在德国，静脉治疗专科护士为在护理学院或医学院接受 2 年以上的专科护士系统教育和考核合格的注册护士，对专业知识、工作经验、实践能力及职业水平的要求远远高于执业注册护士的基本要求，且获得资质后每年需接受专科知识继续教育，评估专科工作量和工作质量后获得再注册。

在美国，由静脉输液治疗护士考试学会（NITA）组织考试，静脉输液治疗专科护士需满足的基本条件为：①具有注册护士执照；②护理学学士学位；③过去 2 年内有≥1600h 静脉输液护理注册护士经验；④液体与电解质平衡、药理学、感染控制、儿科学、输液技术与临床应用、输血治疗、抗肿瘤治疗、胃肠外营养、质量保证与绩效提高 9 门科目笔试合格。另外，3 年后进行 1 次再达标考核；3 年内有≥1000h 静脉输液护理注册护士经验；再达标过程中获取 40 个学分的美国静脉输液护理学会（INS）主办的继续教育课程。

在我国，静脉输液治疗专业化发展起步较晚，目前尚没有建立统一、权威的静脉输液治疗专业护士认证过程。近年来，各地区静脉输液治疗专科护士培训如火如荼地开展，通过专科护士培训、考核，纷纷制订了静脉输液治疗专科护士地区标准。根据我国的具体情况，建议成立静脉输液小组，制订输液管理小组职责，以《输液治疗护理实践指南与实施细则》进行理论和技能培训，提高小组成员的专业水平，参加静脉输液治疗管理学习班，了解静脉输液治疗发展新进展，对静脉输液治疗护士进行理论和技能考核，静脉输液治疗小组成员组成会诊小组，解决临床输液有关问题，保证患者能够及时静脉用药。

借鉴美国静脉治疗专业化建设的经验，我国需成立静脉输液治疗专业护士任职资格考核委员会，明确静脉输液治疗专业护士资格评定和再评定的各项细则。建议我国静脉输液治疗专业化路径应与国际接轨，资质要求需符合以下条件。

1. 静脉治疗专业护士

（1）获得国家执业护士资格。

（2）大专及以上学历。

（3）至少 1 年（或过去 2 年内有≥1600h）的静脉输液治疗临床实践。

（4）具备国家认证的静脉输液治疗专科护士证书。

（5）每年参加静脉输液治疗学习或培训至少 10 学时。

2. PICC 专业护士

（1）静脉治疗专业护士。

（2）护师及以上职称。

（3）5 年以上临床工作经验。

（4）经过专门认证机构主办的 PICC 专业知识技能培训并考核合格。

（5）在临床实践和被监督的情况下，成功完成一定数量的 PICC 的置入，掌握 PICC 维护技能，具有独立识别、处理并发症的能力。

3. 静脉治疗专家

（1）静脉治疗专业护士。

（2）主管护师及以上职称，本科以上学历。

（3）从事临床护理工作5年以上。

（4）通过PICC专职护士资格认证。

（5）良好的沟通交流和科研能力。

（三）静脉输液治疗专业化建设各级护士的岗位职责

1. 普通注册护士

（1）协助静脉输液治疗专业护士完成输液治疗工作。

（2）及时加液、拔针、冲封管，完成留置针的维护。

（3）给患者讲解药物主要作用和不良反应，以及输液过程中的注意事项。

（4）观察患者是否发生静脉输液相关并发症，一旦发现及时告知专业护士，协助处理，并做好记录。

2. 静脉输液专业护士

（1）掌握、遵循各种输液操作制度和标准。

（2）对患者病情、药物治疗方案、血管情况等进行评估。

（3）根据患者实际情况，正确选择输液工具。

（4）完成头皮钢针和外周留置针的置入、固定。

（5）如患者需要置入PICC或CVC，则与医生、患者及其家属沟通，并签署知情同意书；及时联系PICC专业护士或医生完成置管。

（6）完成PICC和CVC的维护及相关健康指导。

（7）书写PICC、CVC置入的相关记录。

（8）预防和处理静脉输液相关并发症，出现严重并发症时请示专家会诊。

（9）协助医院感染控制中心，监测、记录、上报输液相关的不良事件与并发症。

（10）每年参加继续教育，定期考核、认证，并进行自我职业规划。

（11）收集静脉输液治疗相关数据，撰写、发表静脉治疗相关论文。

（12）对普通护士开展静脉治疗相关理论与技能操作的指导。

3. PICC 专业护士

（1）负责全院住院患者 PICC 的置入。

（2）完成门诊患者 PICC、CVC 的维护及健康教育工作。

（3）对静脉输液治疗专业护士进行 PICC 维护的指导、培训。

（4）参与 PICC 置管相关产品试用，提出评价意见。

（5）开展 PICC 理论和技术的科研工作，不断总结经验，并在同行中交流。

4. 静脉治疗专家

（1）负责静脉治疗专家门诊。

（2）负责静脉输液治疗疑难病例的会诊。

（3）负责静脉治疗相关理论、技能等培训，组织继续教育和学术交流。

（4）开展静脉治疗相关的研究。

（5）负责静脉治疗质量控制和持续改进。

四、药物安全管理

药物的安全管理应包括药物存放、药物配制、药物应用及药物不良反应报告与监测等。

（一）药物和液体的存放

加强药物和液体存放的管理前，设立静脉药物专用柜。各类药物分类放置、布局合理、标识醒目，高危药物特殊标识醒目；药物和液体专人管理，定期检查药物和液体的质量、有效期，及时清理过期药物，经常清洁药物柜。

（二）药物治疗方案

建立各单病种临床药物使用标准，限制药物的不合理使用、制止滥用；严格执行《2011 年全国抗菌药物临床应用专项整治活动输方案》及《抗菌药物临床应用管理办法》，明确抗菌药物使用的指征，规范抗菌药物的临床应用；医院建立静脉药物电子资料库，信息共享，包括药物的适应证、使用说明、配伍等，引进新药及时添加和更新内容，以指导临床药物治疗方案。

（三）药物配制

环境洁净，空气细菌培养应符合感染控制要求。建立静脉药物配置中心（PIVAS），在符合药品生产质量管理规范（GMP 标准）、依据药物特性设计的操作环境下，经过主管药师审核处方，并由受过培训的药学人员或护士，严格按照标准操作程序进行药物配制，为临床提供高品质静脉输液的最终产品。

（四）药物的合理使用

输液过程中应按照《静脉治疗护理技术操作标准》操作进行，输注两种不同药物间有配伍禁忌时，应在前一种药物输注结束后，冲洗或更换输液器，再接下一种药物继续输注；输液过程中注意给药顺序、给药时间、药物的稳定性、相容性等；输液过程中合理控制流速；输液过程中应加强巡视，发现药液发生变色、浑浊、沉淀等现象，严密监测患者有无药物不良反应，一旦发现，应立即停止输液，并给予相应处理，填写药物不良反应报告表。

（五）药物不良反应监测

各级医疗机构应完善药品不良反应报告和监测管理系统，加强系统信息化建设，及时进行数据统计、分析和药品风险预警。

五、输液器具

输液器具包括血管通路装置（各种外周静脉导管及中心静脉导管）、输液及其附加装置（如三通、延长管）、输液辅助装置（如液体加温器、流速控制装置）等。输液器具必须具备国家标准文号，经严格检验合格的输液器具才能准入临床使用。目前，我国大部分输液器具为聚氯乙烯（PVC）材料，材质柔软、弹性好、透明，性能优良。但 PVC 含增塑剂，对人体多个器官有毒副作用，且有较强的吸附作用，致使药物用量不准，疗效降低，因此，建议采用不含塑化剂的 PVC 材料或非 PVC 材料的输液器具。输液器具使用前必须检查有效期、包装及输液器具的完整性。

血管通路装置的使用需符合其适应证，并得到患者知情同意。输液附加装置应尽可能少用，因每一个附加装置都是潜在的感染源，容易误用和断开，最好使用附加装置与输液器一体化的装置。电子流速控制装置，如输液泵、微量注射泵，给药过程中应密切监测给药流速，而不仅仅依赖于装置报警，以确保给药的准确、有效。电子流速控制装置应按照使用说明定期检查、清洁、监测和维护等。

六、输液治疗技术管理

输液治疗技术包括各种血管通路装置的置入与拔除、输液装置的更换、血管通路和穿刺部位的维护等，均应按照《静脉治疗护理技术操作标准》实施。操作过程中，护士应正确执行医嘱，严格执行查对制度，防止差错事故的发生。管理者应加强输液过程中各种制度的执行力度，纠正实施过程中不良现象，规范护理行为，培养护士良好的习惯和职业素养。

七、输液不良事件报告及处理

静脉输液不良事件是指静脉输液过程中可能发生的一切不安全事件。建立一个有效、畅通、无障碍的护理差错及不良事件报告系统，是保障患者安全的重要管理手段，也是提高医疗服务质量的必然趋势。

（一）药物引起过敏性休克的应急预案

1. 患者一旦发生过敏性休克，立即停止使用引起过敏的药物，就地抢救，并迅速报告医生。

2. 立即使患者平卧、遵医嘱用药，立即皮下注射或静脉注射肾上腺素，若无好转，尽早使用肾上腺皮质激素或其他抗组胺药，直至脱离危险期，注意保暖。

3. 改善缺氧症状，给予氧气吸入，呼吸抑制时应遵医嘱给予人工呼吸，喉头水肿影响呼吸时，应立即准备气管内插管，必要时配合行气管切开。

4. 迅速建立静脉通路，补充血容量，必要时建立两条静脉通路。遵医嘱应用晶体液、升压药维持血压，应用氨茶碱解除支气管痉挛，给予呼吸兴奋剂，此外，还可给予抗组胺及皮质激素类药物。

5. 如发生心搏骤停，则立即进行胸外按压、人工呼吸等心肺复苏的抢救措施。

6. 密切观察患者的意识、体温、脉搏、呼吸、血压、尿量及其他临床变化，患者未脱离危险前不宜搬动。

7. 按《医疗事故处理条例》规定 6h 内及时、准确地记录抢救过程。

（二）空气栓塞的应急预案与流程

1. 输液前要排尽空气，输液过程中值班护士要及时巡视，密切观察，及时更换液体，以免空气进入静脉发生空气栓塞。

2. 当发现空气进入人体内，立即夹闭输液管路，防止空气继续进入。

3. 让患者处于头低足高、左侧卧位，使空气进入右心室，避开肺动脉入口，由于心脏搏动，空气被混成泡沫，分次小量进入肺动脉，同时通知医生，配合医生做好应急处理。

4. 立即给患者吸入纯氧，有条件者可行高压氧治疗。

5. 如有脑性抽搐，可应用地西泮，也可应用激素减少脑水肿，应用低分子右旋糖酐改善微循环。

6. 患者病情稳定后，详细、据实地记录空气进入原因，空气量及处理过程。

7. 继续观察并记录，直至证明患者完全脱离危险为止。

（三）输液过程中发生肺水肿的应急预案

1. 发现患者出现肺水肿症状时，立即停止输液或将输液速度降至最低。

2. 及时与医生联系进行紧急处理。

3. 若病情允许则将患者安置为端坐位，双下肢下垂，以减少回心血量，减少心脏负担。

4. 加压给氧，减少肺泡内毛细血管的渗出；同时湿化瓶内加入 50%～70%乙醇，改善肺部气体交换，缓解缺氧症状。

5. 必要时进行四肢轮流结扎，每隔 5～10min 轮流放松一侧肢体的止血带，可有效减少回心血量。

6. 遵医嘱给予镇静、扩血管和强心药物。

7. 认真记录患者的抢救过程，重点交接班。

（四）输血不良事件应急预案

输血不良反应是指在输血过程中或结束后，因输入血液或其制品、所用输注用具而产生的不良反应。建议对有过敏史者在输注血液制品前 30min 可口服抗组胺药或皮质激素；选择无过敏史的供应者，反复有过敏反应者可选择洗涤红细胞或冰冻红细胞、洗涤浓缩血小板，禁用血浆及血浆制品，去除白细胞或微聚物并不能防止过敏反应，因为血浆蛋白可透过滤器。

1. 发生过敏反应的应急预案

（1）常见的过敏反应包括荨麻疹、血管神经性水肿、关节痛、胸闷、气短、呼吸困难、低血压、休克等，若出现其中之一均为过敏反应。

（2）一旦出现上述反应，轻者减慢输血速度，重者立即停止输血，更换输血管道，输注生理盐水维持静脉通道，保留余血及血袋以备送检，可遵医嘱使用抗过敏药物，如地塞米松、氯丙嗪等。

（3）报告主管医生及护士长，并遵医嘱积极配合抢救，做好基础护理、心理护理，并预防并发症。

（4）如发生严重过敏反应，则可以遵医嘱使用肾上腺素等药物进行急救，给予补液、升压、吸氧治疗。

（5）做好抢救记录，汇报护理部、医教部。

（6）填写患者输血不良反应回报单，上报输血科保存。

（7）患者家属如有疑问则应立即按有关流程对输血器具及余血进行封存。

2. 非溶血性发热反应的应急预案

（1）输血后短期内或输血过程中即发生寒战、发热，发热者体温可达 38～41℃，患者出现恶心、呕吐、皮肤潮红，反应持续 1～2h，然后出汗、退热。

（2）反应轻者，减慢输血速度。

（3）反应重者，立即停止输血，密切观察生命体征，给予对症处理，并及时通知医生。

（4）必要时遵医嘱给予解热镇痛药和抗过敏药。将输血器、剩余血连同贮血袋一并送检。

3. 溶血反应的应急预案

（1）输入异型血，造成血管内溶血，一般输入 10～15ml 即可产生症状。

（2）发生溶血反应时则立即停止输血并与医生联系，保留余血。

（3）采集患者血标本重做血型鉴定和交叉配血试验，

安慰患者，以缓解其恐惧和焦虑情绪。

（4）维持静脉输液以备抢救时给药。

（5）口服或静脉滴注碳酸氢钠，以碱化尿液。

（6）双侧腰部封闭，并用热水袋敷双侧肾区，防止肾血管痉挛，保护肾脏。

（7）密切观察生命体征和尿量，并记录。

（8）对少尿、无尿者，按急性肾衰竭护理，如出现休克症状即配合抗休克抢救。

（9）做好抢救记录，汇报护理部、医教部。

（10）填写患者输血不良反应回报单，上报输血科保存。

（11）立即按有关流程对输血器具及余血进行封存。

4. 输血三查八对内容

（1）三查：采血日期、血液有无凝血块和溶血、血袋有无裂痕。

（2）八对：床号、姓名、住院号、血型、血袋号、血液种类、剂量、交叉配血结果。

（陈美茹　侯晓玲　罗艳丽）

第三节　输液的感染控制

静脉输液是一种将无菌药液直接滴入人体静脉内的治疗方法，随着医疗技术水平的不断进步，它作为一种迅速有效的给药方法在多种治疗途径中占据首要地位。但是由于输液治疗操作会破坏人体的防御屏障，使患者置于发生局部或系统感染等并发症的危险当中。因此，在执行输液治疗时，必须严格执行无菌技术操作原则和规程，以有效预防和控制与输液治疗相关的感染，保证输液治疗的护理安全。

一、静脉输液感染

感染是指细菌、病毒、真菌、寄生虫等病原微生物侵入人体所引起的局部组织和全身性炎症反应。静脉输液感染包括与导管相关的感染（如穿刺部位、隧道或与导管相关性血流感染）、与输液管路有关的感染或污染。局部感染症状表现为输液部位发红、肿胀，可能有分泌物，白细胞升高；全身症状表现为体温波动、多汗、血压下降、意识改变等菌血症或败血症。

二、静脉输液感染的相关因素

（一）静脉留置导管的污染

导管相关性血流感染（CRBSI）指留置血管内装置的患者出现菌血症，经外周静脉抽取血液培养至少 1 次结果阳性，同时伴有感染的临床表现，且除导管外无其他明确的血行感染源。导管相关性血流感染仅限于导管感染导致的血行感染，能够排除其他部位感染，且导管尖端培养与血培养为同一致病菌。导管相关性血流感染致病病原体中革兰氏阳性菌是最主要的病原体，常见的致病菌有表皮葡萄球菌、凝固酶阴性葡萄球菌、金黄色葡萄球菌、肠球菌等。

1. 导管选择 根据置管目的和计划留置时间、已知的感染性和非感染性并发症、操作者的个人经验来选择导管。

（1）导管材料：导管可以影响血栓的形成和微生物的附着。导管材质按血栓形成下降的次序为聚氯乙烯、聚乙烯、聚氨基甲酸乙酯和硅胶，故应首选硅胶类或聚氨基甲酸乙酯导管。

（2）导管腔数：在能保证治疗的前提下，应尽量避免选择多腔的导管，因其更易引起导管相关性血流感染的发生。

（3）导管类型：当静脉输液有可能持续 6d 以上时，应用中心静脉导管（CVC）或经外周置入的中心静脉导管（PICC）代替外周静脉短导管。尽可能避免使用钢针输液，防止液体外渗时引起组织坏死。抗菌涂层导管推荐用于导管相关性血流感染发生率高且采取了其他感控措施无法降低情况下，患者需要留置导管大于5d时，可使用氯己定（磺胺嘧啶银）或米诺环素（利福平）包裹的中央导管。

2. 导管接头 首选分隔膜无针接头，一般每隔72h更换1次，更换给药装置时应同时更换。分隔膜无针接头较机械阀接头感染风险低，但与肝素帽相比无差异。

3. 缩短留置时间 应每日评估留置导管的必要性，尽早拔除导管。对无菌操作不严的紧急置管，应在48h内更换导管，选择另一穿刺点。穿刺部位应每班观察，如有炎症、渗出或堵管现象，要及时拔管。

（二）给药设备的污染

输液的辅助装置如肝素帽、输液接头、三通等，在输液过程中都可能造成污染。

1. 尽量使用一体化输液系统 尽量减少导管连接装置的使用，减少各种接头的更换频率，减少污染机会。

2. 确保输液系统附加装置的安全使用 输液的辅助装置如肝素帽、输液接头、三通等，在输液过程中应防止污染、漏液和损坏。目前临床常用肝素帽来封闭导管的末端，由于其材质特殊，表面较粗糙，细菌容易寄居。引起输液系统污染而导致感染的情况包括输液接头和输液装置不配套；在治疗中使用或更换肝素帽而接头消毒不规范；输液器插头没有完全插入液体内；由于重力作用，输液器插头在输液过程中慢慢由瓶内滑出，而下一次更换液体时，又将在空气中已被污染的插头完全插入瓶中。一般情况下，密闭式导管系统比开放式系统引发导管相关性血流感染的概率小。使用三通等辅助装置期间，如有血迹等污染应立即更换。

（三）穿刺部位皮肤污染

皮肤是输液治疗相关的细菌感染的主要来源和途径，

穿刺部位的微生物定植不仅导致导管感染的最高发生率，同时也造成大部分的静脉血流性感染。

1. 消毒剂的选择 用于穿刺部位皮肤消毒的常用消毒剂包括氯己定、碘酊、碘伏、乙醇等。

2. 不同消毒剂的消毒要求 待消毒液自然干燥后再行穿刺，不能用棉签擦干消毒液。皮肤消毒后不应再进行穿刺部位的触诊。

（四）输入已污染液体

液体的污染是导致感染的主要原因之一。输液用药环节的质量管控，保证了药品使用的安全性和有效性，有效降低了输液感染风险事件的发生率。

（五）操作者手卫生

经手接触传播是医院内交叉感染的最主要途径。据调查，护士洗手依从性低是国内外普遍存在的现象。有报道，在我国护士平均洗手率为 16.36%，操作前洗手率比较低（11.10%±26.21%）。研究显示，手上革兰氏阴性杆菌携带率高达 20%～30%。对戴手套的手进行采样培养，接触患者、患者衣物或病床后，耐甲氧西林金黄色葡萄球菌（MRSA）平均携带率为 17%（9%～25%）。从患者身上传到医务人员的手套上，而不同材料的手套都有不可见渗漏而污染手，此外，在摘手套时也会发生污染。由此可见，污染的手透过手套也可增加患者感染。

手卫生包括洗手（使用皂液或流动水）、卫生手消毒（使用速干手消毒液）和外科手消毒。在接触穿刺点前后，置管、更换导管、接触及维护导管或更换敷料前后均应执行手卫生程序。在进行消毒处理后，不应再触碰穿刺部位，除非保持无菌操作。当手部有血液或其他体液等肉眼可见的污染时，应用皂液和流动水洗手；无肉眼可见污染时，可使用速干手消毒液。使用手套不能替代手卫生，戴手套前和脱换手套后均需洗手。

（六）操作者技术与护理人员不足

操作不熟练的人员进行操作和护理会造成导管发生细菌定植和相关血流感染的危险性增加。同时护理人员的数量降低会导致人员教育培训、输液治疗操作和导管的维护等出现问题，从而使感染的危险性增加。

研究显示，ICU 护士人数与床位数之比应至少达到 2 以上，护士才能更好地护理中心静脉置管患者。

（七）无菌屏障使用不当

在进行中心静脉置管时，要求无菌屏障最大化，铺大的无菌巾，戴口罩、帽子、无菌手套和穿无菌隔离衣。

深静脉置管或更换导丝时，遵循最大化无菌屏障的原则。插管部位应铺大无菌单；操作人员应戴帽子、口罩，穿无菌手术衣，戴无菌手套；患者全身铺无菌消毒巾在穿刺部位开一小孔。

（八）穿刺部位及工具选择不当

静脉炎长期以来都被认为是发生感染的危险因素之一，而置管位置有继发导管相关感染和发生静脉炎的危险。

应充分考虑置管的安全性和适应性，最大限度地避免感染、机械性损伤等并发症。对于外周中长导管，成人应选择上肢部位进行置管；儿科患者选择上肢、下肢或头皮（新生儿或婴儿）。深静脉穿刺部位的选择主要考虑穿刺部位的细菌菌落和易感性。穿刺部位的危险程度从高到低依次为股静脉、颈内静脉、锁骨下静脉。对于中心静脉导管，肥胖患者应避免选用股静脉置管；小儿可在不行全身麻醉情况下进行股静脉置管，且不增加感染风险；成人非隧道式中心静脉置管，锁骨下静脉发生感染风险低；血液透析或终末期肾病患者，应避免选择锁骨下静脉。

（九）不推荐的预防措施

1. 常规预防性使用抗菌药物 全身用抗菌药物、穿刺部位局部涂含抗菌药物的药膏及常规使用抗菌药物封管预防 CRBSI。

2. 常规更换导管 为了预防感染而须定期更换中心静脉导管和动脉导管，或常规通过导丝更换非隧道式导管。

3. 常规使用抗凝剂冲管和封管 使用抗凝剂冲管和封管会增加患者发生肝素相关性血小板减少的风险。

三、静脉输液感染控制

（一）静脉输液药物配制的原则

1. 输液液体宜现配现用。

2. 常规液体的配制都应在空气清洁的环境中完成，最好在层流净化台和有层流通风设备的静脉药物配置中心进行。

3. 静脉药液配制的环境应避免人员流动。

4. 药液配制和使用应依据《中华人民共和国药典》和药物配伍禁忌标准执行。

5. 在配制及输注液体和药物之前，需明确药物的化学性质和物理性质、药物的相容性和稳定性。

6. 配制液体的注射器应一次性使用，应选择 18G（直径 12mm）以下针头配制液体。

（二）加强静脉输液的质量监控

实施输液治疗的护士应具有资质，操作时严格执行无菌技术操作规程，管理者要加强静脉输液的流程管理，并加大对护理人员执行力的监督，建立静脉输液预警机制，以有效预防静脉输液感染。

（三）加强培训与考核

加强护理人员的静脉输液知识和技能培训，委派有资质的人员负责监督指导新手操作，并定期进行考核评估。

四、预防静脉炎的发生

静脉输液前正确评估患者血管、使用药物情况，选择合适的穿刺部位和置管方法，以有效保护血管，减少静脉炎的发生。加强护士的三基训练，输液过程中最大限度地使用无菌屏障，加强巡视以发现问题及时处理。

静脉输液出现异常应及时记录、评估、报告、整改，按标准的计算公式计算感染率：（患者感染次数/静脉置管的总天数）×1000＝感染发生率（‰），其中外周静脉置管总天数包括外周短、中等长度导管和 PICC 等。

五、建立静脉药物配置中心

组建 PIVAS 院感质控小组，小组成员由医疗院长、药剂科、院感科、医学工程科等成员组成，并由医院感染科负责 PIVAS 环境卫生学监测及督查，医学工程科负责 PIVAS 洁净区环境净化设备的保养维护。

1. 定期进行医院感染防控知识培训与考核，强化 PIVAS 工作人员对医院感染的防控意识，提高医院感染防控能力，保证静脉输液的调配质量，减少 PIVAS 医院感染的发生。

2. HVAS 全体工作人员每年至少进行 1 次健康体检，并建立健康档案。主要检查项目：内科常规检查、血常规、尿常规、乙型肝炎标志物、彩超（肝胆胰脾肾）、X 线胸片、心电图、皮肤外科检查、视力等，以保证能够满足 PIVAS 的无菌工作岗位要求及防止感染性病原体的传入。

（陈美茹　侯晓玲　罗艳丽）

第四节 《静脉治疗护理技术操作规范》解读

2013 年 11 月 14 日，国家卫生和计划生育委员会首次以行业标准的形式发布《静脉治疗护理技术操作规范》，2014 年 5 月 1 日正式实施。《静脉治疗护理技术操作规范》是我国护理专业领域的重要文件，是促进临床静脉治疗质量，确保静脉治疗安全的有效保证。《静脉治疗护理规范》规定了静脉治疗护理技术操作的具体要求，强调了本标准定位在静脉治疗的相关护理技术操作，排除了与动脉治疗相关的护理技术操作和由医生操作执行的技术项目，强调了本标准具有普适性。

一、相关名词解释

《静脉治疗护理规范》对输液治疗相关术语和定义作了明确解释。

（一）药物渗出、药物外渗与药物外溢

1. 药物渗出 指静脉输液过程中，非腐蚀性药液进入静脉管腔以外的周围组织。

2. 药物外渗 指静脉输液过程中，腐蚀性药液进入静脉管腔以外的周围组织。腐蚀性药液包括强酸、强碱、某些化疗药（如蒽环类化疗药、长春碱类）及其他腐蚀性药（如去甲肾上腺素、万古霉素）等。

3. 药物外溢 指在药物配置及使用过程中，药物意外溢出而暴露于环境中，如皮肤表面、台面、地面。化疗药物外溢对医务人员具有潜在的危害，虽然日常配置药液和给药操作中沾染的剂量很小，但会因蓄积作用而产生毒性反应，如白细胞和（或）血小板减少等。

（二）导管相关性血流感染

导管相关性血流感染指带有血管内导管或拔除血管内导管 48h 患者出现菌血症或真菌血症，并伴有发热（体温＞38℃）、寒战或低血压等感染表现，除血管导管外没有其他明确的感染源。实验室微生物学检查显示外周静脉血培养细菌或真菌阳性，或从导管段和外周血培养出相同种类、相同药敏结果的致病菌。导管相关性血流感染可以通过输注的液体或药物、输液接头、皮肤微生物、污染的输液装置等多种途径引起血流感染，需重点关注留置中心静脉导管的患者。一旦怀疑导管相关感染，如患者出现中心静脉插管部位局部疼痛，不明原因的发热、寒战或低血压，应去掉敷料，检查插管部位，并按标准流程采集血培养（采集至少两份血培养，一份来自外周静脉，另一份从导管采集，两份标本采血时间不超过 5min；或分别从两条独立的外周静脉各采集一份血培养，无菌状态下取出导管并剪下导管尖端 5cm 置于无菌容器送实验室培养），以确定是否存在与导管相关的感染。

二、静脉治疗操作规范

（一）静脉治疗的定义与基本要求

1. 定义　将各种药物（包括血液制品）及血液通过静脉注入血液循环的治疗方法，包括静脉注射、静脉输液和静脉输血，常用工具包括注射器、输液（血）器、一次性静脉输液钢针、外周静脉留置针、CVC、PICC、PORT 及输液附加装置等。

2. 基本要求

（1）静脉药物的配置和使用应在洁净的环境中完成。

（2）实施静脉治疗护理技术操作的医务人员应为注册护士、医生和乡村医生，并应定期进行静脉治疗所必需的专业知识及技能培训。

（3）PICC 置管操作应由经过 PICC 专业知识与技能培训、考核合格且有 5 年及以上临床工作经验的操作者完成。

（4）应对患者和照顾者进行静脉治疗、导管使用及维护等相关知识的教育。

（二）操作程序基本原则

1. 所有操作应执行查对制度并对患者进行两种以上方式的身份识别，询问过敏史。

2. 穿刺针、导管、注射器、输液（血）器及输液附加装置等应一人一用一灭菌，一次性使用的医疗器具不应重复使用。

3. 易发生血源性病原体职业暴露的高危病区宜选用一次性安全型注射和输液装置。

4. 静脉注射、静脉输液、静脉输血及静脉导管穿刺和维护应遵循无菌技术操作原则。

5. 操作前后应执行 WS/T 313 规定，不应以戴手套取代手卫生。

6. 置入外周静脉导管时宜使用清洁手套，置入 PICC 时宜遵守最大无菌屏障原则。

7. PICC 穿刺及 PICC、CVC、PORT 维护时，宜使用专用护理包。

8. 穿刺及维护时应选择合格的皮肤消毒剂，宜选用 2%葡萄糖酸氯己定乙醇溶液（年龄＜2 个月的婴儿慎用）、有效碘浓度不低于 0.5%的碘伏或 2%碘酊溶液和 75%乙醇。

9. 消毒时应以穿刺点为中心用力擦拭，至少消毒 2 遍或遵循消毒剂使用说明书，待自然干燥后方可穿刺。

10. 置管部位不应接触丙酮、乙醚等有机溶剂，不宜在穿刺部位使用抗菌油膏。

（三）操作前评估

1. 评估患者的年龄、病情、过敏史、静脉治疗方案、药物性质等，选择合适的输注途径和静脉治疗工具。

2. 评估穿刺部位皮肤情况和静脉条件，在满足治疗需要的情况下，尽量选择较细、较短的导管。

3. 一次性静脉输液钢针宜用于短期或单次给药，腐蚀性药物不应使用一次性静脉输液钢针。

4. 外周静脉留置针宜用于短期静脉输液治疗，不宜用于腐蚀性药物等持续性静脉输注。

5. PICC 宜用于中长期静脉治疗，可用于任何性质的药物输注，不应用于高压注射泵注射造影剂和血流动力学监测（耐高压导管除外）。

6. CVC 可用于任何性质的药物输注、血流动力学监测，不应用于高压注射泵注射造影剂（耐高压导管除外）。

7. PORT 可用于任何性质的药物输注，不应用于高压注射泵注射造影剂（耐高压导管除外）。

（四）穿刺

1. 外周静脉导管穿刺时的注意事项　宜选择上肢静脉作为穿刺部位，避开静脉瓣、关节部位及有瘢痕、炎症、硬结等静脉（包括一次性静脉输液钢针和外周静脉留置针）。由于下肢静脉瓣较多，血液回流缓慢，血栓形成和发生血栓性静脉炎的风险较上肢静脉高，且对成年人来说，下肢静脉穿刺比上肢静脉穿刺造成感染的风险更高，因此，成年人不宜选择下肢静脉进行穿刺。小儿不宜首选头皮静脉，小儿血管发育尚不完善，管壁薄、弹性差，经头皮静脉输液，一旦发生药液等渗出，局部可能出现瘢痕，影响小儿头发生长和美观。接受乳房根治术和腋下淋巴结清扫术的患者应选健侧肢体进行穿刺，因可能存在瘘或其他并发症。有血栓史和血管手术史的静脉不应进行置管。一次性静脉输液钢针穿刺处的皮肤消毒范围直径应≥5cm，外周静脉留置针穿刺处的皮肤消毒范围直径应≥8cm，应待消毒液自然干燥后再进行穿刺。应告知患者穿刺部位出现肿胀、疼痛等异常不适时，及时告知医务人员。

2. PICC 穿刺时的注意事项

（1）接受乳房根治术或腋下淋巴结清扫的术侧肢体、锁骨下淋巴结肿大或有肿块侧、安装起搏器侧不宜进行置管。

（2）有上腔静脉压迫综合征的患者不宜进行 PICC 置管。

（3）预插管静脉有血栓形成史、外伤史、血管外科手术史、放疗史等不宜进行置管。

（4）宜选择肘部或上臂静脉作为穿刺部位，避开肘部感染及有损伤部位。

（5）新生儿和儿童还可选择下肢、头部、颈部静脉进行置管。

（四）静脉导管的维护

1. 冲管和封管

（1）经 PVC 输注药物前宜通过输入生理盐水确定导管在静脉内，经 PICC、CVC、PORT 输注药物前宜通过回抽血液来确定导管在静脉内。

（2）PICC、CVC、PORT 的冲管和封管应使用 10ml 及以上注射器或一次性专用冲洗装置。小于 10ml 的注射器会产生较大的压力，易破坏导管。

（3）给药前后宜用生理盐水脉冲式冲洗导管，如果遇到阻力或抽吸无回血，应进一步确定导管的通畅性，不应强行冲洗导管。

（4）给药前后用生理盐水冲管，当药物与生理盐水存在配伍禁忌时可改用 5%葡萄糖注射液。脉冲式冲管，即推一下、停一下，使冲洗液在导管内形成涡流，有利于将导管内各个方向的残留药物冲洗干净。

2. 穿刺针 连接 PORT 时应使用专用的无损伤针穿刺，持续输液时无损伤针应每 7 天更换 1 次。

3. 敷料的维护 无菌透明敷料应至少每 7 天更换 1 次，无菌纱布敷料应至少每 2 天更换 1 次；穿刺部位发生渗液、渗血时应及时更换敷料；穿刺部位的敷料发生松动、污染等完整性受损时应立即更换。

4. 药物的维护 输注需避光药物时，应使用避光装置。因需避光药物对自然光敏感，自然光可导致药物降解、氧化影响药物的稳定性，使药效降低或失效。

5. 输血器的维护 使用输血器时，输血前后应用无菌生理盐水冲洗输血管道；连续输入不同供血者的血液时，应在前一袋血输尽后，用无菌生理盐水冲洗输血器及导管，再接下一袋血继续输注。

三、静脉治疗相关并发症处理原则

（一）导管相关性静脉血栓形成

1. 怀疑导管相关性静脉血栓形成时，应抬高患肢并制动，不应热敷、按摩、压迫，以避免血栓脱落致肺栓塞，立即通知医生对症处理并记录。

2. 应观察置管侧肢体、肩部、颈部及胸部的肿胀疼痛、皮肤温度及颜色、出血倾向及功能活动情况。

（二）导管堵塞

1. 静脉导管堵塞时，应分析堵塞原因，不应强行推注生理盐水、强行冲管，因其有导致导管爆裂的风险。

2. 确认导管堵塞后，PVC 应立即拔除，PICC、CVC、PORT 应遵医嘱及时处理并记录。

（三）导管相关性血流感染

可疑导管相关性血流感染时，应立即停止输液，拔除 PVC，暂时保留 PICC、CVC、PORT，遵医嘱给予抽取血培养等处理并记录。

四、小　　结

静脉治疗作为护理工作的重要组成部分，其质量越来越受到关注。《静脉治疗护理技术操作规范》作为临床医务人员实施静脉治疗操作的指南，具有里程碑的重要意义。《静脉治疗护理技术操作规范》实施以来，许多医疗机构组织人员对其进行解读和学习，并以《静脉治疗护理技术操作规范》的要求形成制度，对本单位的临床静脉治疗操作实践进行考核，大大促进了静脉治疗实践的规范化和标准化，减少了不良事件和并发症的发生率，但仍有需改进之处，医院相关部门应在明确本医疗机构静脉治疗实践现状及相关影响因素的基础上，采用多学科有效率的培训和督促手段，促进相关知识和理念的落实，改善临床静脉治疗实践，促进《静脉治疗护理技术操作规范》的普及和落实。

（陈美茹　侯晓玲　罗艳丽）

参考文献

陈玉皇，侯疏影，汪立梅. 2012. 静脉用药调配中心输液质量与医院感染控制. 中华医院感染学杂志，22（3）：2720-2722.

冯丽娟，童瑾，汪晖. 2016. 德国医院静脉治疗护理管理介绍. 护理学杂志，31（11）：98-100.

顾怡蓉，李春燕. 2013. 北京地区静脉输液专业化发展状况的调查研究. 护理管理杂志，13（5）：316-318.

关琼瑶，李高峰，杨寿涛，等. 2017. 静脉输液治疗专科护士培训基地建设模型与实践探讨. 实用临床护理学电子杂志，2（10）：187-189.

胡艳春. 2016. 静脉输液及其不良反应的健康教育和护理管理. 中国卫生产业，13（27）：75-77.

胡艳杰，罗艳丽，胡秀英. 2017. 某三级甲等医院《静脉治疗护理技术规范》践行现状分析. 华西医学，32（10）：1572-1575.

黄向红，林芝光，黄维馨. 2017. 利用横断面调查提升静脉治疗质量持续改进的研究. 按摩与康复医学，8（24）：42-43.

纪翠红，徐飞华，潘珊. 2016. 静脉治疗安全文化评价指标体系的构建. 现代临床护理，15（6）：59-63.

纪翠红，徐飞华，潘珊. 2016. 静脉治疗护理质量评价指标的构建. 护理学杂志，31（14）：193-194.

蒋萍，张敏，李进峨，等. 2011. 湖北地区医院静脉治疗护理管理现状调查与对策. 中国护理管理，11（2）：86-88.
李艳红，计敏利. 2015. 实施《静脉治疗护理技术操作规范》对保障输液治疗安全的影响. 湖南中医杂志，31（05）：4179-4180.
李玥璐，沈洁，段颖晖. 2018. 集束干预措施在危重患儿有创动脉血压监测中应用效果研究. 当代护士（上旬刊），25（03）：121-122.
刘丽萍，谢竞. 2017. 株洲地区 20 家医院静脉治疗护理现状调查. 中国护理管理，17（8）：1122-1126.
卢海波，朱龙社，康传哲. 2017. 静脉用药调配中心医院感染控制及管理体系探析. 西南国防医药，27（12）：1377-1379.
吕红梅，颜青，吴永佩. 2014. 静脉用药质量管理与患者安全用药. 中国医院，18（2）：10-13.
吕媛媛，张晶，禚旭晶. 2016. PIVAS 质量管理控制流程在预防输液感染风险事件中作用. 临床军医杂志，44（10）：1090-1091.
罗艳丽，李俊英，刁永书. 2012. 静脉输液治疗手册. 北京：科学出版社：289-302.
罗艳丽，杨小玲. 2014. 静脉治疗穿刺工具的合理选择与应用. 中国护理管理，14（06）：573-574.
任亮，胥碧芬，崔素芬. 2014. 改变静脉输液过程中医院感染控制措施实施的效果分析. 北方药学，11（8）：122-123.
孙海燕，陈伟红，夏立平. 2016. 协同管理模式在静脉输液工具规范化管理中的应用. 护理学报，23（6）：31-33.
孙红，王蕾，关欣，等. 2014. 全国部分三级甲等医院静脉治疗护理现状分析. 中华护理杂志，10（10）：1232-1237.
谭其玲，崔金波. 2012. 临床护士对静脉输液治疗相关知识知晓度的调查分析. 华西医学，27（10）：1519-1522.
魏曾曾，吴丹. 2016. 安徽省静脉治疗专业队伍建设的现况调查. 中国实用护理杂志，32（17）：1330-1333.
吴欣娟，孙文彦，曹晶. 2013. 规范静脉治疗保障患者安全——《静脉治疗护理技术操作规范》的起草与编制. 中国护理管理，13（3）：1-3.
谢楠. 2018. 护理质量控制专业化管理对护理质量影响的探讨. 实用临床护理学电子杂志，3（04）：11-13.
辛春兰. 2017. 静脉输液质量与安全管理. 世界最新医学信息文摘，17（53）：193-198.
熊恩平，邓洁，胡应琼. 2015. 静脉治疗护理管理专业化发展现状. 全科护理，（27）：2682-2684.
杨芳，徐炯. 2014. 加强静脉输液质量控制，提高护理质量. 中国乡村医药，

21（21）：79-80.

犹秋香. 2017. 静脉治疗规范化管理在护理质量管理中的实践. 实用临床护理学电子杂志，2（45）：5-6.

袁小丽. 2015. 医院重症导管相关血行感染的预防策略. 中国临床医生杂志，43（9）：15-17.

钟细芳，刘腊凤. 2016. 静脉输液风险的原因分析及护理对策. 护理实践与研究，13（22）：135-137.

朱斌，赵志刚. 2016. 守护针尖上的安全——中国输液安全与防护专家共识. 药品评价，13（10）：8-17.

左玮，刘莹. 2017. 2014 年全国医院药事管理质量控制的调查与分析. 中国药房，28（31）：4325-4329.